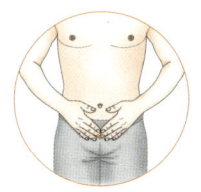

小穴位大疗效
速查手册

《健康大讲堂》编委会　主编

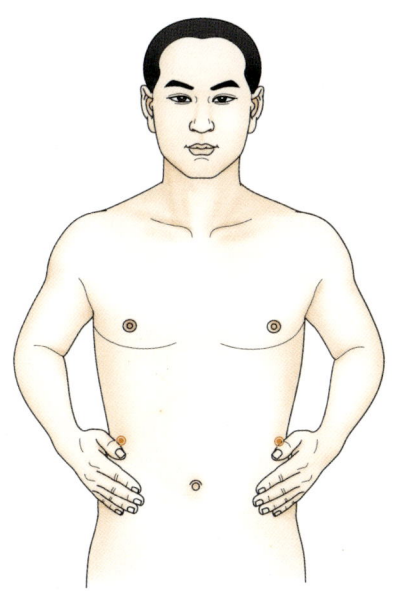

黑龙江出版集团
黑龙江科学技术出版社

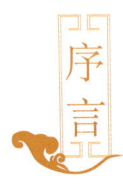

按对小穴位，获得大健康

● 神奇的经络穴位

在被誉为"医家之宗"的《黄帝内经》中，最重要的、贯穿全书的一个概念就是经络穴位。经络总体上说就是一些纵贯全身的路线，而穴位则是路线上的小枢纽。尽管近代医学解剖从未发现任何经络穴位的蛛丝马迹，但通过经络穴位治疗却往往能收到神奇的效果，甚至比外科手术、内科服药更加有效，的确令人称奇。

传统中医认为，人体内的主要经络包括十二经脉和任督二脉，共十四条。其中十二经脉左右对称地环绕于全身，分别与其对应地联系着五脏（肝、心、脾、肺、肾）六腑（胆、小肠、胃、大肠、膀胱、三焦），外加心包，共为六脏六腑来命名。在这些经络上面共存在360余个经穴（正穴），是生命能量的出入口。每条经络及其穴位与相应的脏器相互对应，脏器发生病变，就会在相应的经络穴位上体现出来，譬如有肺部病变或呼吸系统发病时，按压手太阴肺经的穴位就会有明显的痛感，有的还会出现肿块或冷热色泽的变化，这是中医判断疾病的重要参考。同样，如果脏器发生病变，也可以通过刺激与之对应经络上的穴位来进行调理，如治疗感冒等呼吸系统疾病的特效穴位有少商穴、尺泽穴，这些穴位都是手太阴肺经上的穴位。当然，穴位与脏器之间的对应关系远不是如此简单，有些经络上对应的穴位对其他脏器的疾病也有治疗作用。

● 按摩疗法方法易学，效果显著

通过刺激经络穴位进行治疗的方法，就是经穴疗法，根据刺激手段的不同，经穴疗法有按摩、针灸、拔罐、艾灸等多种，其中最简单也最常用的，要数按摩疗法了。按摩是指医者运用按摩手法，在人体的适当部位进行操作所产生的刺激信息对人体的神经体液调整功能施以影响，从而达到消除疲劳、调节体内信息、增强体质、健美防衰、延年益寿的目的，是一种非常有效的物理疗法。按摩入门简单，无须理解艰深的知识，也不必使用专业的医疗器械，只要找到正确的穴位和反射区，用手部的按压动作，按照要诀和相应手法，操作熟练和习惯之后就可以很快掌握了。

事实证明，按摩是一种非常有效的保健治疗手段，对于一些常见病，如鼻炎、头痛、腹痛、咳嗽、中暑、休克等，按摩几乎能收到立竿见影的治疗效果。对于一些较为严重的疾病，如高血压、糖尿病、哮喘、结石、肺炎等，也有很好的调理保健效能，是一种有效的辅助治疗手段。而且经穴按摩几乎不产生任何副作用，相对于"是药三分毒"的教训，经穴疗法的这一优势更是难能可贵。

● 一本让你以小投入获得大健康的书

当下昂贵的医疗费用已经造成了"看病难"的社会现状，"有什么别有病"已成了大众的口头禅。但是人吃五谷杂粮，怎会没有三病五痛？这时如果我们掌握一些基本的按摩知识，对日常生活中一些小毛病就能够进行自我治疗，根本不用去医院。就算是一些大病，在治疗期间也可进行按摩，从而促进身体康复，这样不但节约了医疗费用，更避免了药品的副作用对身体的摧残。

本书就是这样一本让你以最少投入获得最大健康收益的书，全书列举了五官、消化、呼吸、心血管、泌尿、神经等科的常见疾病40多种，对每种疾病都介绍了相应的症状诊断方法，并简单介绍了一些中西医治疗手段。另外，最重要的是针对每种疾病都介绍了数个对治的特效穴位，并对取穴方法、按摩手法进行了详细的图解，为你去掉了学习按摩的最后一道专业门槛，帮助你轻松掌握穴位按摩的要点，为自己，也为家人的健康保驾护航。

2014年1月

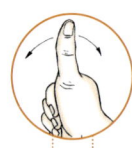

小穴位大疗效速查手册

Contents 目录

阅读导航

01 22种按摩手法全解析 / 010
02 根据身体部位选择最适合的手法 / 019

第一章　五官科疾病

01 白内障 / 028
　　特效：承泣穴 / 031　　四白穴 / 032
　　追加：天井穴 / 033

02 结膜炎 / 034
　　特效：阳溪穴 / 037　　睛明穴 / 038
　　追加：曲池穴 / 039　　攒竹穴 / 040

03 青光眼 / 041
　　特效：瞳子髎穴 / 043　　阳白穴 / 044

04 化脓性中耳炎 / 045
　　特效：听宫穴 / 047　　耳门穴 / 048

05 外耳道炎 / 049
　　特效：商阳穴 / 051　　下关穴 / 052
　　追加：颅息穴 / 053　　少泽穴 / 054
　　　　　支沟穴 / 055

06 鼻炎 / 056
　　特效：迎香穴 / 059　　风池穴 / 060
　　追加：神庭穴 / 061

07 喉炎 / 062
　　特效：中渚穴 / 065　　足窍阴穴 / 066
　　追加：鱼际穴 / 067

08 慢性咽炎 / 068
　　特效：孔最穴 / 070　　经渠穴 / 071
　　追加：人迎穴 / 072

09 牙疼 / 073
　　特效：列缺穴 / 075　　液门穴 / 076

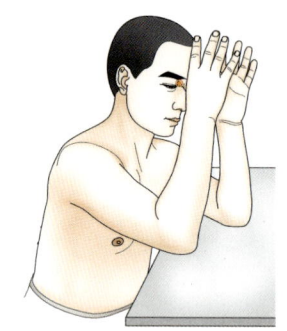

睛明穴

正坐轻闭双眼，双手手指交叉，八指指尖朝上，将拇指置于鼻梁旁与内眼角的中点，则拇指指尖所在的位置即是。

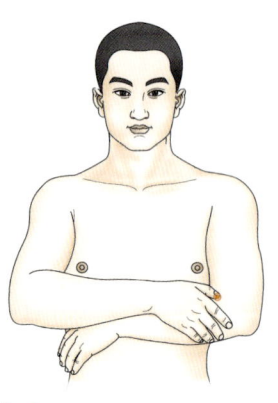

曲池穴

正坐，轻抬左臂，屈肘，将手肘内弯，用另一手拇指下压肘横纹尽头凹陷处即是。

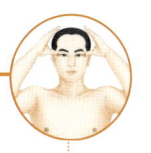

追加：内庭穴 / 077　少海穴 / 078
合谷穴 / 079

第二章　消化内科疾病

01 呕吐 / 082
　　特效：角孙穴 / 085　章门穴 / 086
02 腹泻 / 087
　　特效：长强穴 / 091　隐白穴 / 092
　　追加：会阳穴 / 093
03 腹痛 / 094
　　特效：大横穴 / 098　归来穴 / 099
　　追加：府舍穴 / 100
04 慢性胃炎 / 101
　　特效：公孙穴 / 103　足三里穴 / 104
　　追加：上脘穴 / 105
05 胃、十二指肠溃疡急性穿孔 / 106
　　特效：大赫穴 / 108　气穴 / 109
　　追加：肓俞穴 / 110
06 急性胆囊炎、胆结石 / 111
　　特效：期门穴 / 113　神阙穴 / 114
07 腹水 / 115
　　特效：厉兑穴 / 118　商曲穴 / 119
　　追加：复溜穴 / 120　小海穴 / 121

第三章　呼吸内科疾病

01 咳嗽 / 124
　　特效：扶突穴 / 128　乳根穴 / 129
　　追加：周荣穴 / 130　丰隆穴 / 131
02 哮喘 / 132
　　特效：廉泉穴 / 134　神封穴 / 135
　　追加：少商穴 / 136　三间穴 / 137

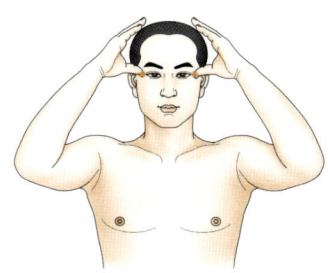

童子髎穴

端坐，两手屈肘朝上，手肘弯曲、支撑桌上，五指朝天，掌心向着自己。以两手拇指置于目外眦凹处，太阳穴斜下、前方，两拇指相对用力垂直按穴位即是。

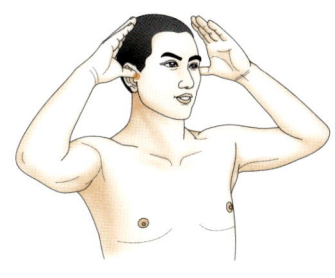

听宫穴

正坐目视前方，口微张开。举双手，指尖朝上，掌心向前。将拇指指尖置于耳屏前凹陷正中处，则拇指指尖所在的位置即是该穴。

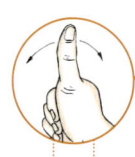

小穴位大疗效速查手册

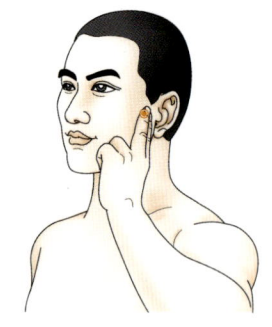

下关穴

正坐或仰卧、仰靠，闭口，手掌轻握拳，食指和中指并拢，食指贴于耳垂旁，中指指腹所在位置即是。

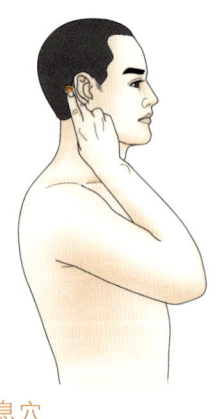

颅息穴

站立，将食指和中指并拢，平贴于耳后根处，食指指尖所在的位置即是。

03 支气管扩张 / 138
　　特效：身柱穴 / 140　　肩中俞穴 / 141
　　追加：俞府穴 / 142　　中府穴 / 143

04 大叶性肺炎 / 144
　　特效：大包穴 / 146　　尺泽穴 / 147

第四章　心血管疾病

01 高血压 / 150
　　特效：百会穴 / 152　　涌泉穴 / 153
　　追加：阴陵泉穴 / 154

02 风湿性心脏病 / 155
　　特效：少府穴 / 157

03 心律失常 / 158
　　特效：内关穴 / 160　　太渊穴 / 161

04 冠心病 / 162
　　特效：少冲穴 / 164　　极泉穴 / 165

第五章　泌尿生殖科疾病

01 泌尿系统结石 / 168
　　特效：关元穴 / 170　　中封穴 / 171

02 月经不调、痛经 / 172
　　特效：太溪穴 / 174　　滑肉门穴 / 175
　　追加：血海穴 / 176　　三阴交穴 / 177

第六章　神经内科疾病

01 头痛 / 180
　　特效：头维穴 / 184　　飞扬穴 / 185
　　追加：天柱穴 / 186

02 眩晕 / 187
　　特效：五处穴 / 190　　解溪穴 / 191
　　追加：申脉穴 / 192　　阳辅穴 / 193

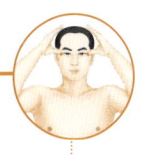

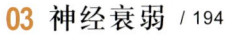

03 神经衰弱 / 194
　　特效：消泺穴 / 196　　百会穴 / 197
04 面神经瘫痪 / 198
　　特效：悬颅穴 / 200　　丝竹空穴 / 201
05 癫痫 / 202
　　特效：筑宾穴 / 204　　长强穴 / 205
　　追加：强间穴 / 206
06 坐骨神经痛 / 207
　　特效：承扶穴 / 209　　风市穴 / 210
　　追加：承山穴 / 211　　昆仑穴 / 212
　　环跳穴 / 213

第七章　其他常见病

01 乳腺炎 / 216
　　特效：肩井穴 / 218　　天池穴 / 219
02 胸痛 / 220
　　特效：足五里穴 / 223　　膻中穴 / 224
　　追加：青灵穴 / 225　　天宗穴 / 226
03 黄疸 / 227
　　特效：太冲穴 / 230　　阳陵泉穴 / 231
04 高热 / 232
　　特效：风府穴 / 234
05 中暑 / 235
　　特效：委中穴 / 237　　大椎穴 / 238
06 休克 / 239
　　特效：劳宫穴 / 241　　水沟穴 / 242
07 类风湿性关节炎 / 243
　　特效：伏兔穴 / 245　　犊鼻穴 / 246
08 荨麻疹 / 247
　　　特效：风门穴 / 249
09 糖尿病 / 250
　　特效：阳池穴 / 252　　神门穴 / 253

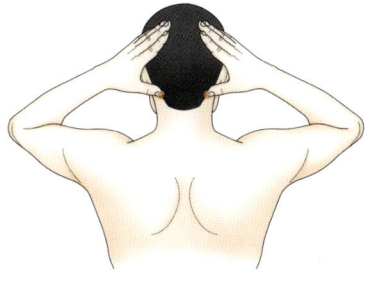

风池穴

正坐，举臂抬肘，肘约与肩同高，屈肘向头，双手置于耳后，掌心向内，指尖朝上，四指轻扶头（耳上）两侧。拇指指腹位置即是。

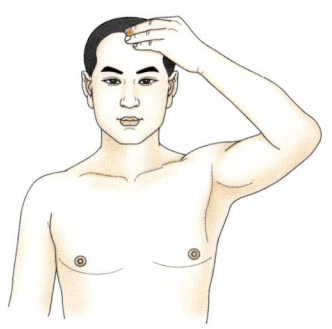

神庭穴

正坐，举双手过头，掌心朝下，手掌放松，自然弯曲，指尖下垂，约成瓢状。中指指尖触碰位置即是。

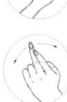

阅读导航

本书选取了四十多个病症,并且分别介绍了该病的发病特点、诊断方法以及典型的中西医治疗方式。书中配有大量的图示,便于让患者更直观地看懂疾病,看懂它的发生过程以及治疗方法,尤其是对于取穴按摩来说,图解能够让患者更简便、准确地找到穴位,而后进行对症治疗。

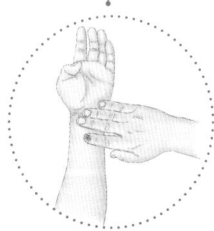

YUEDU DAOHANG

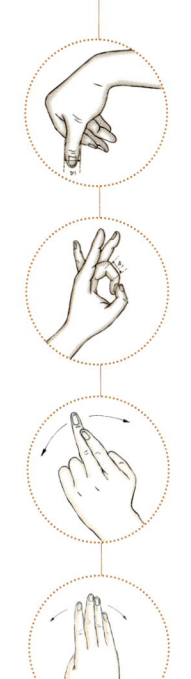

- 二十二种按摩手法全解析
- 根据身体部位选择最适合的手法

本章看点

01 22种按摩手法全解析

除了指压之外,还有很多种按摩手法,其实所谓的手法,并不仅仅只限于手上的动作而已,只要自己舒服,任何部位都可以用。按摩手法变化繁多,大致可以分为:按、摩、揉、推、拿、捻、抹、擦、捏、点、摇、梳、拍、捋、拨、击、搓、掐、滚、扳、振、刮等,这些手法根据其力度、着力点、作用时间的差别,各自都有最适合的部位和穴位,可以针对不同的病痛。

根据其作用,我们可以将按摩手法归纳为5大类:解痉手法、开窍手法、顺气手法、发散手法和整复手法。具体可见下表。

类别	手法	适应症状
解痉手法	推、揉、滚、捻、捋	缓解痉挛、舒筋活血,用于放松肌肉、消除紧张和疼痛感
开窍手法	掐、拍、抹、梳	提神醒脑、兴奋神经、消除昏厥等
顺气手法	按、摩、揉、推、擦、搓、捏、摇、梳、捋、击、振、拨	疏通经络、运气活血,这类手法运用较广,对于各类适合穴位按摩的病症都有一定的效果
发散手法	按、拿、点	可以清热泻火,用于风寒、心躁、精神不振、经络不通等症状
整复手法	摇、刮、扳	这类手法可以止痛消瘀,适用于关节损伤、脱臼、错位、软组织病症的恢复和消肿止痛

按 法

—— 功效简介

按法具有安心宁神、镇静止痛、开闭通塞、放松肌肉、矫正畸形等作用。

—— 适用范围

指按法适用于全身各部腧穴,掌按法常用于背腰、下肢,肘按法常用于背腰、臀部、大腿等肌肉丰厚部位。按法常与揉法结合,组成了按揉复合手法。

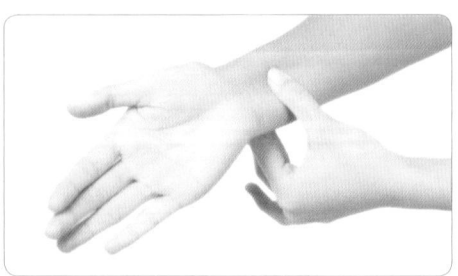

❶ 指按法

用拇指、食指、中指的指端或螺纹面垂直向特定部位按压。

摩 法

—— 功效简介

理气和中、行气和血、消积导滞、去瘀消肿、健脾和胃、清腑排浊。

—— 适用范围

摩法轻柔缓和，常用于胸腹、胁肋部操作。

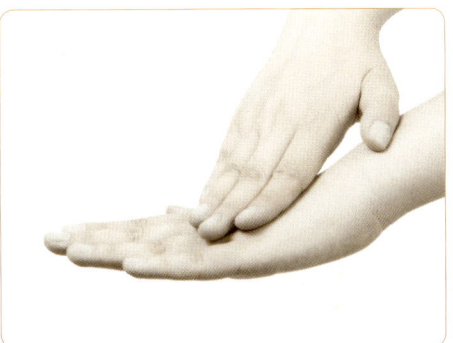

❶ 指摩法

食指、中指、无名指相并，指面附着于特定部位按顺时针或逆时针环转运动。

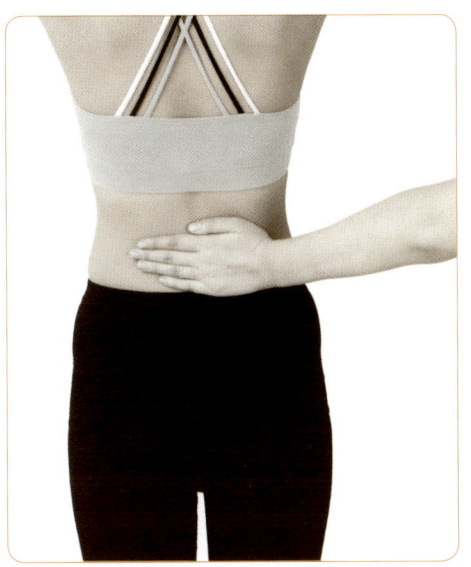

❷ 掌按法

用手掌根部着力向下按压，可用单掌按或双掌按，亦可双手重叠按压。

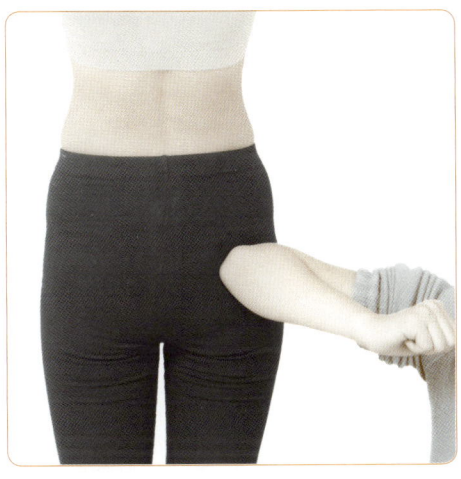

❸ 肘按法

将肘关节弯曲，用突出的尺骨鹰嘴着力按压特定部位。

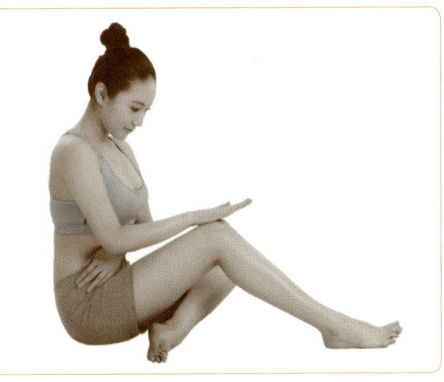

❷ 掌摩法

用手掌掌面附着于施术部位，做有节律的环形摩动。

揉 法

— 功效简介

宽胸理气、消积导滞、活血化瘀、消肿止痛、祛风散寒、舒筋活络、缓解痉挛。

— 适用范围

揉法轻柔缓和，刺激量小，适用于全身各部位。

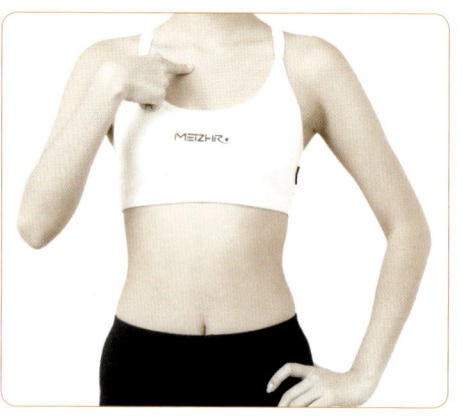

❶ 指揉法

用拇指、食指、中指的指端或螺纹面垂直向特定部位按压。

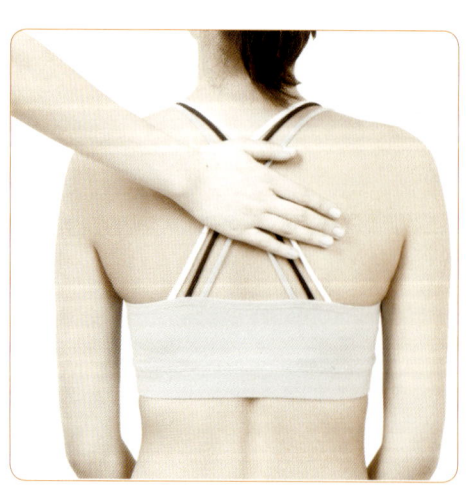

❷ 掌揉法

用手掌大鱼际或掌根着定于施术部位做轻柔缓和的揉动。

推 法

— 功效简介

行气活血、疏通经络、舒筋理肌、消积导滞、解痉镇痛、调和营卫。

— 适用范围

可在人体各部位使用。

— 注意事项

推法操作时，着力部位要紧贴皮肤，用力要稳，速度要缓慢均匀。

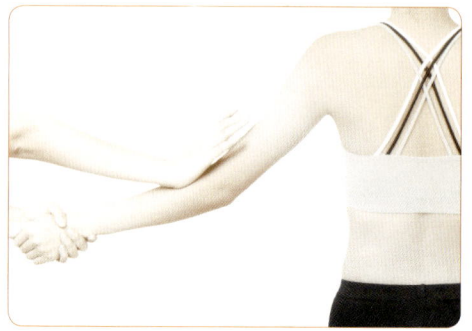

拿 法

— 功效简介

具有祛风散寒、通经活络、行气开窍、解痉止痛、去瘀生新等作用。

— 适用范围

拿法刺激较强，多作用于较厚的肌肉筋腱。

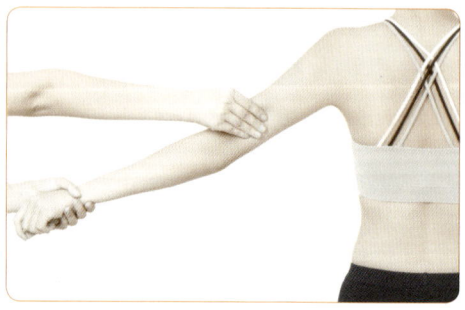

拿法包括三指拿、四指拿、五指拿3种，是指用拇指和食指、中指或其他三、四指对称地用力，提拿一定部位或穴位的手法。

捻 法

— 功效简介

具有消肿止痛、缓解痉挛、润滑关节等作用。

— 适用范围

捻法要求操作轻快灵活,主要适用于四肢指关节。

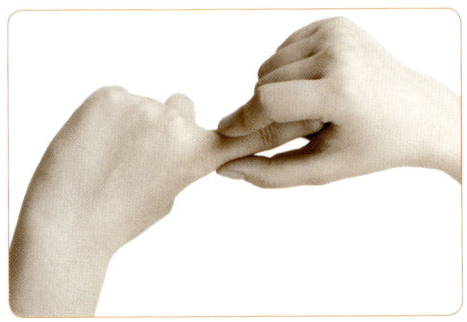

用拇指、食指指腹捏住施术部位,两指做对称有力的环转捻动的手法。

抹 法

— 功效简介

具有开窍宁神、清醒头目、行气活血、温经散寒等作用。

— 适用范围

指抹法常用于头部和颈项部,掌抹法常用于胸腹背腰部。

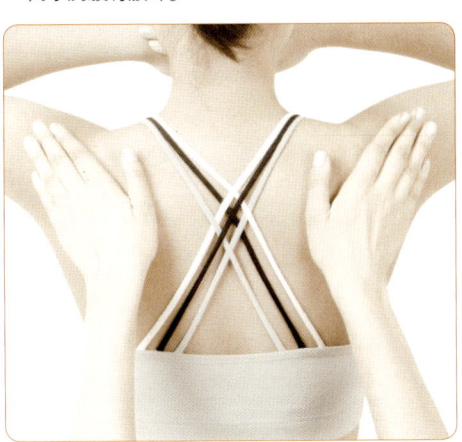

擦 法

— 功效简介

具有行气活血、疏通经络、消肿止痛、健脾和胃、温阳散寒等作用。

— 适用范围

掌擦法温度较低,多用于胸腹胁部;小鱼际擦法温度较高,多用于腰背臀腿;大鱼际擦法温度中等,可用于全身各部。

— 注意事项

擦法可用于身体各部,擦法操作时可涂抹润滑油,在本法操作后,不宜在该处再施其他手法,以免皮肤损伤。

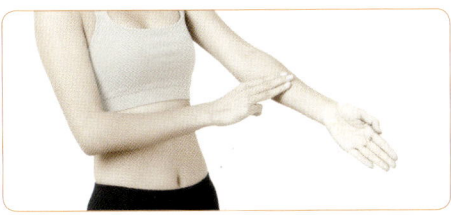

❶ 指擦法

将食指、中指二指或食指、中指、无名指三指并拢,用螺纹面进行摩擦。

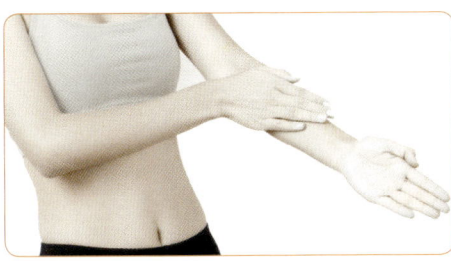

❷ 掌擦法

用手掌面紧贴皮肤进行摩擦。

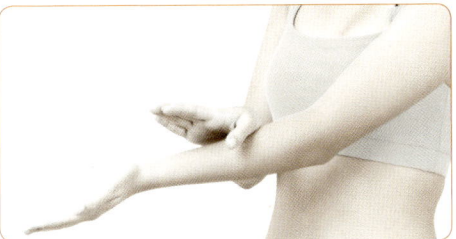

❸ 鱼际擦法

用大鱼际或小鱼际紧贴施术部位往复摩擦。

捏 法

— 功效简介

具有舒筋通络、行气活血、消积化瘀、调理脾胃等作用。

— 适用范围

捏法常用于头颈、项背、腰背、四肢。

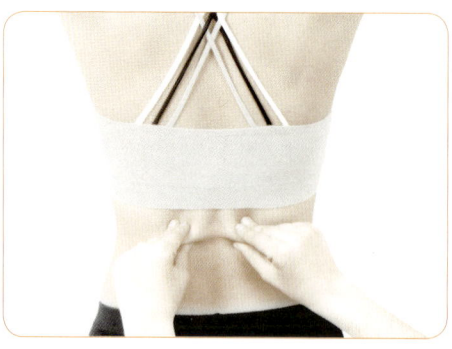

❶ **两指捏法**

用拇指指腹和食指中节桡侧面相对用力，将肌肉提起做一捏一放动作。

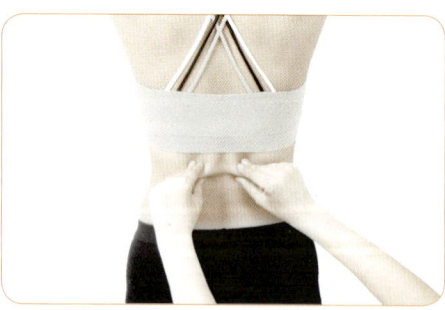

❷ **三指捏法**

用拇指指面顶住皮肤，食指和中指在前按压，三指同时用力提拿肌肤，双手交替向前移动。

点 法

— 功效简介

具有疏通经络、活血止痛、开通闭塞、调理脏腑等作用。

— 适用范围

点法作用面积小，刺激大，用于全身穴位。

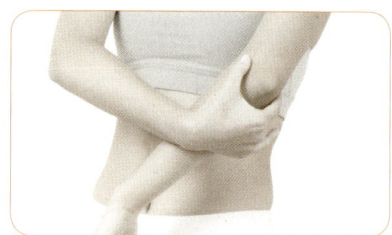

❶ **拇指点**

用拇指端按压体表。

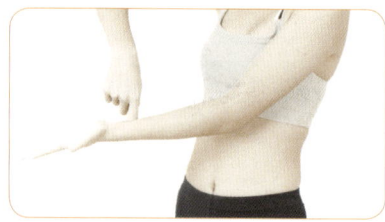

❷ **屈指点**

包括屈拇指点法和屈食指点法。即弯曲手指时，用拇指指间关节桡侧或食指近侧指间关节点压施术部位。

摇 法

— 功效简介

具有润滑关节、松解粘连、解除痉挛、整复错位等作用。

— 适用范围

适用于颈、项、肩、腰及四肢关节。

— 注意事项

摇法必须在各关节生理功能许可的范围内进行，不可用力过猛。

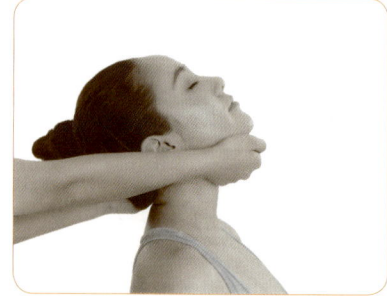

❶ **摇颈法**

用一手扶住患者头顶，另一手托住其下颏，左右适度环转摇动。

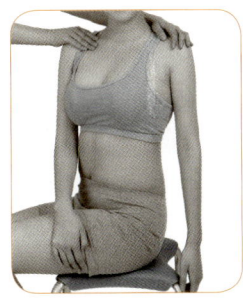

❷ 摇腰法

　　患者取坐位，按摩者用双手分别扶住其两肩，用力向左右旋转摇动。

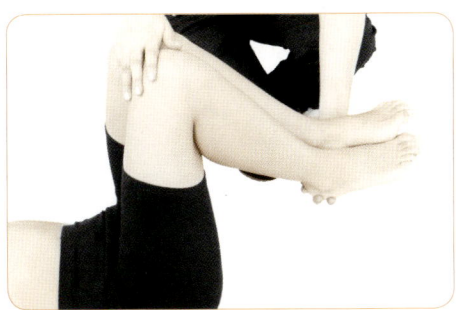

❻ 摇髋法

　　患者仰卧，按摩者一手托住患者足跟，另一手扶住膝部使膝关节屈曲，然后将髋关节做环转摇动。

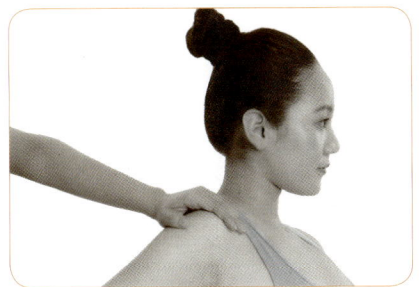

❸ 摇肩法

　　用一手扶住患者肩部，另一手握住其手腕部或托住其肘部，做环转活动。

梳　法

— 功效简介

　　具有疏通经络、活血化瘀、清利头目、醒脑提神等作用。

— 适用范围

　　多用于头、胸等部位。

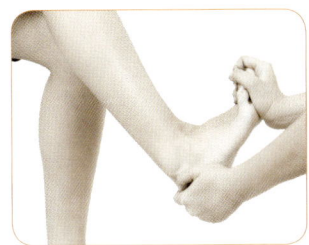

❹ 摇踝法

　　按摩者一手托住患者的足跟，另一手握住其足趾部，做环转摇动。

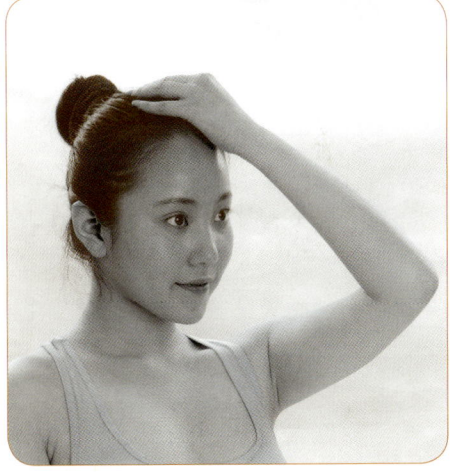

　　五指微屈，自然展开，用手指末端接触体表，做单方向滑动梳理的手法。

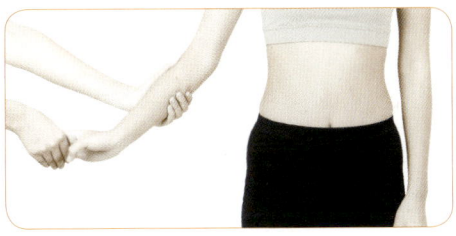

❺ 摇腕法

　　按摩者一手握住患者前臂桡侧，另一手握住其手掌，做环转摇动。

拍 法

— 功效简介

具有舒筋活络、行气活血、解除痉挛等作用。

— 适用范围

拍法主要作用于肩背、腰臀及下肢部。

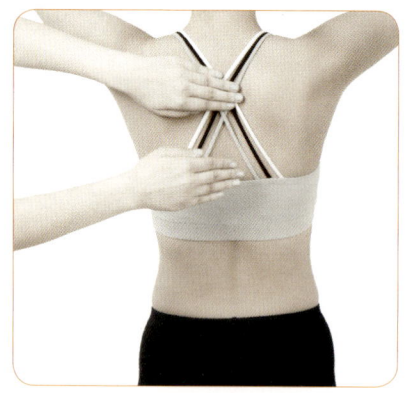

捋 法

— 功效简介

具有疏筋活络、润滑关节、行气活血等作用。

— 适用范围

捋法用于手指和脚趾。

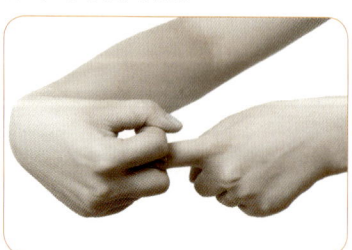

拨 法

— 功效简介

具有松解粘连、解痉止痛、行气活血、疏通狭窄等作用。

— 适用范围

拨法属于强刺激手法，术后常配用顺着肌腱和肌纤维走向的推抹梳理。

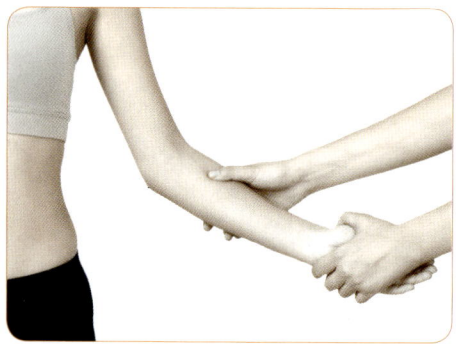

用拇指端或肘尖着力于施术部位的肌肉、筋腱上，做垂直方向的左右来回拨动的手法。

击 法

— 功效简介

具有舒筋通络、调和气血、提神解疲等作用。

— 适用范围

指击法多用于头部，拳击法多用于腰背部，小鱼际击法多用于肩背、下肢，掌击法多用于腰臀及下肢。

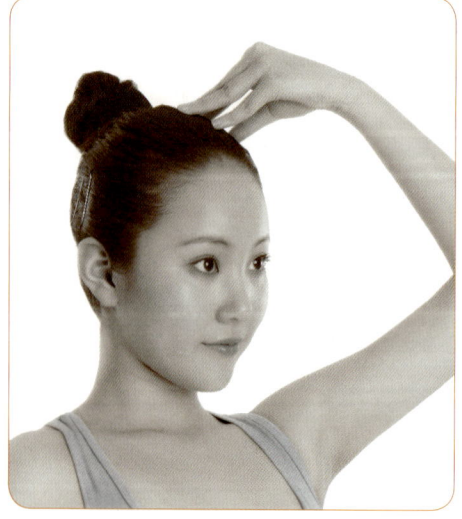

❶ 指击法

用手指末端着力击打。

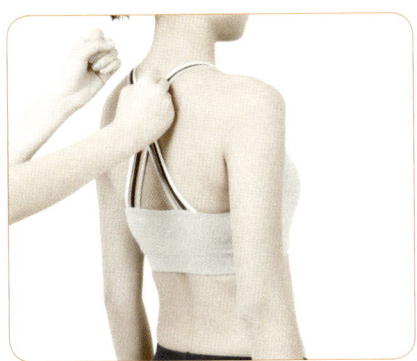

❷ **拳击法**

　　手握空拳，用拳背或小鱼际侧击打，称为拳击法，又称捶打。

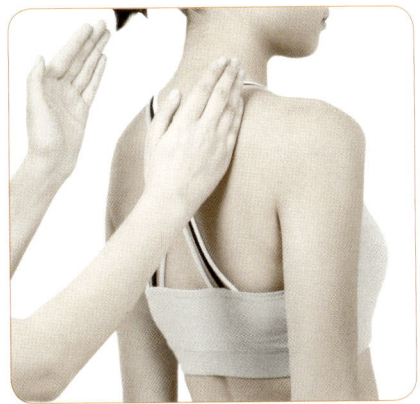

❸ **小鱼际击法**

　　手掌伸直，用单手或双手小鱼际着力击打。

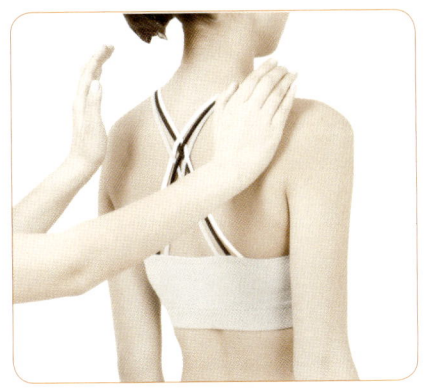

❹ **掌击法**

　　手指自然松开，用掌根部击打，称为掌击法。

搓　法

—— 功效简介

　　具有疏通经络、活血化瘀、清利头目、醒脑提神等作用。

—— 适用范围

　　多用于头、胸等部位。

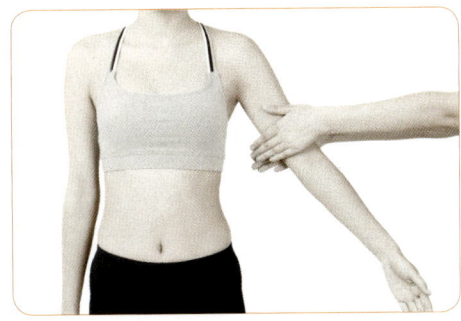

一指禅推法

—— 功效简介

　　具有舒筋活血、调和营卫、祛瘀消积、健脾和胃、温通经络等作用。

—— 适用范围

　　适用于全身各部穴位。

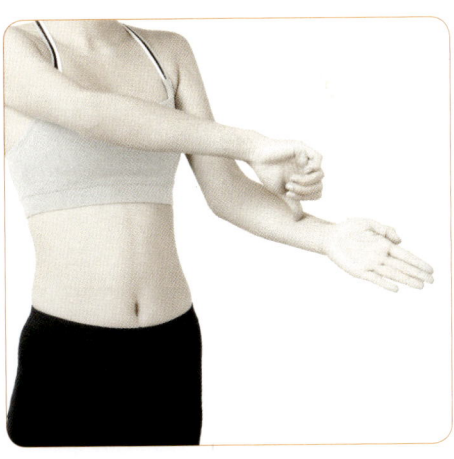

　　用拇指指端、螺纹面或偏锋着力于施术部位，沉肩、垂肘、悬腕，透过腕关节的摆动和拇指关节的屈伸活动来回推动。

掐 法

—— 功效简介

具有开窍醒脑、回阳救逆、调和阴阳、疏通经络、运行气血等作用。

—— 适用范围

常用于人中或十宣等肢端感觉较敏锐的穴位。

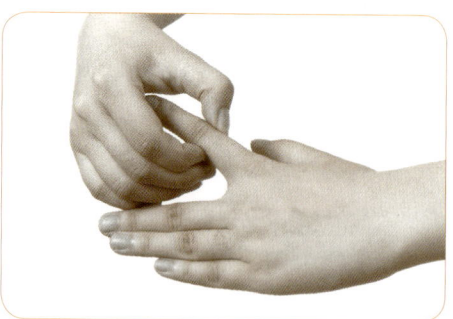

用手指指甲端用力压穴位。

扳 法

—— 功效简介

具有纠正错位、解除粘连、通利关节、舒筋活络等作用。

—— 适用范围

常与其他手法配合应用于全身各部位。

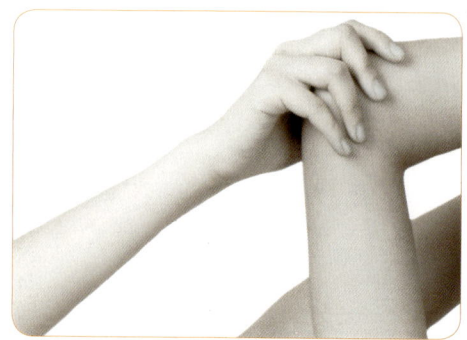

用双手向反向或同一方向用力扳动肢体,使受术的关节在正常活动范围内被动达到最大限度。

滚 法

—— 功效简介

具有疏通经络、祛风散寒、活血止痛、放松肌肉、解除痉挛、润滑关节等作用。

—— 适用范围

压力较大,接触面较广,适用于肩背、腰臀、四肢等肌肉丰满处。

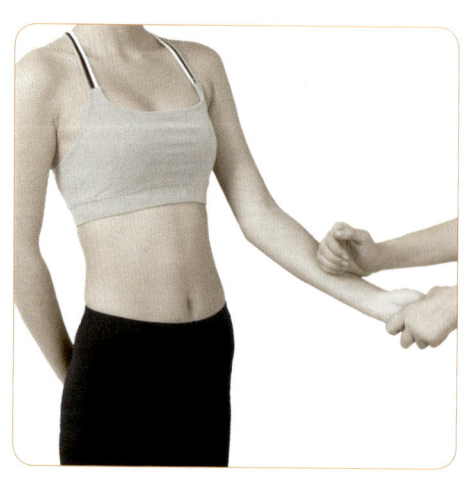

振 法

—— 功效简介

具有理气和中、祛痰消积、调节肠胃、活血止痛等作用。

—— 适用范围

振法常用于全身各部穴位。

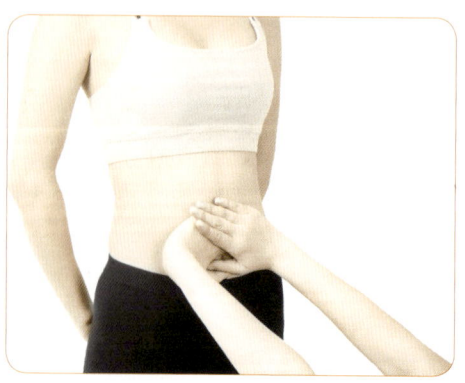

指振法是用手掌或手指着力于体表施术部位,用前臂和手部肌肉静止性收缩发力,产生振动。

02 根据身体部位选择最适合的手法

指压的部位不同，指压的方法也不一样。譬如脸部就最好用轻柔的按摩，而不是力度很大的指压；对于肩背、大腿等部位，力度则需要大一些。而且身体各个部分的软硬程度、形状都各不一样，指压按摩时的手法也必须各不相同。为此，这里介绍了各个部位的指压要诀，一旦学会，将给你带来莫大助益。

臂：仔细地推揉消除前臂的酸痛

办公室所引发的工作症候群，莫过于压力的累积、感冒时引发的喉咙疼痛和手臂的不适感。当你有这些症状时，触摸前臂会有明显的硬块，此时必须用拇指仔细推揉，使硬块趋软为止。指压时以采取坐姿为最佳，但是如果手臂太过僵硬而难以按摩时，也可采取仰卧的姿势，以抓住患者手臂的方式来指压。这个方法的好处在于按摩时，能使力道平均运作，不容易分散。当你将硬块推揉掉后，手臂的麻痹感就会消失，此时你会发现喉咙痛、燥热及烦躁的思绪都不见了。

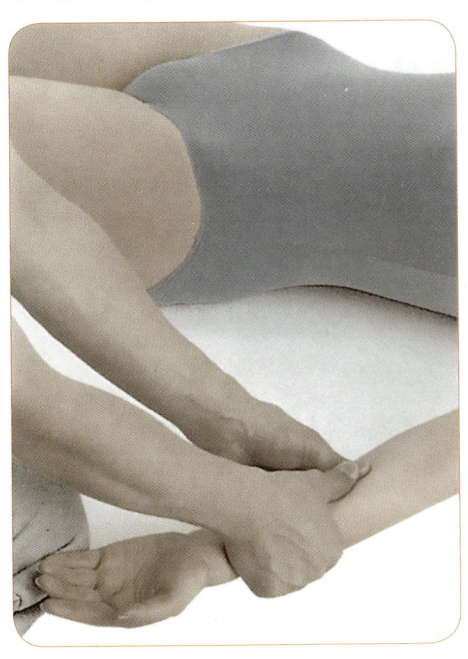

❶ 卧姿指压手臂

采取卧姿时，两手抓住被指压者的前臂，以左右拇指重叠的手姿来指压。此种方法最能给予强烈的刺激，可有效减轻酸痛。

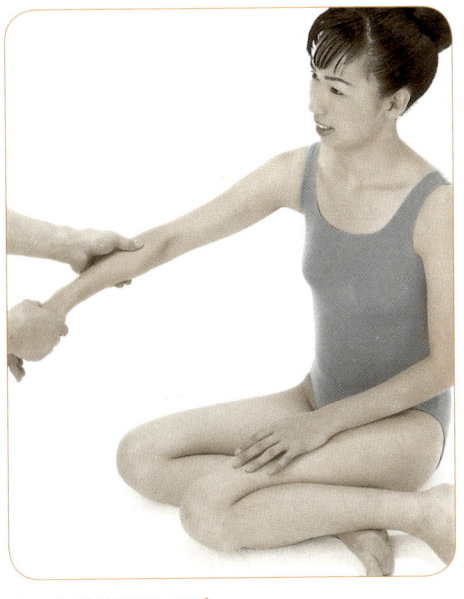

❷ 坐姿指压手臂

采取坐姿时，用一只手抓住并支撑住被指压者的手臂，以较常用的那只手来进行指压。拇指压住穴位，然后以抓住前臂的手姿来推揉。此时，利用拇指一边寻找疼痛感，一边将硬块推展开来。

阅读导航

颈部：以抓捏的方法进行指压按摩

支撑头部的颈项最容易有疲累感，特别是伏案工作的办公人员，更是深受其扰。要消除颈部的疲惫感就要在颈筋及两侧肌肉上做指压，但是因为脖子两侧有静脉、动脉及压力感受器流经，所以指压时手指要左右移动着轻轻施力。

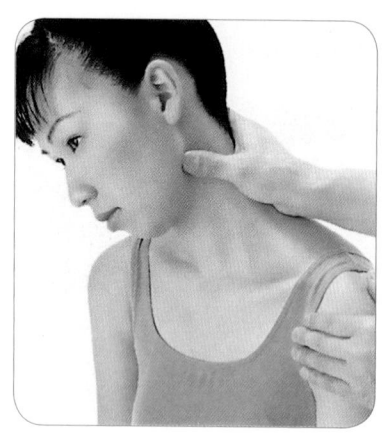

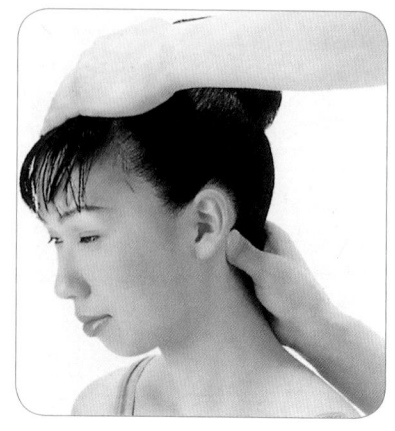

❶ 耳后凹窝处的指压

用拇指指压在耳后的凹窝处，指尖以斜面向上按摩推开，按摩到上颚深处则会发出响声。进行指压时，为不使头部轻易转动而影响指压的位置及施力，请以另一手支撑住。

❷ 指压颈部侧面的肌肉

以抓住颈部的力道使其固定不转动，从上往下以拇指指压。此处也要分成四点来按摩较好，其技巧在于施力轻微，慢慢地按压。

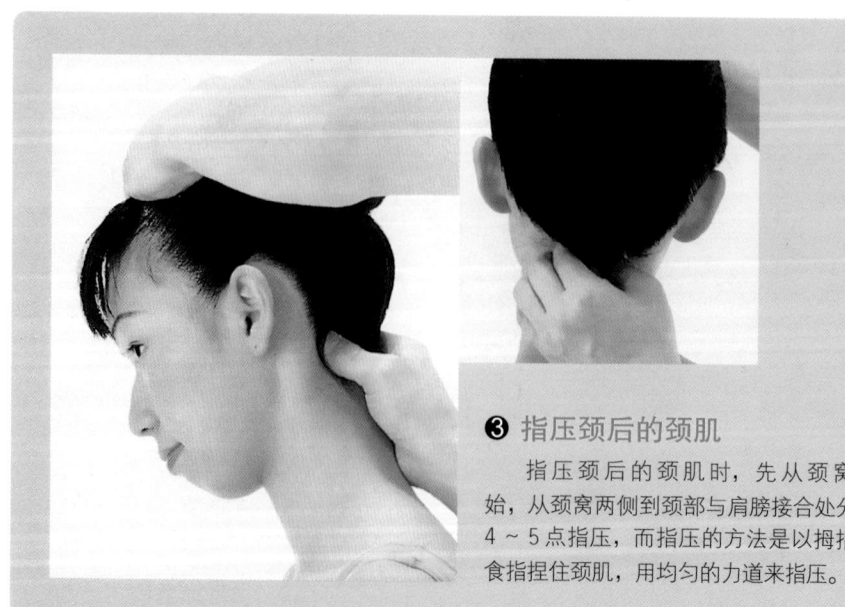

❸ 指压颈后的颈肌

指压颈后的颈肌时，先从颈窝开始，从颈窝两侧到颈部与肩膀接合处分成4～5点指压，而指压的方法是以拇指与食指捏住颈肌，用均匀的力道来指压。

肩：肩胛骨的酸痛用拇指指压

　　肩膀是骨头较多的地方，所以力道较易分散，很难集中力道指压于真正酸痛的地方。在进行肩部指压时，请注意不要弯腰驼背。而指压左右肩胛骨时，请屈膝抱腿而坐，这样力量较不易分散。待姿势调整好后，拇指再轻轻地施力于左右两肩。请注意要用指尖来指压，手指才不至于酸痛。

　　如果酸痛十分严重，建议你请人用肘来指压酸痛处。这样的话，即使指压者手无缚鸡之力，也能轻易地帮助你解除肩膀酸痛的不适感。

　　另外，肩膀酸痛的人通常是肩胛骨两侧疼痛，如果你是坐在办公室的内勤人员，若能常常指压此处，双肩会如羽毛般轻盈，各位不妨亲身一试。

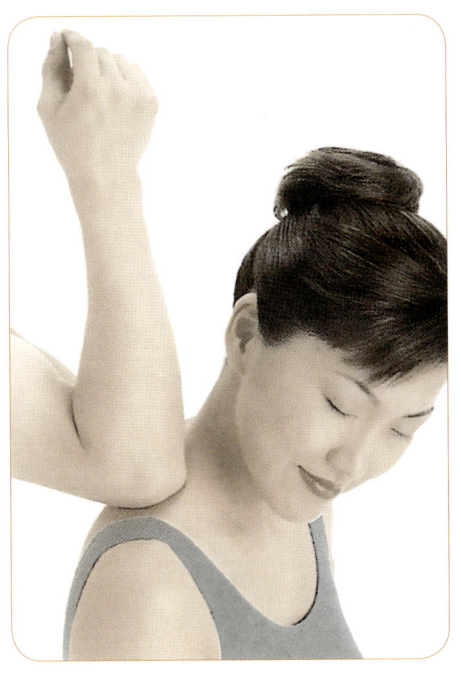

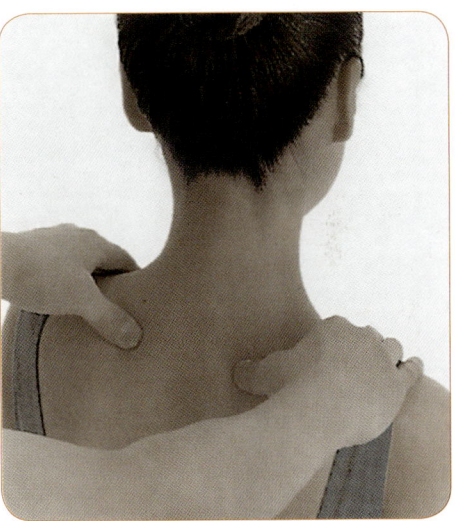

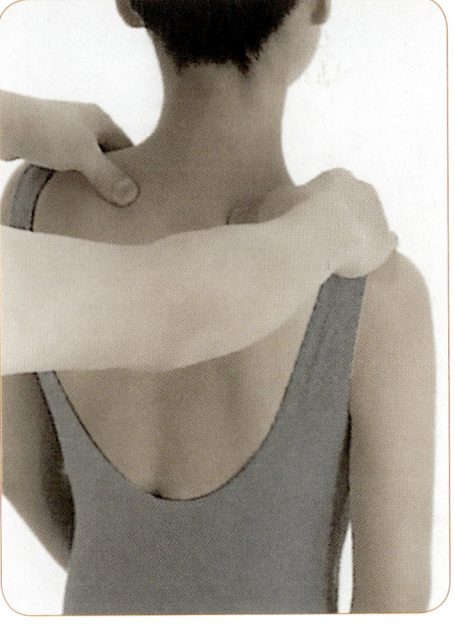

❶ **用肘按摩肩膀**

　　挺直背脊，坐正，施术者肘置于患者肩膀顶端，并将身体的力量垂直施加于肘部，确定肘部不会滑动后，再慢慢地增加力量，直到有舒畅感时才停止施力。

❷ **普通肩部指压**

　　四指抓住患者肩膀顶端后，拇指有如抓住肩膀般地扣住肩后肌肉，左右手同时用力，但并不是施力在手指上。而是以身体的重量在手指上着力来做指压。

阅读导航

脊椎：用左右拇指同时按压

脊椎两侧有支撑脊椎的长条肌，长条肌发达的人都有所谓的背肌，但通常坐办公室的白领阶层及站着工作的人，此肌肉容易变得如骨头般僵硬。因此脊椎骨看起来会有凹陷的感觉，以致于让人乍看之下很难区分是脊椎骨还是肋骨。

这里介绍的穴位指压法会使背部整个轻松起来，内脏也会开始涌出活力，达到增加食欲及增强体力的效果。同时也能消除你烦闷的思绪，使思考变得澄澈起来。

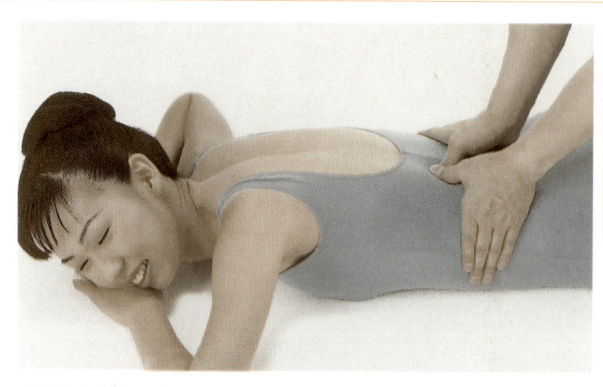
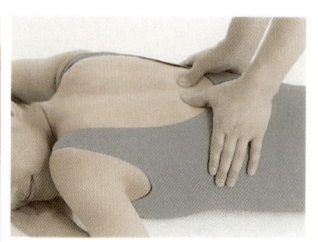

脊椎的指压

脊椎骨两侧外移3厘米处是长条肌高起部分，自肩膀开始沿此处指压到腰部

如果想彻底治疗恼人的酸痛，可集中力道用两手的拇指指压同一侧（如上左图），但如果酸痛不是很严重，可左右两手同时指压两侧（如上右图）

腰部：以肘徐徐推展

腰部是最容易出现酸痛感觉的部位之一，应时常按摩。但腰部比较柔软，如果单纯用手指指压，会很容易累，这时可以换成肘关节来进行按摩。

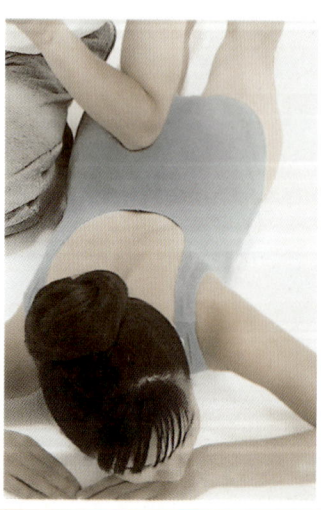

腰部的肘压按摩

指压腰际下方，如用手指指压会让你疼痛难耐，可以换用肘来指压。指压的部位应避开中央处，约在背正中线左右3厘米处垂直施力，并慢慢增加力道

脸部：纤细、易敏感，应轻柔指压

脸部是人体较敏感的部位，所以脸部指压的技巧在于力道要轻柔。原则上虽然只是用拇指或三指做指压，但因为脸部皮肤较细嫩，用按摩的方式也能达到充分的效果，特别是眼睛四周更是要轻柔小心。建议你一开始先以四指轻轻按摩，接着以拇指指压，此时记得用四指来支撑住拇指。

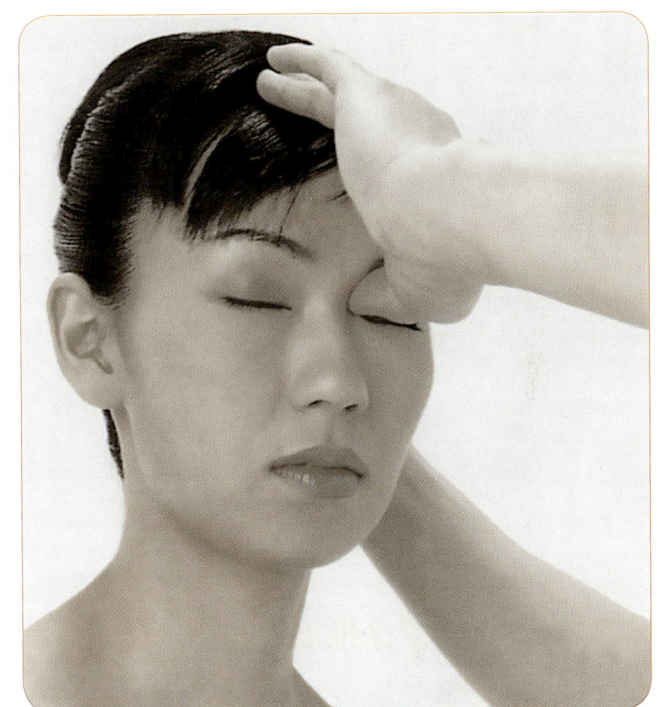

❶ 指压眼睛周围

拇指轻放于目内眦，并沿斜角来按摩眼骨。为了使拇指在指压时不打滑，要用另外四个手指支撑住，这样不但能稳住拇指使力的力道，更能调节力道的强弱。此法能改善眼睛疲劳及眼部因花粉症所引发的不适感。

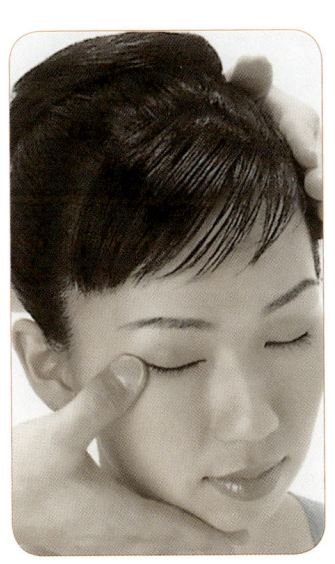

❷ 消除疲劳

拇指置于眼下自眼头向目外眦做指压，其他四指托住下巴，而以倾斜的力量来指压则更安全。当你发现一天的疲倦出现在脸上时，可使用此法轻轻按摩，来消除疲劳。

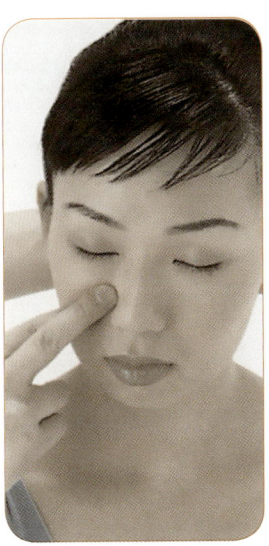

❸ 指压鼻子周围

如果要指压鼻子周围时，以中指压住食指按摩鼻翼是最佳的方式。光用食指按摩不如运用这种能够稳定力量的指压方式更好。从目内眦到鼻翼，分为四点来指压，对于治疗鼻塞相当有帮助。

腿部：用两手的拇指来消除疼痛

腿部指压要从腿部与臀部的接合处往脚尖做指压，大腿到膝盖的部分是分成5～6点做指压，指压时需以较轻的力道开始指压。压至大腿前侧时，膝盖会承受一些压力，若在膝盖处铺上毛巾即可消除这些压力。腰痛时，大腿后侧会有紧绷感，所以要按摩到酸痛解除为止，这样有助于消除腰部的酸痛。

进行到膝盖周围时，请注意不要让膝盖承受太大的压力，必须小心仔细地进行。

脚底容易发冷及有生理痛的人，如果能使小腿及脚尖的气血通顺，那些令人困扰已久的病痛就会得到改善。

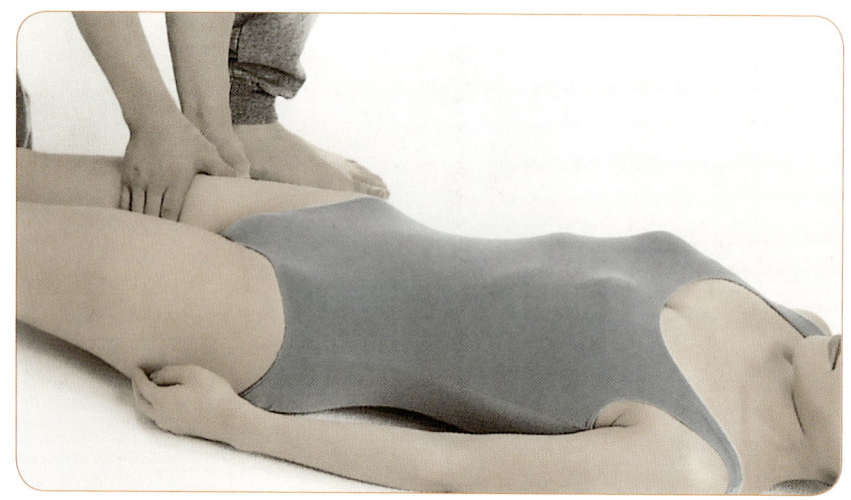

❶ 指压大腿前侧

扣紧大腿，以两手的拇指来做指压。指压者须伸直手臂慢慢地施加体重的力道来指压。

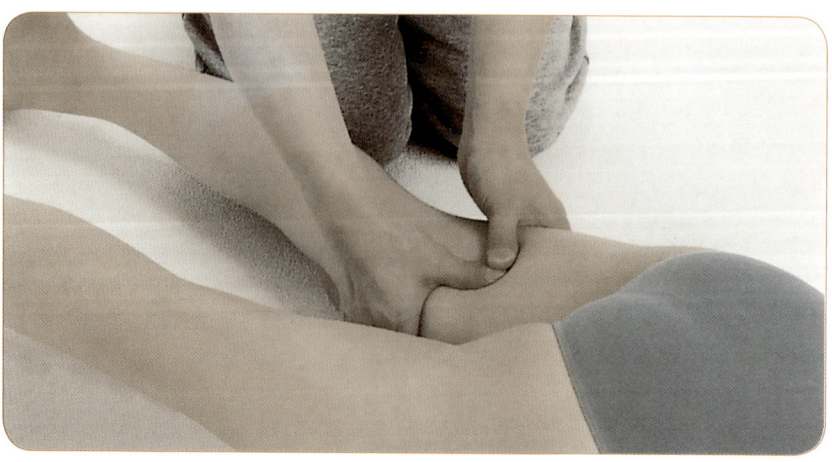

❷ 指压大腿后侧

指压大腿后侧与大腿前侧的要领相同。边按压边以手指揉开僵硬的地方，只要将僵硬处揉开，你会发现恼人的腰痛因此消失了。

❸ 膝盖处的指压

膝盖的疼痛可参照右图按摩大腿内侧的穴位，即能达到相当好的效果。此处如果强力指压时会有疼痛的感觉，所以，不要使用太大的力道来进行指压。

而髌骨周围，则以下图的方式来指压即可。

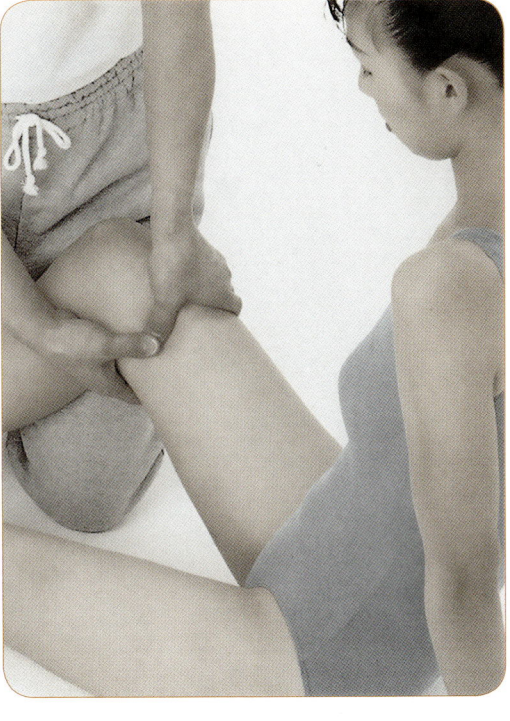

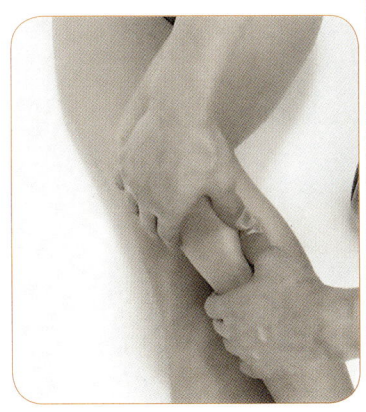

脚部：双手拇指交叠按压脚底中央

工作站了一天或是高跟鞋穿了一整天，脚的僵硬疼痛是不是让你觉得举步维艰？此时能迅速消除疲惫感的方法便是脚底指压。

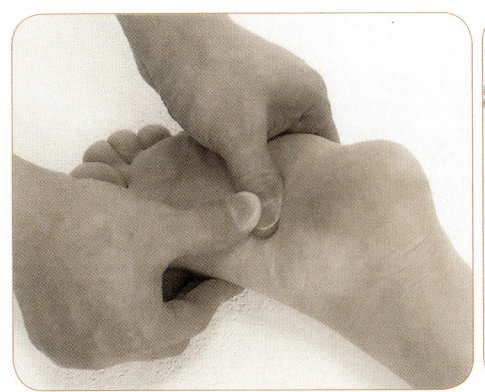

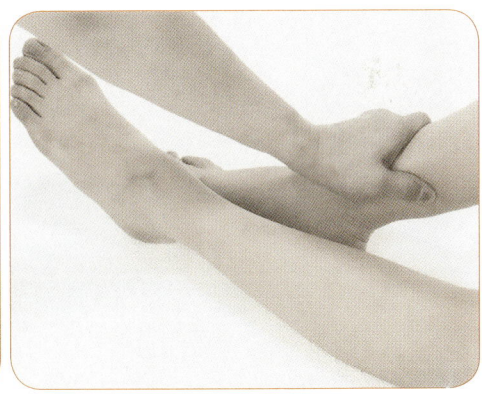

❶ 脚底的指压

用双手的拇指交叠仔细按摩脚底中央，随着指压的进行脚底会逐渐暖和，而心情也会随之好起来。

❷ 小腿的指压

胫骨及腓肠肌以单手抓捏方式来指压，但特别要注意的是内侧为敏感地带，勿以太强的力道来按摩。常因脚底冰冷而许久无法入睡的人，在睡前可仔细地指压此处，并转动脚踝，脚底冰冷的症状将会改善许多。

阅读导航

第一章 五官科疾病

眼、耳、鼻、口等五官位于人的脸部，代表着人的外在形象，一个人的精神状态如何，最明显的表现就在五官。五官科的病痛如眼部的白内障、耳部的中耳炎、鼻部的鼻炎、咽喉部的咽喉炎等等，任何一种都会给我们的生活工作带来巨大困扰。对治疗这些病痛，除了打针吃药之外，完全无毒副作用的经络疗法非常有效。本章列举了常见的五官科疾病，对每种疾病都详细介绍了相应的穴位和治疗方法。

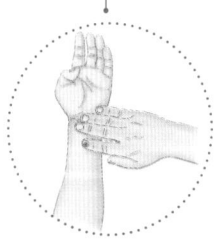

DI-YI ZHANG

本章看点

- 白内障
- 结膜炎
- 青光眼
- 化脓性中耳炎
- 外耳道炎
- 鼻炎
- 喉炎
- 慢性咽炎
- 牙疼

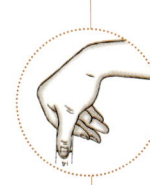
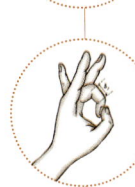
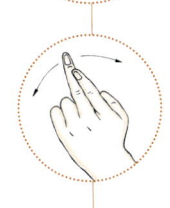
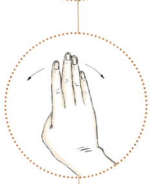

01 白内障

按摩承泣、四白，还你一双明亮的眼睛

白内障是由于新陈代谢或其他原因导致晶体全部或部分混浊，而引起视力障碍的眼病，中医属圆翳内障。分先天性白内障和后天性白内障两种。

专家诊断

◯ 症状简介

1. 先天性白内障：先天性白内障多在出生前后即已存在，小部分在出生后逐渐形成，多为遗传性疾病，有内生性与外生性两类，内生性者与胎儿发育障碍有关，外生性者是母体或胎儿的全身病变对晶状体造成损害所致。常见于婴幼儿，生下来即有。晶状体混浊可能不是全部，也不会继续发展，对视力的影响决定于混浊的部位和程度。先天性白内障分为前极白内障、后极白内障、绕核性白内障及全白内障。前两者无须治疗，后两者须进行手术治疗。

2. 后天性白内障：出生后因全身疾病或局部眼病、营养代谢异常、中毒、变性及外伤等原因所致的晶状体混浊。最常见的是老年性白内障。

老年性白内障多见于40岁以上，且随年龄增长而增多，病因与老年人代谢缓慢发生退行性病变有关，也有人认为与日光长期照射、内分泌紊乱、代谢障碍等因素有关。根据初发混浊的位置可分为核性与皮质性两大类，视力障碍与混浊所在的部位及密度有关，后皮质及核混浊较早地影响视力，治疗以手术为主，术后可佩戴接触眼镜，也可手术同时行人工晶状体植入术。除此之外，还有并发性白内障、外伤性白内障等。

症状分析	先天性白内障	一般在出生前后即已存在，是遗传性疾病。
	后天性白内障	老年性白内障：多见于40岁以上，需进行手术解决。
		并发性白内障：并发于其他眼病。
		外伤性白内障：由于外伤导致晶状体部分或全部受损。
		代谢性白内障：因内分泌功能不全所致，如糖尿病性白内障等。
		放射性白内障：由于与X射线、β射线、γ射线接触过多导致。
		药物及中毒性白内障：长期服用某些药物，导致晶状体白化严重。

中西疗法

白内障是内外因素共同作用于眼睛晶状体使之代谢功能发生改变，产生混浊。我国人民在长期的生产生活中，积累了大量的防治白内障的经验，有些食疗验方方便有效，现介绍如下。

1. 枸杞子 20 克，龙眼肉 20 枚，水煎煮连续服用有效。枸杞子富含胡萝卜素、维生素和钙、磷、铁等微量元素。龙眼肉富含维生素 B_2、维生素 C 和蛋白质。这些营养素均能益精养血、滋补明目。

2. 黑芝麻炒熟研成粉，每次以 1 汤匙冲入牛奶或豆浆中服用，并可加入 1 汤匙蜂蜜。黑芝麻富含维生素 E、铁和蛋白质，可延缓机体衰老，改善眼球代谢，能维护和增强造血系统、免疫系统的功能。

3. 猪肝 150 克，鲜枸杞叶 100 克，先将猪肝洗净切条，与枸杞叶共同煎煮，饮汤吃肝，每日口服 2 次，可明目清肝，改善视功能。

4. 红枣 7 枚，枸杞子 15 克，加适量水煎服，每日 1 剂，连续服用。红枣含蛋白质、维生素 C 及钙、磷、铁等，可补血明目，提高视力。

中药推荐	内服1：明目地黄丸，口服，每日 15 克。
	内服2：磁珠丸，口服，每日 15 克。
西药推荐	西药：每天服用肠溶阿司匹林 100 毫克，可达到防治白内障和血黏稠的双重目的。

经穴疗法

● **特效穴位：承泣穴　四白穴**

承泣穴：正坐、仰靠或者仰卧，眼睛直视前方，食指和中指伸直并拢，中指贴在鼻侧，用食指的指尖按压下眼球与眶下缘之间，瞳孔正下方，有酸痛感，双手的食指伸直，用食指的指腹按揉左右穴位，每次各按揉 1~3 分钟。

四白穴：正坐、仰靠或仰卧，先以两手中指和食指并拢伸直，不要分开，然后中指指肚贴两侧鼻翼，以食指指尖垂直按压眶下缘下部凹陷处，有酸痛感，以食指指腹揉按左右穴位，每次 1~3 分钟。

● 追加穴位：天井穴

天井穴：正坐，手前平伸，掌心向内，指尖向上，屈肘，前臂垂直于地面，与肘部大约呈90°。用另一只手轻握肘下，四指在下，拇指在上，中指或食指弯曲，用指尖垂直向上按摩肘尖下凹陷的穴位处，有酸、胀、麻的感觉。两侧穴位，每天早晚各按压1次，每次按压1~3分钟。

治未病 早预防

中老年人应定期进行健康检查，发现早期病变及时使用有效药物治疗。另外，还应注意以下三点：

1.避开强光紫外线。强光特别是太阳光紫外线对晶状体损害较大，照射时间愈长，患白内障的可能性愈大；屈光不正的人应戴"过滤防紫外线辐射"镜片。

2.避免机体缺水。老年人体内缺水，是导致晶状体变浊的原因之一。要养成多饮水的习惯，同时注意防止腹泻、呕吐、大量出汗。

3.补充蛋白质。缺乏蛋白质和维生素A会引起角膜病变、白内障、夜盲症等眼病。应常吃瘦肉、鱼类、蛋类、乳类和大豆制品。

▶ 特效1：承泣穴

功能主治

承泣穴
属足阳明胃经穴位

- 承泣穴主要治疗各种眼部疾病，如近视、远视、夜盲、眼颤动、眼睑痉挛、角膜炎、视神经萎缩等。
- 对眼睛疲劳、迎风流泪、老花眼、白内障、散光、青光眼、色盲、睑缘炎、视神经炎、视网膜色素变性、眶下神经痛等也有较好疗效。
- 还可以用于治疗神经系统疾病，如面肌痉挛、面神经麻痹等。
- 配瞳子髎穴治疗目赤肿痛，配阳白穴治疗口眼㖞斜。

标准取穴

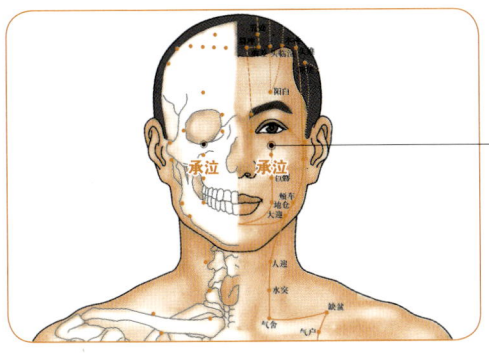

人体面部，瞳孔直下，眼球与眼眶下缘之间

◇ **配伍治病**

目赤肿痛：
承泣配太阳
口眼㖞斜：
承泣配阳白
功用： 通络明目

取穴技巧及按摩手法

正坐、仰靠或仰卧，眼睛直视前方，食指与中指伸直并拢，中指贴于鼻侧，食指指尖位于眼球与下眼眶之间

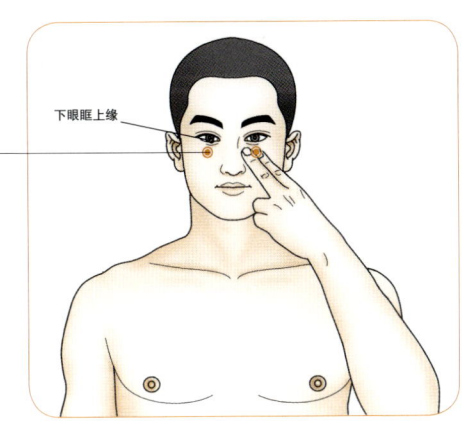

下眼眶上缘

程度	指法	时间/分钟
重		1～3

▶ 特效 2：四白穴

功能主治

四白穴
属足阳明胃经穴位

- 按揉四白穴对于眼睛保健、治疗近视有较好疗效。
- 经常按摩此穴位，还可以治疗目赤、目翳、眼睑𥉉动、口眼㖞斜、头晕目眩等。
- 按揉四白穴，还可以缓解神经系统疾病，如三叉神经痛、面神经麻痹、面肌痉挛等。
- 对角膜炎、青光眼、夜盲、结膜瘙痒、角膜白斑、鼻窦炎、胆管蛔虫等，也有一定疗效。

标准取穴

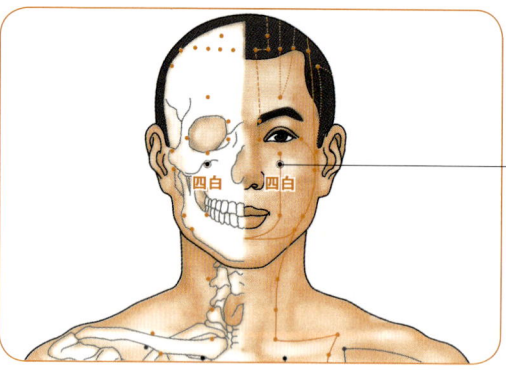

人体面部，双眼平视时，瞳孔正中央下1寸处

◇ 配伍治病

口眼㖞斜：
四白配阳白、地仓、颊车、合谷
眼睑𥉉动：
四白配攒竹
功用：通络明目，活血养颜

取穴技巧及按摩手法

先以两手中指和食指并拢伸直，不要分开，然后中指指肚贴两侧鼻翼，食指指尖所按的位置即是

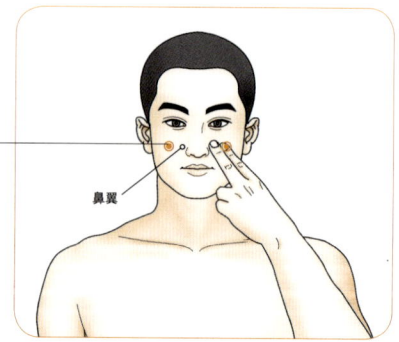

程度	指法	时间 / 分钟
轻		1 ~ 3

▶ 追加：天井穴

此穴属手少阳三焦经穴位。天井穴可清热凉血，为主治麦粒肿、淋巴结核的特效穴位，对白内障也有一定疗效。此外，此穴还可对治偏头痛、颈肩背痛、扁桃腺炎、荨麻疹等病症。

标准取穴

该穴位于人体的臂外侧，屈肘时，当肘尖直上1寸凹陷处

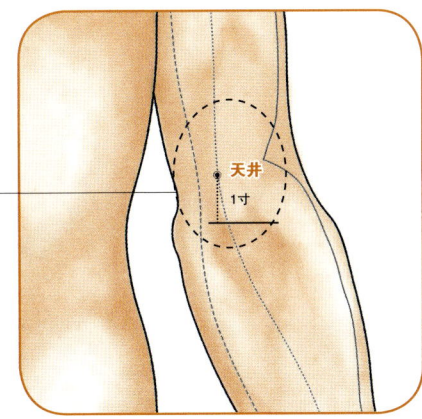

取穴技巧及按摩手法

◇ 这些症状也有效
- ◎ 麦粒肿   ◎ 淋巴结核
- ◎ 偏头痛   ◎ 颈肩背痛

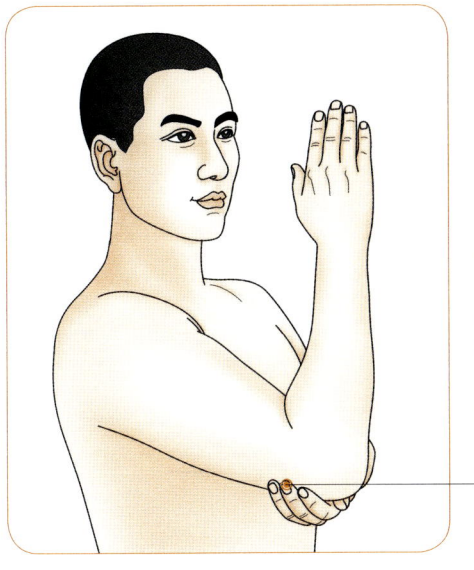

正坐，手平伸，屈肘，前臂垂直地面，掌心向内。用另一手轻握肘下，四指在下，大拇指在上，用中指（或食指）指尖垂直向上压肘尖下凹陷的穴位即是

程度	指法	时间/分钟
重		1～3

第一章 五官科疾病

02 结膜炎

按摩阳溪、睛明，恢复秋水明眸

结膜炎是因为结膜经常与外界接触，受到外界的各种刺激和感染而引起的疾病。结膜炎主要分为急性结膜炎和慢性结膜炎两种。

专家诊断

● 症状简介

急性结膜炎是由细菌感染引起的急性传染性眼病，俗称红眼或火眼，在中医上属天行赤眼范围。

慢性结膜炎是一种常见的慢性眼病。由于急性结膜炎没有彻底根治，或因风尘刺激、饮酒过度，以及其他眼部疾病的刺激所引起。

症状分析

急性结膜炎	结膜充血：越近穹窿部结膜充血越明显。血管弯曲不规则，呈网状。
	有多量黏液或脓性分泌物附着于睑缘，所以晨起不易睁眼。
	轻者有痒、灼热和异物感；重者有怕光流泪及眼睑重垂。如有疼痛应注意角膜是否发炎。
	有时还可以在球结膜或角膜缘出现圆形疱疹。
	应与睫状充血相区别。
慢性结膜炎	结膜轻度充血，有少量黏性黄色分泌物，发病久后，可见睑结膜肥厚粗糙。
	自己觉得眼痒、异物感、视物易感疲劳等。

中西疗法

急性结膜炎

1. 中药：

症系肺经风热壅滞，治以散风清热。羌活、防风、赤芍、黄芩各15克，蒲公英50克，车前草20克。

加减法：热重加山栀 15 克，生大黄 10 克（后入）；风重加杭菊 15 克，薄荷 10 克（后入）；有疱性结膜炎加苍术 15 克，川朴 10 克，陈皮 15 克。

2. 中药单方：

（1）外用：大黄 1 片，浸乳敷眼；或将白及用人乳磨汁滴眼均可；也可用新鲜野菊叶 50 克煎成浓汤，澄清后洗眼。

（2）内服：浮萍、野菊花叶、银花、十大功劳叶（枸骨叶）任选 1 种，每用 40～50 克，水煎服。

3. 西药：

（1）细菌性结膜炎，可滴用抗生素眼药水，每 2 小时 1 次，睡前用红霉素眼膏搽眼。

（2）过敏性结膜炎和病毒性结膜炎，抗生素治疗无效，过敏性结膜炎，口服抗组胺药可以止痒和缓解刺激症状，也可用皮质类固醇眼药水。

（3）疱疹病毒性结膜炎，则绝对不要滴用皮质类固醇眼药水，其可能使病情加重，可试用 0.1% 酞丁安或阿昔洛韦眼药水。

（4）如果分泌物多时，可用冷开水、生理盐水或硼酸水冲洗，不能进行包扎。

慢性结膜炎

1. 用 0.5% 硫酸锌眼药水滴眼，每日 3 次。

2. 氯霉素眼药水滴眼，每日 3～4 次；同时配合去除其他的致病因素，如矫正屈光不正等。

3. 每日内服二妙丸 15 克，或用苦胆草片，一日 3 次，每次 6 片。

中药推荐	急性	内服汤剂 1：羌活、防风、赤芍、黄芩各 15 克，蒲公英 50 克，车前草 20 克。
		内服汤剂 2：浮萍、野菊花叶、金银花、十大功劳叶任一，水煎服。
		外用方 1：大黄浸乳敷眼。
		外用方 2：白及用人乳磨汁滴眼。
		外用方 3：鲜菊叶煎浓汤洗眼。
	慢性	中成药 1：内服二妙丸 15 克。
		中成药 2：内服苦胆草片，一日 3 次。
西药推荐	急性	细菌性结膜炎：抗生素眼药水滴眼，红霉素眼膏搽眼。
		过敏性、病毒性结膜炎：口服抗组胺药物，或皮质类固醇眼药水滴眼。
		疱疹病毒性结膜炎：0.1% 酞丁安或阿昔洛韦眼药水。
		分泌物较多：冷开水、生理盐水或硼酸水洗眼。
	慢性	外用 1：0.5% 硫酸锌眼药水滴眼。
		外用 2：氯霉素眼药水滴眼。

经穴疗法

● **特效穴位：阳溪穴 睛明穴**

阳溪穴：将手掌侧放，拇指伸直向上跷起，在腕背的桡侧，手腕横纹上侧有一凹陷处。用另一只手轻握手背，拇指弯曲，用指甲垂直掐按穴位，会产生颇为酸胀的感觉。分别掐按左右手，每次各掐按1～3分钟。

睛明穴：正坐，轻闭双眼，两只手的手肘撑在桌面上，双手的手指交叉，除拇指外，其余八指的指尖朝上，拇指的指甲尖轻轻掐按鼻梁旁边与内眼角的中点，在骨上轻轻前后刮揉，有酸胀以及稍微刺痛的感觉。每天左右两穴位分别刮揉1次，每次1～3分钟，也可以两侧穴位同时刮揉。

● **追加穴位：曲池穴 攒竹穴**

曲池穴：正坐，轻抬左臂与肩高，手肘内屈，大约呈直角；右手轻握左手肘下，拇指弯曲，用指腹垂直掐按，有酸痛感。先按压左手，再按压右手，每次各按压1～3分钟，早晚各1次。

攒竹穴：正坐，轻闭双眼，两手肘支撑在桌面上，双手的手指交叉，指尖向上，两个拇指的指腹向上，由下往上向眉棱骨按压，轻按有痛、酸、胀的感觉。每次左右两穴位各按揉1～3分钟，也可以两侧穴位同时按压。注意：一般人取穴，是由面部直接按压在眉棱骨上，正确的方法应该是由下往上按。

治未病 早预防

结膜炎极易传染，要注意预防。
1. 结膜炎主要是因为接触患眼分泌物而引起传染，所以要注意用眼卫生。
2. 对患者的毛巾、手帕应进行消毒，防止传染。

▶特效 1：阳溪穴

功能主治

阳溪穴
属手阳明大肠经穴位

- 阳溪穴有疏通气血，通经清瘀的功能。
- 对于头痛、耳鸣、耳聋、扁桃腺炎、牙齿痛、结膜炎、寒热疟疾等症，皆有调理保健的功效。
- 对于手腕痛、肩臂不举、小儿消化不良等病症，长期按压会有很好的调理保健效果。

标准取穴

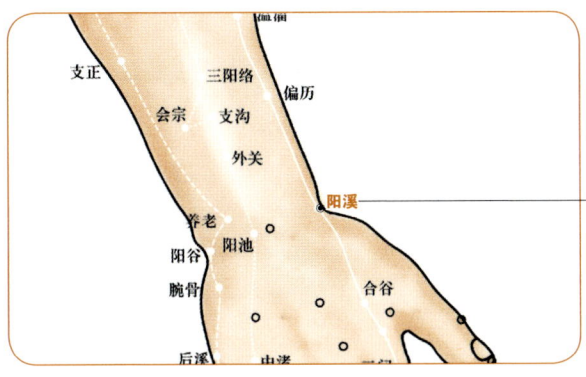

 腕背横纹桡侧，拇指向上跷起时，拇短伸肌腱与拇长伸肌腱之间的凹陷中

◇ **配伍治病**

腕部腱鞘病：
阳溪配列缺
功用：清热散风，通利关节

取穴技巧及按摩手法

将手掌侧放，拇指伸直向上翘起，在腕背桡侧，手腕横纹上侧有一凹陷处，用另一手轻握手背，弯曲拇指，用指甲垂直下按此凹陷处即是该穴

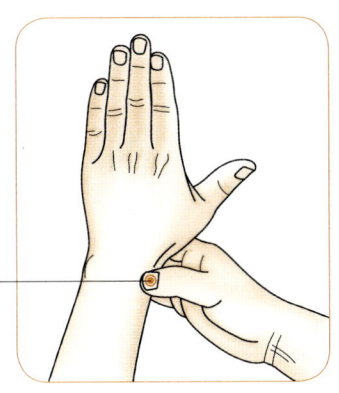

程度	指法	时间/分钟
重		1～3

第一章 五官科疾病

▶ 特效 2：睛明穴

功能主治

睛明穴
属足太阴膀胱经穴位

睛明穴是主治一切眼病的要穴。

对治疗急慢性结膜炎、眼睛充血红肿、翼状胬肉（翳）、假性近视、轻度近视、散光、老花眼、夜盲症、早期轻度白内障及迎风流泪等病症，都有很好的保健调理效果。

标准取穴

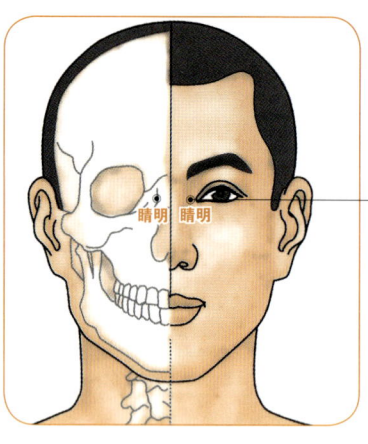

面部，距目内眦角上方 0.1 寸的凹陷处即是

◇ **配伍治病**

视目不明：
睛明配球后、光明
功用：降温除浊

取穴技巧及按摩手法

正坐轻闭双眼，双手手指交叉，八指指尖朝上，将拇指置于鼻梁旁与内眼角的中点，则拇指指尖所在的位置即是

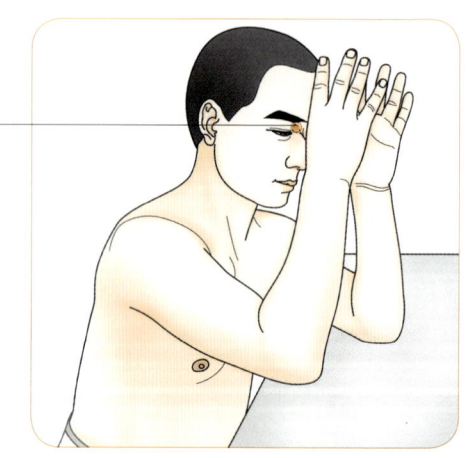

程度	指法	时间/分钟
轻	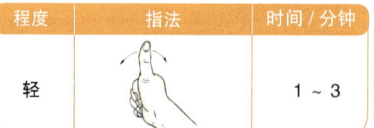	1~3

▶追加1：曲池穴

曲池穴是手阳明大肠经穴位，是大肠经的经气汇聚深入之处。因此对于大肠功能障碍、肠炎、肚腹绞痛，有很好的保健调理效果。此穴位功效在于清热解毒、凉血润燥，对于结膜炎、眼睑炎、荨麻疹、湿疹、齿槽出血、甲状腺肿、高血压等疾病有很好的保健疗效。

标准取穴

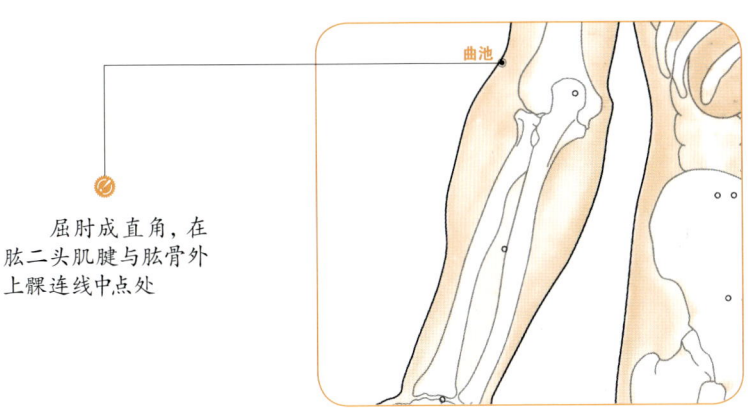

屈肘成直角，在肱二头肌腱与肱骨外上髁连线中点处

取穴技巧及按摩手法

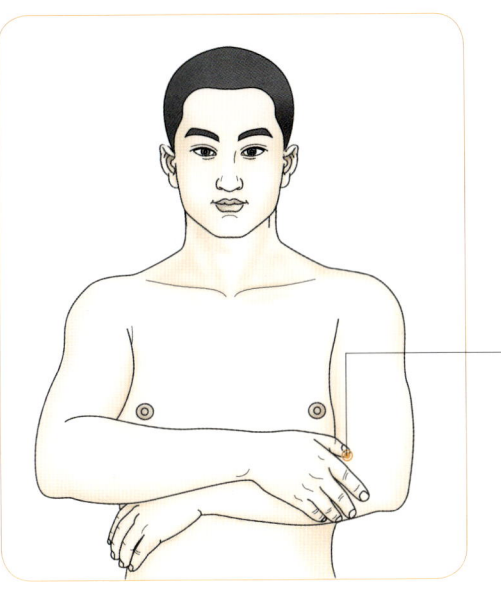

◇ 这些症状也有效

◎ 肠炎　　◎ 腹部疼痛
◎ 荨麻疹　◎ 高血压
◎ 甲状腺肿大

正坐，轻抬左臂，屈肘，将手肘内弯，用另一手拇指下压肘横纹尽头凹陷处即是

程度	指法	时间/分钟
适度		1~3

▶追加 2：攒竹穴

攒竹穴是足太阴膀胱经的穴位，诸阳之气攒聚于眉头，如新竹之茂；又眉头的外视如"竹"字，以象其形，故名攒竹。又名鱼头、明光、光明、夜光。此穴对结膜炎、泪液过多、眼睑震颤、眼睛疼痛、眼睛红肿、视力不清等疗效显著。

标准取穴

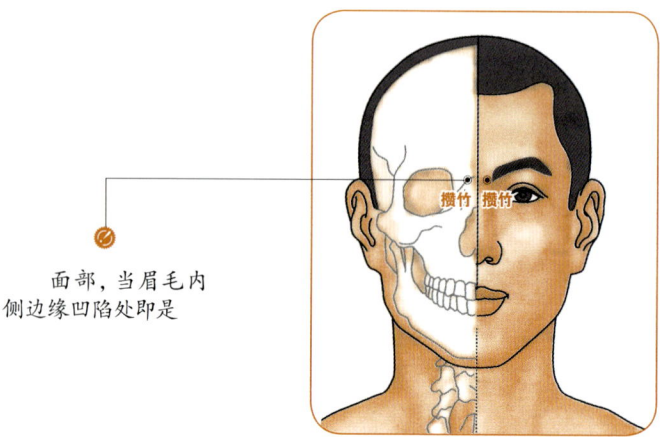

面部，当眉毛内侧边缘凹陷处即是

取穴技巧及按摩手法

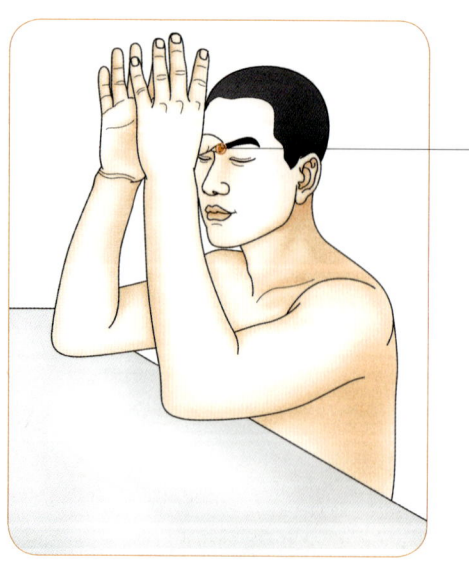

◇ 这些症状也有效
- 眼睛疼痛
- 眼睛红肿
- 视力不清
- 风热、痰湿引起的头痛

正坐轻闭双眼，两手肘撑在桌面，双手手指交叉，指尖向上，将两拇指指腹由下往上置于眉棱骨凹陷处，则拇指指腹所在的位置即是该穴

程度	指法	时间/分钟
重		1～3

03 青光眼

按摩瞳子髎、阳白，降眼压，复光明

临床上，青光眼可分为急性青光眼和慢性青光眼两种。根据发病原因，单独发生的眼球内压增高是原发性青光眼；由其他眼病引起的眼压增高，是继发性青光眼。

专家诊断

● 症状简介

症状分析		
	急性充血性青光眼	发病急，眼压迅速增高。触摸眼球，感到十分坚硬。用眼压计测定，发现眼压高于正常值（正常值为2.0～3.3千帕）。
		视物模糊，看灯光周围有彩色圈，也叫作虹视。随着病情发展，视力迅速减退，甚至失明，称为绝对性青光眼。
		常常会出现眼痛、头痛，甚至恶心呕吐的症状，往往误诊为其他内科疾病。因此，头痛、眼痛较剧烈者，应注意是青光眼。
	慢性青光眼	发病缓慢，眼压逐渐升高，常可在没有明显症状的情况下逐渐失明。当发现视力逐渐减退，眼球变得坚硬时，就要考虑是青光眼。
		眼压较高时，可有轻度头痛和眼部酸胀。
		青光眼晚期除了视神经乳头萎缩凹陷外，也会出现瞳孔扩大和角膜混浊。

中西疗法

1. 慢性青光眼：
（1）用1%毛果芸香碱液滴眼。
（2）吞服鲫鱼胆，每日2次，每次1～2颗。
（3）中药：症属肾阴不足，肝阳偏亢，治以益肾平肝为主。
生地、熟地各20克，夏枯草、黄芩、女贞子各15克，五味子10克，珍珠母、生牡蛎各50克。并应依据患者的全身状况和眼部病情，加减变化。

2.急性青光眼：

（1）西药：甘油 30～60 毫升（每千克体重 1.0～1.5 毫升），加等量的生理盐水，每日 1 次口服。或内服醋氮酰胺 250 毫克，每日 3 次，每次 1 片，症状控制后，可逐步减量。

对重症患者，可静脉滴注 20% 甘露醇溶液 250～500 毫升/次降压。β 阻滞剂眼药水：通常可控制开角型青光眼，β 阻滞剂可减少房水产生，如 0.25% 或 0.5% 噻吗心胺眼药水，1 滴/次，1～2 次/日。

（2）缩瞳剂：1% 毛果芸香碱液滴眼，每 1～2 小时 1 次。亦可用毒扁豆碱眼膏，每日 3 次。

（3）经上述治疗，眼压不降低者，需进行手术治疗。

3.继发性青光眼：

首先应当除去病因，然后再设法降低眼压。

中药推荐	内服 1：吞服鲫鱼胆，每日 2 次，每次 1～2 颗。
	内服 2：用生地、熟地各 20 克，夏枯草、黄芩各 15 克，五味子 10 克。珍珠母、生牡蛎各 50 克，煎汤服用。
西药推荐	西药 1：甘油加等量生理盐水口服，每日 1 次。
	西药 2：内服醋氮酰胺，每日 3 次。
	西药 3：使用缩瞳剂。

经穴疗法

● **特效穴位：瞳子髎穴 阳白穴**

瞳子髎穴：正坐或者仰卧，两只手屈肘朝上，手肘弯曲并支撑在桌上，五指朝天，掌心向着自己，把两只手的拇指放在目外眦外侧 0.5 寸，两手的拇指相对用力，垂直揉按穴位，有酸、胀、痛感。左右两穴，每天早晚各揉按 1 次，每次揉按 1～3 分钟，或者两侧穴位同时揉按。

阳白穴：正坐、仰靠或者仰卧，两只手举起，两手肘的肘尖支撑在桌面上；轻轻握拳，手掌心向下，用拇指弯曲时的指节处压眉棱骨上 1 寸，从内往外轻轻刮按穴位处，有一种特殊的酸痛感。左右两穴位，每天早晚各刮按 1 次，每次刮按 1～3 分钟，或者两侧穴位同时刮按。

▶特效1：瞳子髎穴

功能主治

瞳子髎穴
属足少阳胆经穴位

对一切眼疾——目赤、肿痛、角膜炎、屈光不正、青光眼等病症，有特效。

对于头痛、三叉神经痛、颜面神经痉挛及麻痹等病症，长期按压此穴也会有很好的调理保健效能。

标准取穴

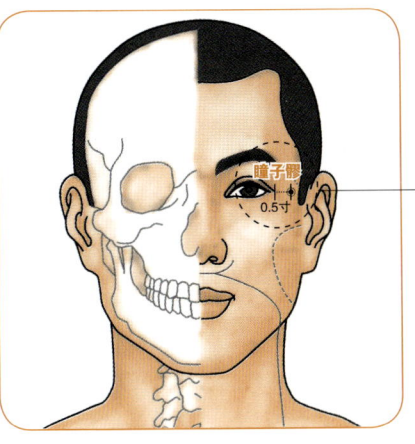

该穴位于面部，眼睛外侧0.5寸处凹陷处

◇ **配伍治病**

目生内障：
瞳子髎配合谷、临泣和睛明
妇人乳肿：
瞳子髎配少泽
功用： 降浊去湿

取穴技巧及按摩手法

端坐，两手屈肘朝上，手肘弯曲、支撑桌上，五指朝天，掌心向着自己。以两手拇指置于目外眦凹陷处，太阳穴斜下、前方，两拇指相对用力垂直按穴位即是。

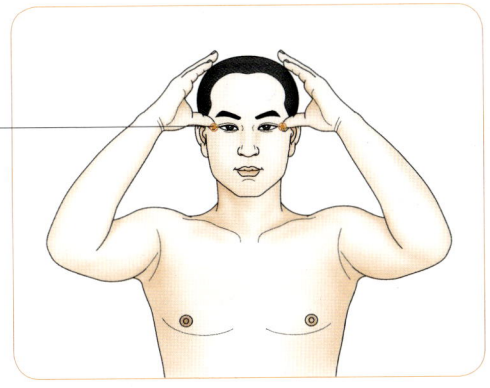

程度	指法	时间/分钟
重		1~3

第一章 五官科疾病

▶特效 2：阳白穴

功能主治

阳白穴
属足少阳胆经穴位

此穴可治疗一切眼部的疾病。

长期按压此穴，对头痛、视物模糊、眶上神经痛、面神经麻痹、眼睑下垂、夜盲、眼睑瘙痒、呕吐、恶寒等病症，也会有很好的调理保健效能。

标准取穴

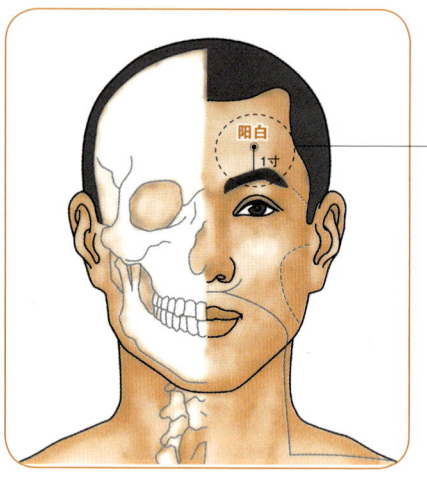

该穴位于前额部，当瞳孔直上，眉上1寸

◇ **配伍治病**

目赤肿痛、视物昏花、上睑下垂：
阳白配太阳、睛明和鱼腰
功用：益气壮阳

取穴技巧及按摩手法

正坐，举两手两肘尖顶放桌面上，轻握拳，掌心向下，将拇指指尖贴于眉梢正上方，拇指指尖正上方的穴位即是

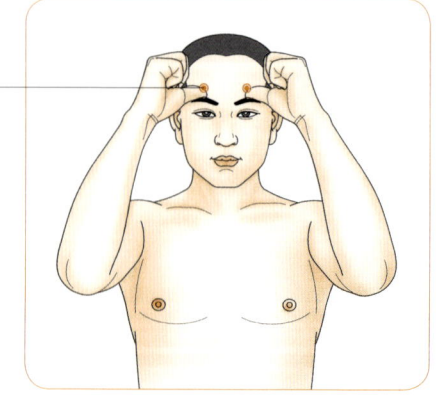

程度	指法	时间/分钟
轻		1~3

04 化脓性中耳炎

按摩听宫、耳门，缓解中耳炎症

上呼吸道感染、流行性感冒、急性呼吸道传染病等鼻腔炎症的细菌或病毒通过耳咽管，或者外界细菌、病毒直接通过陈旧性穿孔的鼓膜进入中耳，引起的中耳化脓性炎症，就是化脓性中耳炎。化脓性中耳炎是由于细菌进入鼓室而引起的化脓感染，常累及中耳其他部位，多发于儿童。

专家诊断

● 症状简介

主要有以下原因会导致化脓性中耳炎：

1. 多因急性化脓性中耳炎延误治疗或治疗不当，迁延为慢性或急性坏死性中耳炎的直接延续。

2. 鼻、咽部存在慢性病灶也是一个重要原因。一般在急性炎症开始后 6～8 周，中耳炎症仍然存在，统称为慢性。

3. 常见致病菌多为变形杆菌、金黄色葡萄球菌、绿脓杆菌，以革兰氏阴性杆菌较多，无芽胞厌氧的感染或混合感染亦逐渐受到重视。

症状分析

患者有不同程度的耳痛。感染轻者为阵发性耳痛；严重者则成剧烈性跳痛。幼儿因不能主诉，常哭闹，烦躁不休。

发热：严重的体温可高达 40℃，特别小儿不明病因的高热，有可能就是急性化脓性中耳炎在作怪。

患者常感到耳鸣、听力减退等听力障碍，但常被耳痛症状所掩盖。

鼓膜穿孔后有大量脓液流出，以上症状可逐步减轻。

局部检查：鼓膜出现急性充血。穿孔后则有搏动性脓液涌出。

危险时可出现耳后肿痛、头痛、高热、寒战、颈项强直或昏迷等，须尽快转上级医院治疗。若耳后已形成脓肿，可先行切开引流。

中西疗法

中药推荐

外用1：虎耳草（或万年青、被楔叶、土牛膝）捣烂，取汁滴耳。

外用2：轻粉1.5克，枯矾15克，冰片2克，研成粉吹入耳内。

内服：柴胡、龙胆草各7.5克，银花、连翘各20克，赤芍、山栀、黄芩各15克，水煎服。

西药推荐

滴耳1：鼓膜未穿孔时，用2%酚甘油、4%硼酸酒精滴耳。

滴耳2：鼓膜穿孔流脓时，用3%双氧水清洗后，用抗生素溶液或30%黄连溶液滴耳。

内服：口服磺胺类、青霉素等抗生素消炎。

经穴疗法

● **特效穴位：听宫穴 耳门穴**

听宫穴：正坐目视前方，口微微张开，举起双手，手指尖朝上，手掌心向前，用拇指的指尖垂直，并且轻轻插入耳屏前面的凹陷正中处，穴位处会有刺痛感，轻轻用拇指的指尖揉按穴位。左右揉按，每次揉按1～3分钟，或者两侧穴位同时揉按。

耳门穴：正坐，举起双手，指尖朝上，手掌心向内，轻轻扶住头部，四指放在偏头处，拇指的指尖摸到耳郭上的缺口前，轻轻张开嘴，拇指的指尖垂直揉按凹陷中的穴位，有胀痛的感觉。左右两穴位，每天早晚各揉按1次，每次揉按1～3分钟，也可以两侧同时揉按。

▶特效1：听宫穴

功能主治

听宫穴
属手太阳小肠经穴位

听宫穴主治耳朵以及与听觉有关之疾病，例如耳鸣、耳聋、中耳炎、外耳道炎，《针灸铜人》记载：治耳聋如物填塞、无所闻等。

对于失声、齿痛、心腹痛等病症，长期按压此穴有很好的调理保健功效。

标准取穴

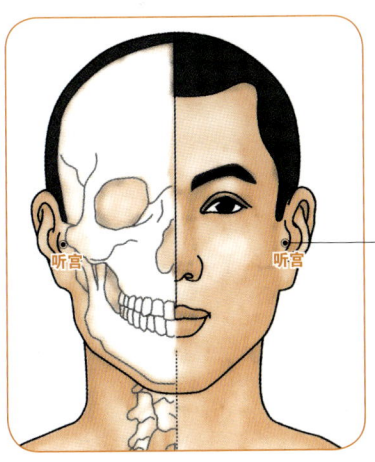

位于面部，耳屏前，下颌骨髁状突的后方，张口时呈凹陷处即是

◇ 配伍治病

耳鸣、耳聋：
听宫配翳风、中渚
功用：清头聪耳，宁神止痛

取穴技巧及按摩手法

正坐目视前方，口微张开。举双手，指尖朝上，掌心向前。将拇指指尖置于耳屏前凹陷正中处，则拇指指尖所在的位置即是该穴

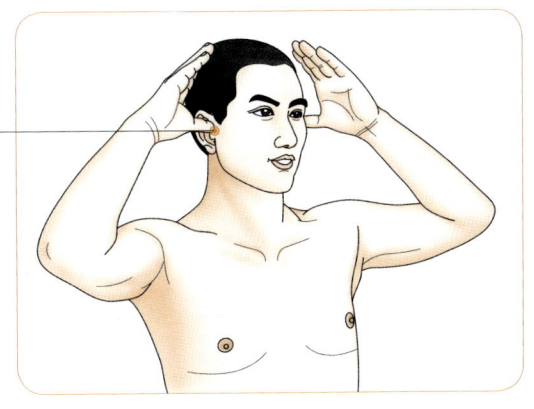

程度	指法	时间/分钟
适度		1～3

第一章 五官科疾病

▶特效 2：耳门穴

功能主治

耳门穴
属手少阳三焦经穴位

- 耳门穴是治疗耳部疾病的特效穴位。
- 可治疗耳流脓汁、重听、无所闻、耳鸣、耳道炎。
- 对下颌关节炎、上牙痛等病症，长期按压会有很好的调理保健效能。

标准取穴

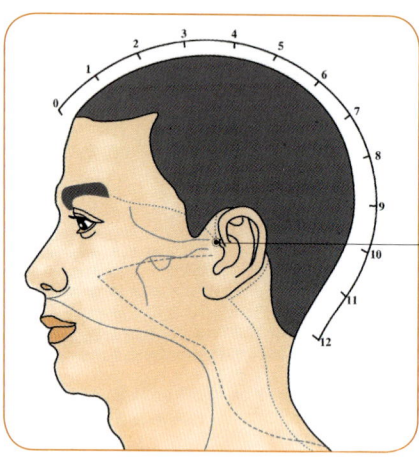

耳门穴位于人体的头部侧面耳前部，耳屏上切迹的前方，下颌骨髁状突后缘，张口有凹陷处，微张口时取穴。在听宫的稍上方

◇ 配伍治病

牙痛：
耳门配丝竹空
上齿龋：
耳门配兑端
功用： 降浊升清

取穴技巧及按摩手法

正坐，举双手，指尖朝上，掌心向内，轻扶头，四指放在偏头处。拇指指尖摸至耳郭上缺口前，轻张嘴。拇指指尖垂直揉按凹陷中穴位即是

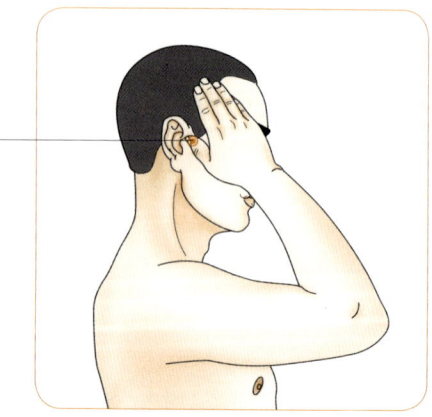

程度	指法	时间/分钟
重		1～3

小穴位大疗效速查手册

05 外耳道炎

按摩商阳、下关，耳朵不再疼痛

外耳道炎常因挖耳或浸水后外耳道上皮细胞损伤继发感染所致。外耳道疖是局限性外耳道毛囊或皮脂腺感染；外耳道炎是外耳道皮肤或皮下组织呈弥漫性炎症。

专家诊断

● 症状简介

症状分析

患者有不同程度耳痛，咀嚼时更痛。

以指压耳屏或牵引耳廓，则患者疼痛加剧（这是与急性中耳炎最简易的鉴别方法）。

检查耳部，发现有局限性隆起小疖为外耳道疖；弥漫性红肿、充血者为外耳道炎。

严重时可引起耳前或耳后脓胀。

若疖肿溃破，则有脓液流出。

中西疗法

1. 局部热敷。
2. 疖成熟者宜作切开排脓（可略加冰冻麻醉或表面麻醉）。
3. 疖肿已破溃或外耳道炎有分泌时，应常用棉花棒浸3%双氧水清洗脓液，再滴消炎耳剂（0.5%氯霉素溶液、1%新霉素溶液或4%硼酸酒精等）。
4. 手术：
手术器械：尖头手术刀一把，蚊式血管钳一只，眼科无齿镊一把。
术前准备：以1%苯扎溴铵消毒皮肤。
麻醉：不用麻醉或1%普鲁卡因局部浸润或针刺合谷穴。

第一章 五官科疾病

中药推荐	外用 1：新鲜野菊叶 50 克，煎浓汤，澄清后滴耳。
	外用 2：外耳道疖如靠近耳道口处，可外敷红膏药。
	内服：如肿胀明显者可内服解毒消炎丸、银黄片。
西药推荐	外用：外耳道疖用 10% 鱼石脂甘油滴耳，外耳道炎用 1%～2% 酚甘油或 4% 硼酸酒精滴耳。
	内服：口服青霉素或磺胺类药物。

经穴疗法

● **特效穴位：商阳穴 下关穴**

商阳穴：采用正坐的姿势，用右手轻轻握住左手的食指，左手的手掌背朝上，手掌心朝下，右手的拇指弯曲，用指甲尖沿垂直方向，掐按靠着拇指旁侧的穴道，会有一种特殊的刺痛感。注意：轻轻掐压，并不需要用大力气，分别掐按左右两手，每天分别掐按 1～3 分钟。

下关穴：正坐、仰卧或者仰靠，闭口，手掌轻轻握拳，食指和中指并拢，食指贴在耳垂旁边，以中指的指腹按压所在部位，有酸痛感，用双手食指的指腹按压两侧穴位，每次 1～3 分钟。

● **追加穴位：颅息穴 少泽穴 支沟穴**

颅息穴：站立，将食指和中指并拢，平贴在耳后根处，食指的指尖所在部位就是穴位，将食指和中指并拢，轻轻贴于耳后根处，顺时针按摩 1～3 分钟，每天早晚各一次。

少泽穴：一只手的掌背向上、掌面向下；用另一只手轻握小指末节，拇指弯曲，用指甲尖端垂直下压；轻轻掐按指甲外侧下缘处，有强烈的刺痛感。每次掐按 1～3 分钟。

支沟穴：正坐，手平伸，屈肘，掌心向着自己，指尖向上，肘臂弯曲呈 90°；用另外一只手轻握手腕下，拇指在内侧，其余四指在手的外侧，四指弯曲，中指的指尖垂直下压，揉按穴位，有酸和痛的感觉。先左后右，每天早晚两穴位各揉按 1 次，每次揉按 1～3 分钟。

▶ 特效1：商阳穴

功能主治

商阳穴
属手阳明大肠经穴位

- 此穴主治胸中气满、喘咳、四肢肿胀、热病汗不出，有特效。
- 咽喉肿痛、牙痛、脑卒中昏迷、手指麻木、耳鸣、耳聋等病症，长期按压此穴，会有很好的调理保健效能。

标准取穴

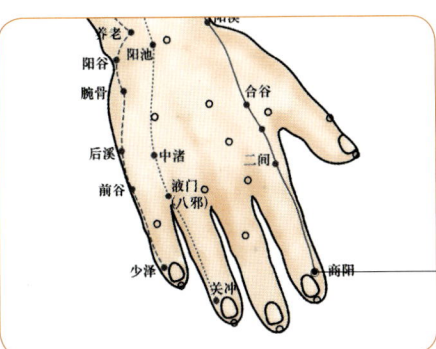

食指末节桡侧，距指甲角0.1寸处

取穴技巧及按摩手法

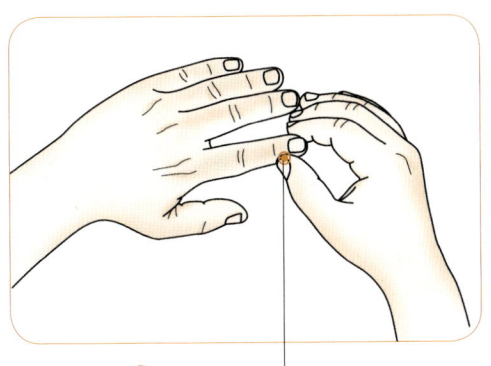

以右手轻握左手食指，左手掌背朝上，屈曲右手拇指以指甲尖垂直掐按靠拇指侧的位置即是

◇ 配伍治病

脑卒中、中暑：
商阳配少商、中冲
咽喉肿痛：
商阳配合谷、少商
功用： 理气平喘，消肿退热，活血止痛

程度	指法	时间/分钟
轻		1～3

第一章 五官科疾病

▶特效2：下关穴

功能主治

下关穴 属足阳明胃经穴位

- 此处穴位具有消肿止痛、聪耳通络、疏风清热、通关利窍的作用。
- 常按此穴，能够有效治疗耳聋、耳鸣、外耳道炎等疾病。
- 长期按压此穴，对齿痛、口歪、面痛、牙关紧闭、面神经麻痹都有良好的疗效。
- 下颌脱臼、颞下颌关节功能紊乱综合征等，也可利用此穴进行治疗。
- 按摩此穴，还可缓解眩晕、颈肿等症状。

标准取穴

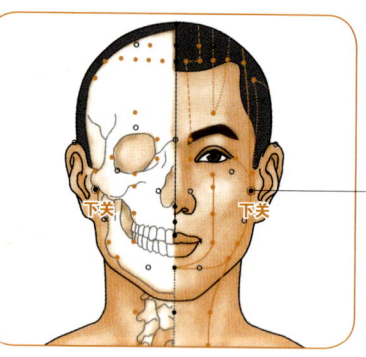

面部耳前方，当颧骨中央与下颌切迹所形成的凹陷中

◇ **配伍治病**

耳疾：
下关配翳风
热邪导致的牙疼：
下关配合谷
面瘫：
下关配大迎、颊车、地仓、风池
功用：祛风活血，通窍止痛

取穴技巧及按摩手法

正坐或仰卧、仰靠，闭口，手掌轻握拳，食指和中指并拢，食指贴于耳垂旁，中指指腹所在位置即是

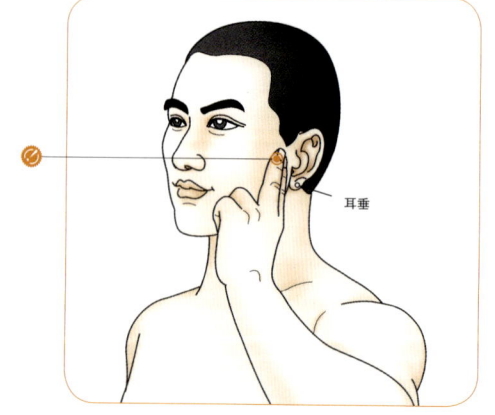

耳垂

程度	指法	时间/分钟
重		1~3

▶ 追加 1：颅息穴

此穴属手少阳三焦经穴位，按摩此处，可通窍聪耳、泄热镇惊的作用，对于头痛、耳鸣、中耳炎、小儿惊痫、呕吐涎沫等症状，都具有明显的缓解作用。

标准取穴

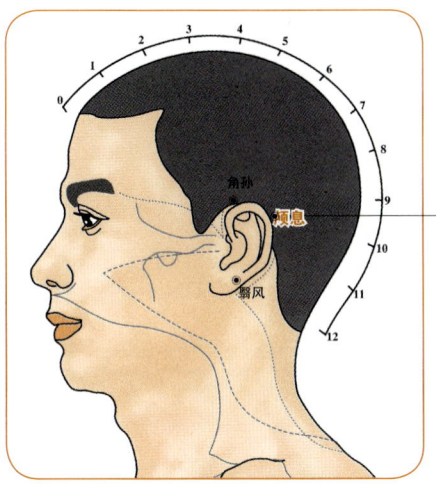

当角孙穴与翳风穴之间，沿耳轮连线的上、中1/3的交点处

◇ 这些症状也有效

- 耳部疾病
- 小儿惊痫
- 哮喘
- 胁肋疼痛

取穴技巧及按摩手法

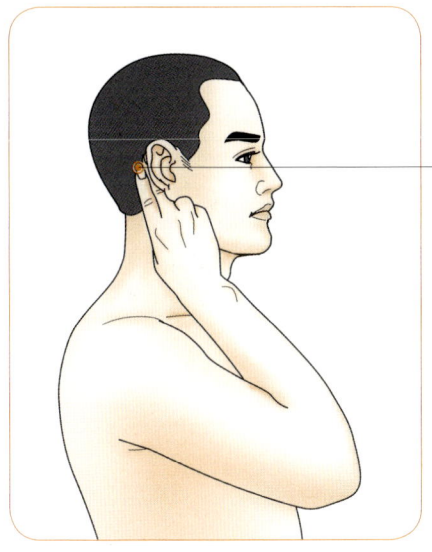

站立，将食指和中指并拢，平贴于耳后根处，食指指尖所在的位置的穴位即是

程度	指法	时间/分钟
轻		1~3

▶追加2：少泽穴

此穴属手太阳小肠经穴位，按掐此处或针刺此处放血，可救脑卒中、人事不省，有起死回生之效。另外，头痛、目翳、咽喉肿痛、乳腺炎、耳聋、肋间神经痛等症，按压此穴也可缓解。

标准取穴

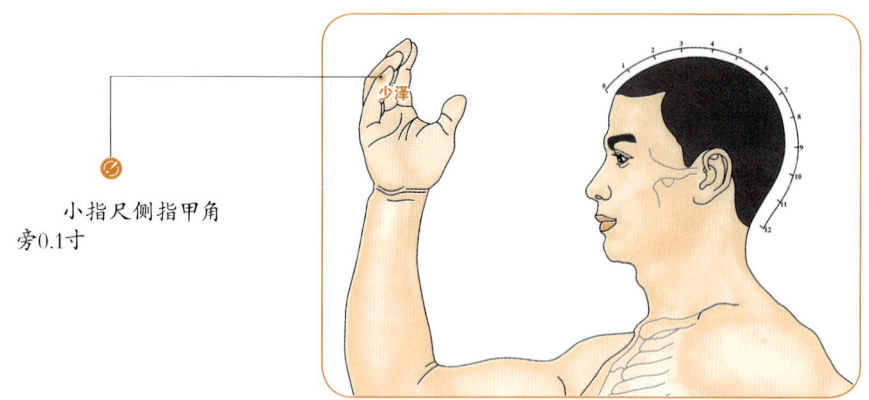

小指尺侧指甲角旁0.1寸

取穴技巧及按摩手法

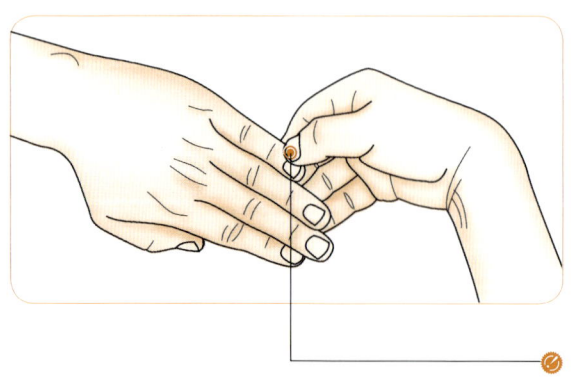

◇ 这些症状也有效

- 头痛
- 目翳
- 咽喉肿痛
- 乳腺炎
- 乳汁分泌不足
- 肋间神经痛
- 寒热汗不出

掌背向上、掌面向下，以另一手轻握小指，弯曲拇指，指尖所到达的小指指甲外侧下缘处即是该穴

程度	指法	时间/分钟
轻		1~3

▶追加3：支沟穴

此穴属手少阳三焦经穴位，按压此处，对便秘有很好的疗效，此外，还有助于缓解耳鸣、耳聋、肩臂痛、心绞痛、肋间神经痛、乳汁分泌不足、产后血晕等病症。

标准取穴

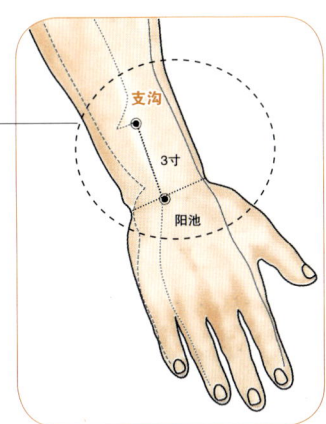

该穴位于人体的前臂背侧，阳池穴与肘尖的连线上，腕背横纹上3寸，尺骨与桡骨之间

取穴技巧及按摩手法

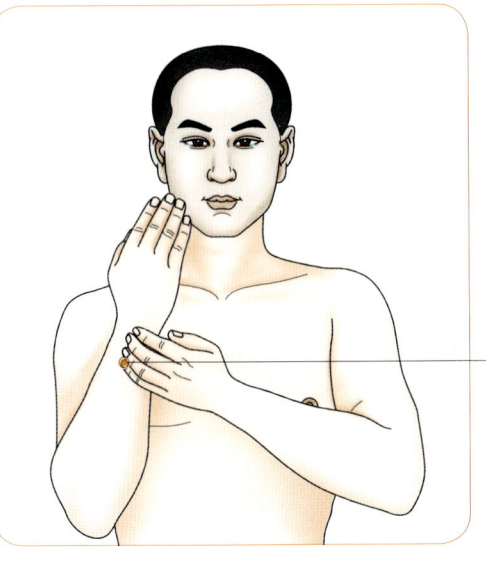

◇ 这些症状也有效

- 便秘
- 耳鸣
- 肩臂痛
- 心绞痛
- 肋间神经痛

正坐，手平伸，屈肘，掌心向自己，肘臂弯曲约呈90°。用另一手轻握手腕下，拇指在内侧，四指弯曲置于外侧，食指指尖在阳池穴上，那么小指指尖所在位置即是支沟穴

程度	指法	时间/分钟
重		1～3

第一章 五官科疾病

06 鼻炎

按摩迎香、风池，时时顺畅呼吸

急性鼻炎反复发作、有害的刺激性气体长期影响等因素都会导致慢性鼻炎。

专家诊断

● 症状简介

慢性单纯性鼻炎

可呈现交替性，即左侧卧时左鼻腔阻塞，右侧卧时右鼻腔阻塞。鼻涕多：黏液性、黏液脓性或脓性分泌。可有嗅觉减退，头涨头昏，咽部不适。鼻黏膜弥漫性充血、鼻甲肿胀、黏膜表面或仅于鼻腔底部有分泌物积聚，而中鼻道及嗅沟没有脓液。这也是与副鼻窦炎区别所在。

肥大性鼻炎

肥大性鼻炎一般由慢性肥厚性鼻炎发展而来，主要表现为鼻黏膜逐渐变厚，收缩功能减退，鼻塞程度加重，下鼻甲黏膜呈暗红色，表面凹凸不平呈桑葚样，骨膜及骨组织增生，鼻甲骨骨质也可呈肥大改变。它与慢性单纯性鼻炎的区别是：滴麻黄素等药物后肥厚黏膜无明显收缩，鼻塞亦无改善。

过敏性鼻炎

过敏性鼻炎又称变态反应性鼻炎，多因天气变冷、多风、粉尘、某些植物花粉、螨虫、宠物毛等外界过敏性抗原刺激而引起以鼻痒、打喷嚏、流清涕等为主要症状的疾病，过敏性体质更容易发作。

萎缩性鼻炎

萎缩性鼻炎发展很慢，临床上主要表现为鼻黏膜萎缩干燥，骨膜、鼻甲骨萎缩，鼻腔宽大有脓痂，附有黄绿色痂皮。病人嗅觉减退，伴有头痛及少量鼻出血，呼出气体很臭（早期不臭），故称臭鼻症，女性多于男性，山区多于平原。一般认为此病与遗传、缺乏维生素、内分泌功能紊乱、鼻腔慢性炎症、鼻甲手术切除过多以及物理、化学刺激有关。

症状分析

慢性鼻炎
- 鼻塞：可呈现交替性，即左侧卧时左鼻腔阻塞；右侧卧时右鼻腔阻塞。
- 鼻涕多：黏液性、黏液脓性或脓性分泌。
- 可有嗅觉减退，头胀头昏，咽部不适。
- 检查鼻腔发现：鼻黏膜弥漫性充血、鼻甲肿胀、黏膜表面或仅于鼻腔底部有分泌物积聚，而中鼻道及嗅沟没有脓液。这也是与副鼻窦炎区别所在。

肥大性鼻炎
- 鼻黏膜逐渐变厚，收缩功能减退，鼻塞程度加重。
- 下鼻甲黏膜呈暗红色，表面凹凸不平呈桑葚样。
- 骨膜及骨组织增生，鼻甲骨骨质也可呈肥大改变。

过敏性鼻炎
- 突然发作性的鼻塞、鼻痒、喷嚏、大量流清水鼻涕。
- 检查时可见鼻黏膜颜色比较苍白（紫灰色）及水肿。
- 常有其他过敏性疾患史，如哮喘、荨麻疹等。

萎缩性鼻炎
- 鼻黏膜萎缩干燥，骨膜、鼻甲骨萎缩，鼻腔宽大有脓痂，附有黄绿色痂皮。
- 病人嗅觉减退，伴有头痛及少量鼻出血，后期呼出气体很臭。

中西疗法

慢性单纯性鼻炎

1. 中药：苍耳子、辛夷花各15克，水煎服。

2. 局部治疗：目的是消除鼻黏膜肿胀，保持鼻腔呼吸道的通畅和分泌物的顺利排出。

（1）用1%～2%麻黄素溶液或鼻眼净滴鼻，每日3～4次（鼻眼净久滴反而促使鼻塞加重，不宜久用）。

（2）用10%大蒜液滴鼻，要达到咽部，效果较好。

（3）鹅不食草（鲜）100克，加米酒适量，浸10天滤过备用，用棉花蘸药汁塞入鼻腔内或滴鼻。

（4）70%鹅不食草汁100毫升，氯化钠1克，麻黄素0.5克，苯海拉明0.15克，制成滴鼻剂，每日1～2次。

肥大性鼻炎

同慢性单纯性鼻炎。一般治疗方法无效时可考虑进行下鼻甲硬化剂注射疗法或鼻甲部分切除术。

过敏性鼻炎

1. 与慢性单纯性鼻炎相同。另外，用鹅不食草干粉制成的25%软膏涂鼻腔有一定效果，还可加服抗过敏药物。

2. 按摩法。

萎缩性鼻炎

1. 清除脓痂：一般用温热生理盐水、2%小苏打水或3%硼酸水作鼻腔灌洗。

2. 滴鼻：用0.5%链霉素溶液或含薄荷的油剂（如石蜡油）；还可用石蜡油、麻油、菜油等油类，每日3～5次。

3. 患者应多接受日光照射，常食含有维生素A的胡萝卜或其他多种维生素。

经穴疗法

● 特效穴位：迎香穴　风池穴

迎香穴：正坐或仰卧，双手轻握拳，食指伸直，用食指的指腹垂直按压穴位，有酸麻感，也可单手拇指与食指弯曲，直接垂直按压穴位。每天早晚各按1次，每次按压1～3分钟。

风池穴：正坐，举臂抬肘，手肘大约与肩同高，屈肘向头，双手放在耳后，手掌心朝内，手指尖向上，四指轻轻扶住头（耳上）的两侧，用拇指的指腹从下往上揉按穴位，有酸、胀、痛的感觉，重按时鼻腔还会有酸胀感。左右两穴位，每天早晚各揉按1次，每次揉按1～3分钟。

● 追加穴位：神庭穴

神庭穴：正坐或仰卧，双手举过头，手掌心朝下，手掌放松，自然弯曲，手指尖下垂，大约成瓢状，中指指尖触碰的部位就是穴位。左右手的中指的指尖垂直，相并放在穴位上；指甲或指背轻触。用双手中指的指尖揉按穴位，或者用指甲尖掐按穴位，每次揉按或掐按3～5分钟。

▶ 特效 1：迎香穴

功能主治

迎香穴
属手阳明大肠经穴位

本穴主治鼻病，除鼻腔闭塞、嗅能减退、鼻疮、鼻内有息肉。

对于颜面神经麻痹、颜面组织炎、喘息、唇肿痛、颜面痒肿等病症，长期按压此穴，能有很好的调理保健功效。

标准取穴

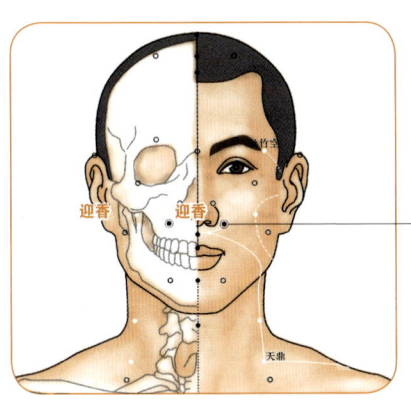

人体的面部，在鼻翼旁0.5寸鼻唇沟中

◇ **配伍治病**

急慢性鼻炎：
迎香配印堂、合谷
面神经麻痹、面肌痉挛：
迎香配四白、地仓
功用：通窍活络，止血驱虫

取穴技巧及按摩手法

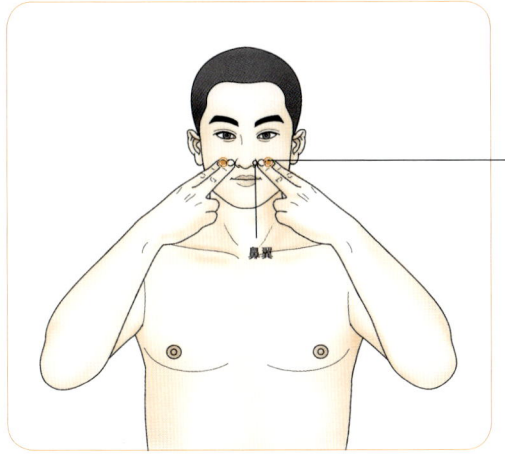

正坐，双手轻握拳，食指中指并拢，中指指尖贴鼻翼两侧，食指指尖所在的位置即是

程度	指法	时间/分钟
重		1~3

第一章 五官科疾病

▶ 特效2：风池穴

功能主治

风池穴
属足少阳胆经穴位

本穴能清热醒脑，在美容院、理发厅的工作人员，大都会在剪发、洗头后，为顾客附带按压此穴，因其有很好的醒脑、明眼功效。

对感冒、头痛、头晕、脑卒中、热病、颈项强痛、眼病、鼻炎、耳鸣、耳聋、咽喉疾患、腰痛等病症，长期按压此穴会有很好的调理保健效能。

标准取穴

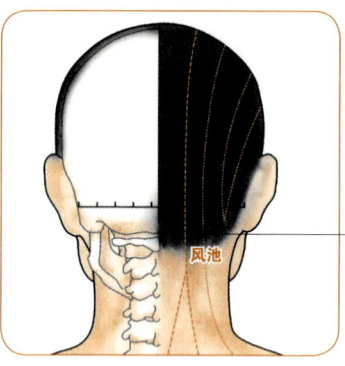

风池穴位于后颈部，后头骨下，两条大筋外缘陷窝中，相当于与耳垂齐平

◇ 配伍治病

偏正头痛：
风池配合谷和丝竹空
目痛不能视：
风池配脑户
功用：壮阳益气

取穴技巧及按摩手法

正坐，举臂抬肘，肘约与肩同高，屈肘向头，双手置于耳后，掌心向内，指尖朝上，四指轻扶头（耳上）两侧。拇指指腹位置的穴位即是

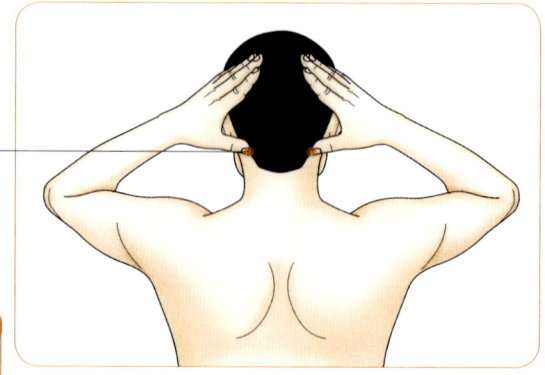

程度	指法	时间/分钟
重		1~3

▶追加：神庭穴

神庭属督脉穴位。对于重感冒、晕车、晕船等兼有头昏、呕吐、眼昏花的症状，神庭有很好的保健调理功效，古籍有"头晕、呕吐、眼昏花，神庭一针病如抓"的记载。另外，按摩此处对鼻部炎症也很有效。

标准取穴

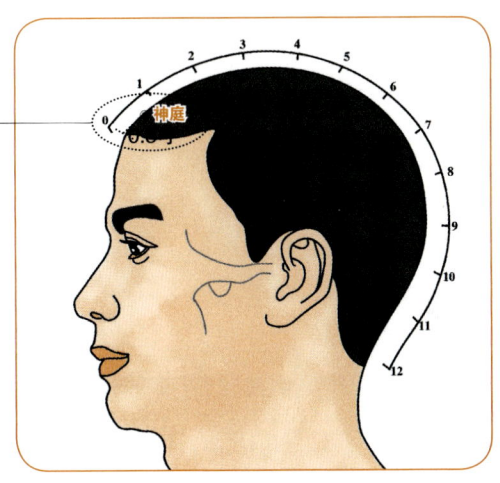

该穴位于人体的头部，当前发际正中直上0.5寸

第一章 五官科疾病

取穴技巧及按摩手法

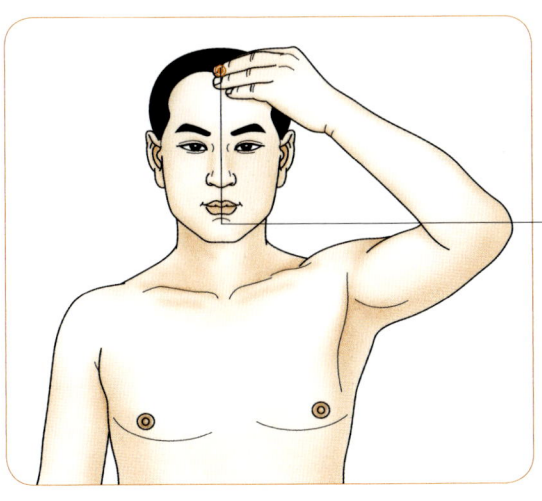

◇ 这些症状也有效
- 重感冒
- 头晕呕吐
- 惊悸不安
- 失眠
- 癫痫

正坐，举双手过头，掌心朝下，手掌放松，自然弯曲，指尖下垂，约成瓢状。中指指尖触碰处所在穴位即是

程度	指法	时间/分钟
重	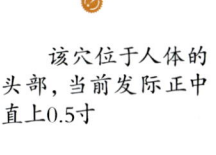	3~5

07 喉炎

按摩中渚、足窍阴，让你声如洪钟

喉炎是指喉部黏膜的一般性病菌感染所引起的炎症，主要分急性喉炎和慢性喉炎两种。

专家诊断

◉ 症状简介

急性喉炎：过度使用声带，吸入有害蒸汽和气体，过度吸烟、饮酒、张口呼吸等都会引发喉炎，局部和全身受凉是引起喉炎的重要因素。

慢性喉炎：通常急性喉炎反复发作就会引起慢性喉炎，过度使用声带、不良的外界刺激、过度烟酒、全身和局部循环障碍等是慢性喉炎的诱发因素。

症状分析

急性喉炎	声音粗糙、嘶哑或完全失音。体温正常或稍高。
	轻度喉痛，常有干咳或咳出少量黏液。若同时有气管炎，则有剧烈咳嗽。
	儿童可能出现吸气困难，有喉鸣音，夜间尤其明显。
慢性喉炎	间歇性或持续性嘶哑，且可能在疲劳和过度使用声带后加重。但完全失音者较少见。
	间接喉镜检查：全部或部分喉黏膜呈慢性充血性增厚，可见"声带小结"，即看到扩张的小血管，有时发现声带闭合不全或声带边缘见到小结节，左右对称，颜色较白。
	老年人有逐渐加重的声音嘶哑，也可能是喉癌的征兆。

中西疗法

急性喉炎

1. 适当休息，病情严重者、儿童、有咳嗽及吸气困难者尤其注意休息和保养。
2. 中医辨证施治：
（1）风寒：干咳喉痒，轻度喉痛，苔薄，宜祛风散寒。金沸草15克，牛蒡子10克，前胡 7.5 克，桔梗、甘草各 5 克，荆芥 10 克。

（2）风热：喉痛有灼热感，剧烈咳嗽或有体温，苔薄黄，宜清热止咳。连翘、杏仁、银花各 15 克，牛蒡子、炙桔梗各 10 克，薄荷 7.5 克。

加减法：音哑加铁笛丸 1 粒或胖大海 5 枚，木蝴蝶 2.5 克；气急加白芥子 15 克，炙苏子 15 克。

慢性喉炎

为使声带休息，要尽量少说话。

鲜石斛 25 克（或川石斛 15 克），鲜沙参 15 克，胖大海 15 克，木蝴蝶 5 克，麦冬 10 克，桔梗 10 克，甘草 5 克，水煎服。

中药推荐	1. 治疗方法与扁桃体炎基本类似。还可用木蝴蝶 5 克代茶饮。
	2. 胖大海（即安南子），每日 2~5 枚，开水冲泡当茶喝，还可加甘草 5 克，桔梗 10 克，冲水饮。
	3. 皂荚（又名猪牙皂荚）1 个，刮去里皮和子，萝卜 1 个切片，加水二碗，煎剩半碗（不可加盐）服，如能连萝卜吃下就更好。
	4. 铁笛丸，每日服 1 粒。
	5. 清音丸，每日服 1 粒。
西药推荐	1. 发热者，给予抗生素；咳嗽者，给予止咳祛痰药水。
	2. 复方安息香酊 10 滴，滴入沸水 500 毫升，张口吸入药物蒸汽，每日 3 次。如无药物，单纯水蒸气亦可。
	3. 有喉水肿、呼吸困难者，可喷入 1% 麻黄素溶液，内服强的松。
	4. 小儿急性喉炎常可引起喉水肿、喉阻塞而危及生命，必须严密观察。
	5. 药物蒸汽或水蒸气吸入，每日 3 次。
	6. 必要时可试用强的松，每日 3 次，每次 1 片。
	7. 有声带小结者宜手术摘除。

经穴疗法

● 特效穴位：中渚穴 足窍阴穴

中渚穴：半握拳，第四、第五掌骨之间，掌关节近端凹陷处即是。先左后右，每天早晚各揉按1次，每次揉按1~3分钟。

足窍阴穴：正坐、垂足，抬起左脚放在座椅上，伸出左手，轻轻握住左脚的脚趾，四指在下，拇指弯曲，用指甲垂直轻轻掐按穴位，用拇指的指腹揉按穴位，会有酸、胀、痛的感觉。先左后右，两侧穴位每次各揉按1~3分钟。

● 追加穴位：鱼际穴

鱼际穴：用一只手的手掌轻握着另一只手的手背，拇指弯曲，用指甲尖垂直方向轻轻掐按第一掌骨侧中点处，会有痛感及强烈的酸胀感。分别掐揉左右两手的同一穴位，每次1~3分钟。

▶特效1：中渚穴

功能主治

中渚穴 属手少阳三焦经	此穴主治耳聋、耳鸣、头痛、头晕、咽喉痛、失眠等。
	对前额痛，在太阳穴附近有跳痛的感觉时，可按此穴止痛。
	对落枕、肩背痛、肋间神经痛、手指不能屈伸等病症，长期按压会有很好的调理保健效能。

标准取穴

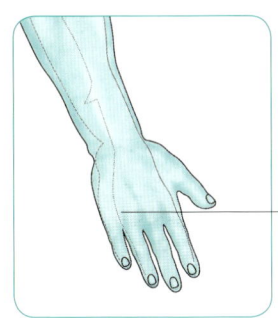

 小指与无名指指根间下1寸手背凹陷处，或当无名指掌指关节的近端，第四、第五掌骨间的凹陷处

取穴技巧及按摩手法

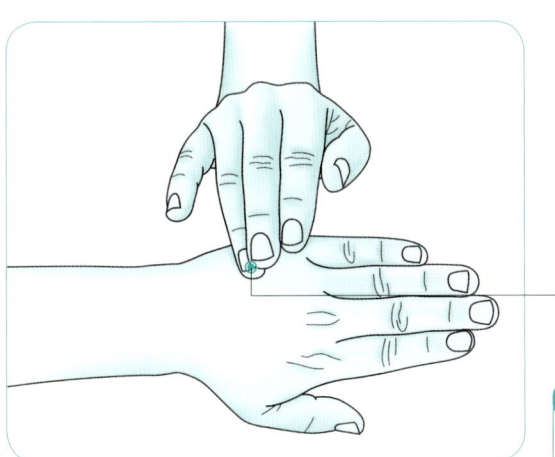

◇ 配伍治病

耳鸣耳聋：
中渚配角孙
嗌痛：
中渚配支沟和内庭
功用： 传递气血，生发风气

半握拳，第四、第五掌骨之间，掌关节近端凹陷处即是

程度	指法	时间/分钟
重		1~3

第一章 五官科疾病

▶特效 2：足窍阴穴

功能主治

足窍阴穴
属足少阳胆经穴位

此穴对头痛、心烦、肋痛、咳逆不得息、手足烦热、汗不出等病症有特效。

对脑贫血、咽喉肿痛、失眠、多梦、热病、肘不可举、卒聋不闻人声等病症有疗效。

标准取穴

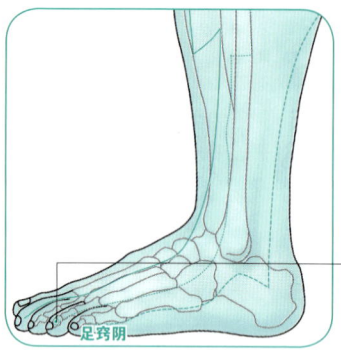

该穴位于人体脚背部的第四趾末节外侧，距指甲角0.1寸

◇ 配伍治病

神经性头痛：
足窍阴配太冲、太溪和内关

胆道疾患：
足窍阴配阳陵泉、期门、支沟和太冲

功用： 沟通内外经脉气血

取穴技巧及按摩手法

正坐，垂足，抬左足置于座椅上，伸左手，轻握左脚趾，四指在下，弯曲拇指，用指甲垂直轻轻掐按穴位即是

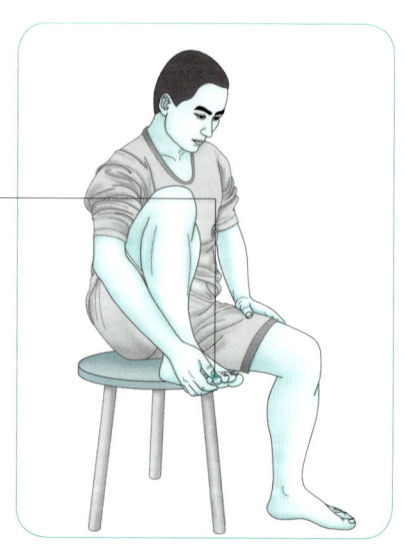

程度	指法	时间/分钟
重		1~3

▶追加：鱼际穴

此穴属手太阴肺经穴位，是治疗咽喉疾病的特效穴，尤其对声带失声有很好的疗效。此外，对于头痛、眩晕、神经性心悸亢进症、胃出血、腹痛、风寒、脑充血、脑贫血等病症，长期按压此穴会有很好的调理保健效能。

标准取穴

拇指本节（第一掌指关节）后凹陷处，约当第一掌骨中点桡侧，赤白肉际处

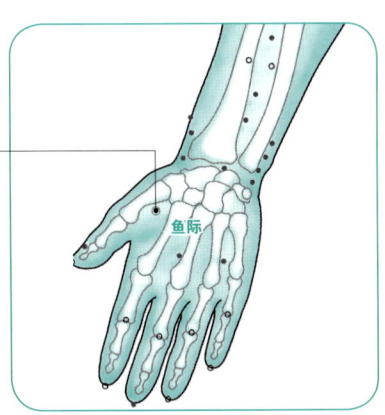

取穴技巧及按摩手法

◇ 这些症状也有效
- 头痛晕眩
- 胃出血
- 风寒
- 腹痛

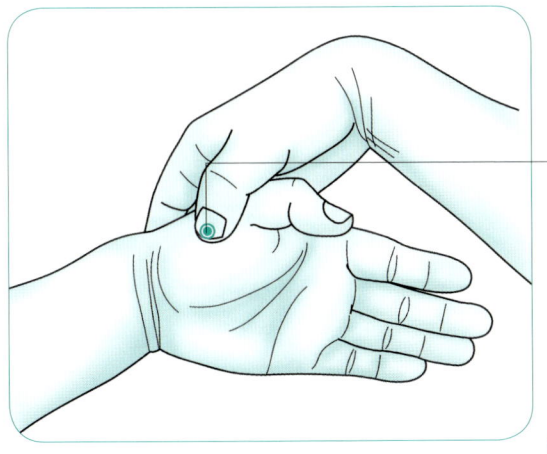

以一手手掌轻握另一手手背，弯曲拇指，以指甲尖垂直下按第一掌骨侧中点的肉际处即是

程度	指法	时间/分钟
轻		1~3

第一章 五官科疾病

08 慢性咽炎

按摩孔最、经渠，咽痛不再烦

慢性咽炎是一种病程发展缓慢的慢性炎症，常与邻近器官或全身性疾病并存，如急性咽炎反复发作、鼻炎、副鼻窦炎、扁桃体炎等。有时，过度吸烟、饮酒等不良习惯刺激鼻咽部，也会引起慢性咽炎。

专家诊断

● 症状简介

症状分析

咽部干燥不适，有异物感或胀痛感。

检查发现：咽部充血呈深红色，软腭、咽侧壁肥厚，咽后壁有血管扩张，淋巴滤泡增生。

后期黏膜干燥，无光泽，有痂皮附着于咽后壁。

中西疗法

从病因上治疗，如根治扁桃体炎或副鼻窦炎，禁烟酒以消除不良刺激。

中药推荐

内服1：新鲜的萝卜适量，捣汁服。或干萝卜，煎汤服。

内服2：苦胆草片，每日3次，每次4~6片，饭后服。

内服3：用左金丸，每次5克，每日3次。

内服4：解毒消炎丸，每日3次，每次4~6粒。

西药推荐

外用1：用0.25%利多卡因溶液在颈前三角区进行皮下局部封闭，左右各10毫升。

外用2：局部用碘含片等。

经穴疗法

● **特效穴位：孔最穴 经渠穴**

孔最穴：手臂向前，仰掌向上，以另一只手握住手臂中段处，用拇指指甲垂直下压揉按，有强烈的酸痛感。左右两手各有一穴，先左后右，每次各揉按 1~3 分钟。

经渠穴：伸出一手，掌心向上，用另一只手给此手把脉，中指指腹按压其所在之处，稍微用力，会有轻微的酸胀感，用中指指腹揉按左右两穴，每次各 1~3 分钟。

● **追加穴位：人迎穴**

人迎穴：正坐或者仰靠，拇指和小指弯曲，中间三指伸直并拢，将无名指放在喉结旁边，用食指的指腹按压所在部位，有酸胀感，用拇指的指腹上下轻轻按压穴位，每天早晚按压左右两侧穴位，每次 1~3 分钟。

▶ 特效1：孔最穴

功能主治

孔最穴
属手太阴肺经穴位

- 此穴可治疗大肠炎及痔疮。
- 有助排汗，稍微出力强压（或灸）二十分钟即可出汗。
- 对于身体热病、头痛、咯血、肺结核、手指关节炎、咳嗽、嘶哑失声、咽喉痛等病症都有很好的调理保健功效。
- 治疗支气管炎、支气管哮喘、肺结核、肺炎、扁桃体炎、肋间神经痛等。
- 配肺俞、风门主治咳嗽、气喘，用电针刺激治疗哮喘发作；配少商主治咽喉肿痛。

标准取穴

前臂掌面桡侧，尺泽与太渊连线上，腕横纹上7寸

腕横纹

取穴技巧及按摩手法

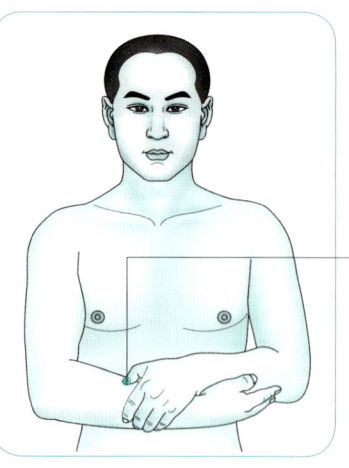

手臂向前，仰掌向上，以另一只手握住手臂中段处。用拇指指甲垂直下压即是该穴。左右各有一穴

◇ 配伍治病

咳嗽，气喘：
孔最配肺俞穴和尺泽穴
咯血：
孔最配鱼际穴
功用： 开瘀通窍，调理肺气，清热止血

程度	指法	时间/分钟
适度		1~3

小穴位大疗效速查手册

▶特效2：经渠穴

功能主治

经渠穴 属手太阴肺经穴位

- 按摩此穴，对咳嗽、喉痹、咽喉肿痛具有很好的疗效。
- 按摩此穴，对胸痛、手腕疼痛也有一定的理疗效果。
- 长期坚持按摩，可缓解一些神经系统疾病，如膈肌痉挛、食管痉挛、桡神经痛或麻痹等。
- 现代医学中，可用于治疗呼吸系统疾病，如支气管炎、哮喘、肺炎、扁桃体炎等。

标准取穴

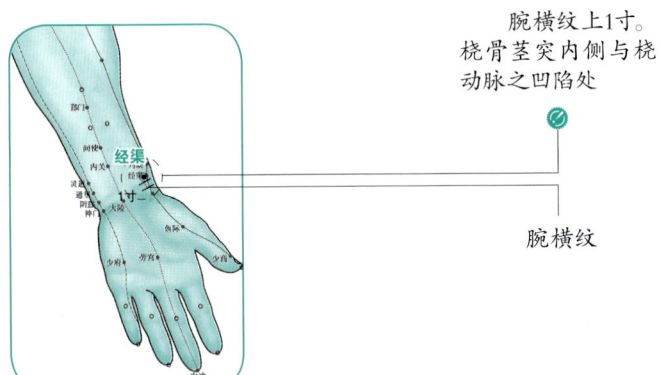

腕横纹上1寸。桡骨茎突内侧与桡动脉之凹陷处

腕横纹

第一章 五官科疾病

取穴技巧及按摩手法

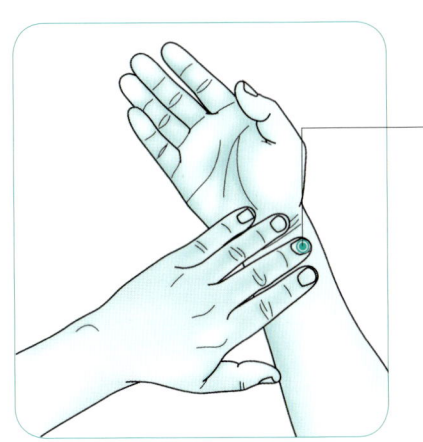

伸出左手，掌心向上，用右手给左手把脉，中指所在位置即是

◇ **配伍治病**

咳嗽：
经渠配肺俞，尺泽
功用：宣肺利咽，降逆平喘

程度	指法	时间/分钟
适度		1～3

▶追加：人迎穴

此穴属足阳明胃经穴位。胃经气血由此向胸腹以下的身体部位传输，按压此处，可治疗慢性咽炎、咽喉肿痛、气喘、瘰疬、瘿气、高血压等症状。

标准取穴

颈部，喉结旁，当胸锁乳突肌的前缘，颈总动脉搏动处

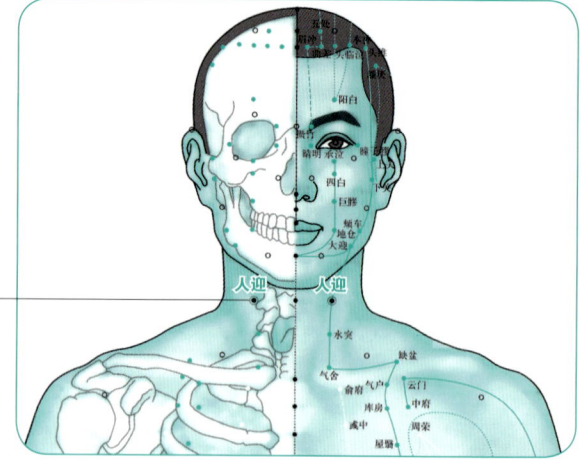

取穴技巧及按摩手法

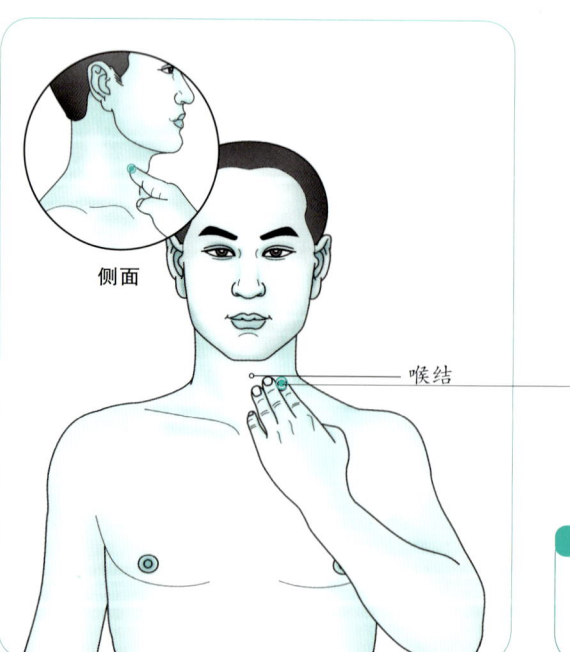

侧面　　喉结

◇ 这些症状也有效

- 咽喉肿痛　　○ 气喘
- 瘰疬　　　　○ 高血压

正坐或仰靠，拇指与小指弯曲，中间三指伸直并拢，将无名指位于喉结旁，食指指腹所在的位置即是。按摩时要避开颈总动脉

程度	指法	时间/分钟
轻		1～3

09 牙疼

按摩列缺、液门，还你好牙口

> 牙痛是一种常见疾病。其表现为：牙龈红肿、遇冷热刺激痛、面颊部肿胀等。

专家诊断

● 症状简介

牙痛大多由牙龈炎和牙周炎、龋齿（蛀牙）或折裂牙而导致牙髓（牙神经）感染所引起的。中医认为牙痛是由于外感风邪、胃火炽盛、肾虚火旺、虫蚀牙齿等原因所致。牙龈炎是常见的牙周组织疾病，是由于不注意口腔卫生，牙齿受到牙齿周围食物残渣、细菌等物结成的软质的牙垢和硬质的牙石所致的长期刺激，及不正确的刷牙习惯、维生素缺乏等原因所造成。

1. 龋齿：初龋一般无症状，如龋洞变大而深时，可出现进食时牙痛，吃甜食或过冷、过热的食物时疼痛加重。这时可先用防酸止痛牙膏，温水刷牙，必要时用民间验方止痛，但有效的治疗方法应是填补龋洞。

2. 牙髓炎：多是由于深龋未补致牙髓感染，或化学药物、温度刺激引起，其疼痛为自发性、阵发性剧痛，可有冷、热刺激痛和叩痛。这种牙痛的应急处理，可用芬必得 300 毫克口服，每日 2 次；或用民间验方止痛。根治的方法是在局麻下用牙砧磨开牙髓腔进行牙髓治疗。

3. 牙根尖周炎：多由牙髓炎扩散到根管口，致根尖周围组织发炎。表现为持续性牙痛。患牙有伸长感，触、压痛明显，不能咬食物。这时可服消炎止痛药，如先锋霉素四号 0.5 克，每日 3 次；灭滴灵 0.4 克，每日 3 次；消炎痛 25 毫克，每日 3 次；也可用民间验方应急止痛。待消炎后再进行根管治疗。

4. 牙外伤：如意外摔倒、碰伤或吃饭时咬到沙粒等致牙折或牙裂开，引起牙痛。可先服消炎、止痛药，也可用民间验方止痛。有条件者应到口腔科处理。

中西疗法

1. 若是深龋引起牙髓炎及根尖周炎疼痛。可用镊子针头或缝衣针挑去蛀牙洞内食物残渣，放入蘸有牙痛水、十滴水或清凉油的小棉球。如仍不能止痛，可在局部麻醉或针刺合谷后，用一注射针头对准蛀牙洞较薄弱处用力刺穿髓腔顶，再放止痛棉球。

第一章 五官科疾病

2. 若是根尖周炎、牙周炎，视病情可加用牛黄解毒丸、银黄片、解毒消炎丸等，或用磺胺药、青霉素。

3. 如牙周炎反复发作，松动较大，宜拔牙。

中药推荐	内服 1：一枝黄花 30 克，水煎去渣，再加鸭蛋 1 个冲服。
	内服 2：七叶一枝花 15 克，用烧酒 100 克，浸 3~5 天备用。牙痛时用药棉蘸药酒少量，搽患牙，可止痛。
	内服 3：白英 15 克，煎汁加蜂蜜适量冲服。
	内服 4：如果是牙周炎引起，则视病情服用牛黄解毒丸、银黄片、解毒消炎丸等。
西药推荐	内服 1：服用各种止痛片。
	内服 2：如果由炎症引起，则可服用磺胺类药物、青霉素等。
	手术：如果牙疼严重，则进行补牙或拔牙。

经穴疗法

● 特效穴位：列缺穴 液门穴

列缺穴：两只手的拇指张开，左右两手的虎口接合成交叉形。右手食指压在左手的桡骨茎状突起的上部，食指尖到达的地方，用食指的指腹揉按，或者用食指的指甲尖掐按，会有酸痛或酥麻的感觉。先左手后右手，每次各揉（掐）按 1~3 分钟。

液门穴：正坐，伸手曲肘，朝着自己的胸前，手掌心向下；轻轻握拳，用另外一只手轻轻扶住小指侧的掌心处，拇指弯曲，用指尖或者指甲尖垂直掐按穴位，有酸胀的感觉。先左后右，每天早晚两侧穴位各掐按 1 次，每次掐按 1~3 分钟。

● 追加穴位：内庭穴 少海穴 合谷穴

内庭穴：正坐屈膝，把脚抬起，放在另一条腿上，把对侧手的四指放在脚掌底部，托着脚，手的拇指放在脚背，弯曲拇指，用指尖下压揉按内庭穴，有胀痛的感觉。早晚各揉按 1 次，先左后右，每次揉按 1~3 分钟。

少海穴：正坐、抬手，手肘略屈，手掌向上，用另一只手轻握肘尖、四指在外，用拇指的指腹按压内肘尖的内下侧、横纹内侧端的凹陷处，有酸痛感，用同样的方法按压另一侧穴位。每天早晚左右两穴各按压 1 次，每次按压 1~3 分钟。

合谷穴：一只手轻握空拳，拇指和食指弯曲，两指的指尖轻触、立拳；另一只手掌轻轻握在拳头外，用拇指的指腹垂直按压穴位，有酸痛胀感；分别按压左右两手，每次各按 1~3 分钟。

▶特效1：列缺穴

功能主治

列缺穴
属手太阴肺经穴位

- 此穴主治头部、颈项各种疾病，对任何热病均具退热卓效。
- 还可以调理食管痉挛。
- 经常掐按此穴，对于三叉神经痛、颜面神经麻痹、桡骨部肌炎、咳嗽、哮喘、鼻炎、齿痛、脑贫血、健忘、惊悸、半身不遂等病症，可起到显著的保健调理的效果。
- 现代常用于治疗感冒、支气管炎、神经性头痛、落枕、腕关节及周围软组织疾病等。

标准取穴

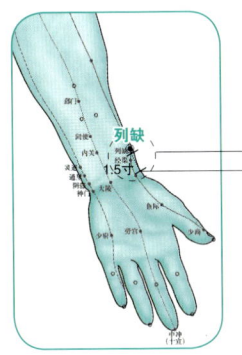

腕横纹上1.5寸，桡骨茎突上方

腕横纹

取穴技巧及按摩手法

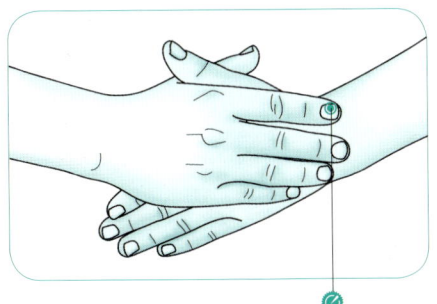

两手拇指张开，两虎口接合成交叉形。再用右手食指压在左手桡骨茎状突起上部，食指尖到达凹陷的位置即是

◇ 配伍治病

感冒、咳嗽、头痛：
配风池、风门
咽喉疼痛：
配照海
功用： 宣肺理气，利咽宽胸，通经活络

程度	指法	时间/分钟
适度		1～3

第一章 五官科疾病

▶特效 2：液门穴

功能主治

液门穴
属手少阳三焦经穴位

此穴具有清火散热的特殊功能，对头痛、目眩、咽喉肿痛、眼睛赤涩、龋齿等病症有特效。

耳聋、耳鸣、手指肿痛、手臂痛等病症，长期按压此穴，会有很好的调理保健效能。

标准取穴

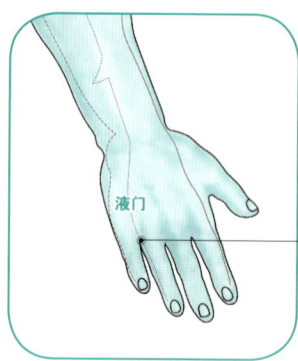

该穴位于人体的手背部，当第四、第五指间，指蹼缘后方赤白肉际处

取穴技巧及按摩手法

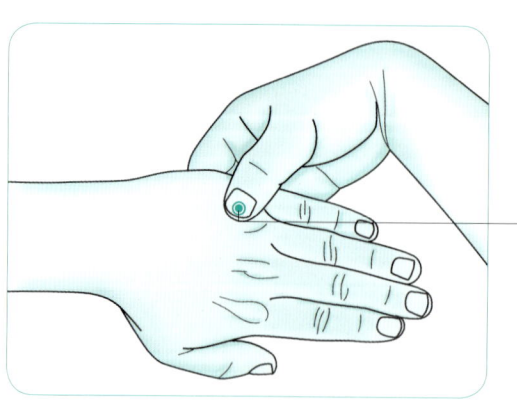

◇ 配伍治病

喉痛：
液门配鱼际
功用：降浊升清，清热泻火

正坐、伸手曲肘向自己胸前，掌心向下。轻握拳，用另一手轻扶小指侧掌心处，弯曲拇指，用指尖或指甲尖垂直掐按穴位即是

程度	指法	时间/分钟
重		1～3

▶ 追加 1：内庭穴

此穴属足阳明胃经穴位。此穴对牙齿痛、风疹块、急性肠胃炎有特效。此外，对流鼻血、口歪、咽喉肿痛、胃痛吐酸、腹胀、泄泻、痢疾、便秘、足背肿痛等症，都有很好的保健调理作用。

标准取穴

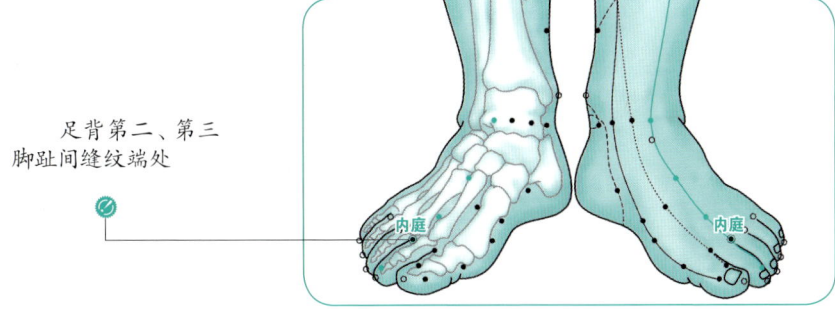

足背第二、第三脚趾间缝纹端处

取穴技巧及按摩手法

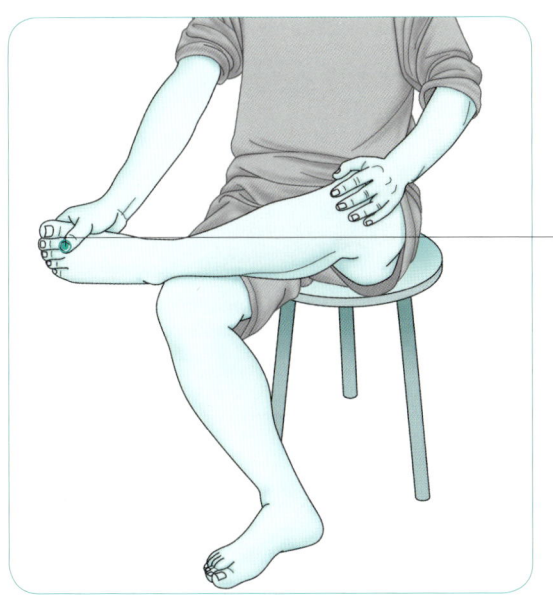

◇ 这些症状也有效
- ◎ 风疹
- ◎ 急性肠炎
- ◎ 流鼻血
- ◎ 咽喉肿痛
- ◎ 便秘

正坐屈膝，把脚抬起，放另一腿上，用对侧手的四指置脚掌底，拇指按在脚背，并置于第二、第三脚趾之间，脚趾缝尽处的陷凹处即是

程度	指法	时间 / 分钟
适度		1～3

▶追加2：少海穴

此穴属手少阴心经穴位，具有宁神、通络之效能，主治神经衰弱、头痛目眩、心痛、牙痛、肋间神经痛。对于前臂麻木、肘关节痛及肘关节周围软组织疾患、健忘等病症，有很好的调理保健效用。

标准取穴

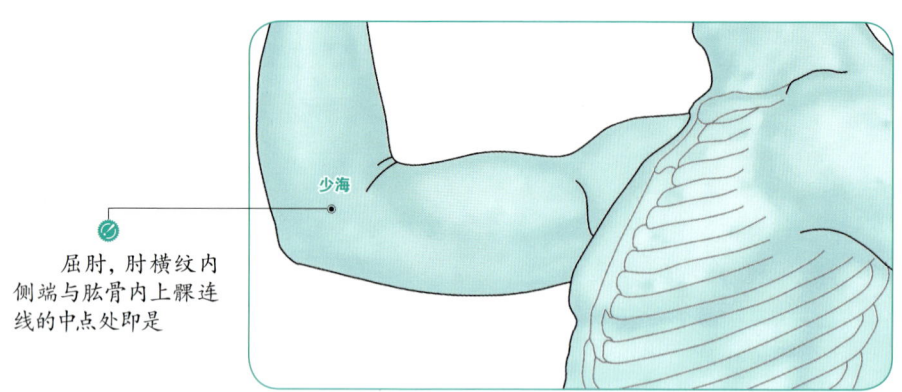

屈肘，肘横纹内侧端与肱骨内上髁连线的中点处即是

取穴技巧及按摩手法

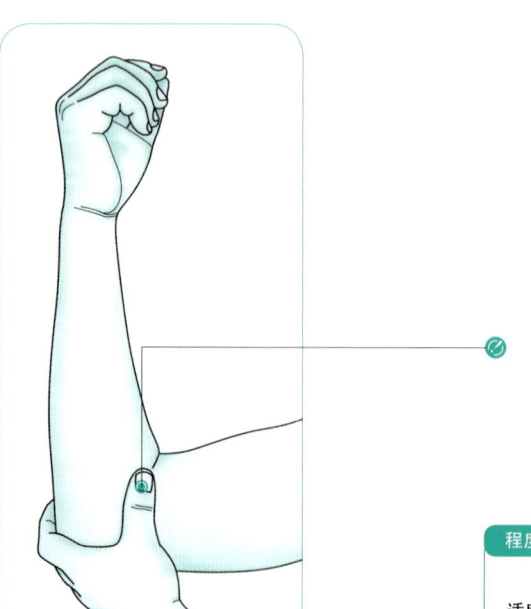

◇ 这些症状也有效

- ◎ 神经衰弱　◎ 心痛
- ◎ 神经痛　　◎ 健忘

正坐、抬手，肘略屈，手掌向上，用另一只手轻握肘尖，四指在外，拇指指腹所在的内肘尖内下侧、横纹内侧端陷凹处即是

程度	指法	时间/分钟
适度		1~3

▶追加 3：合谷穴

此穴属手阳明大肠经穴位。此穴是全身反应最大的刺激点，可以降低血压、镇静神经、调整机能、开关节而利痹疏风，行气血而通经清瘀。除对于牙齿、眼、喉科有卓著功效外，对于止喘及疗疮也具有特殊疗效。

标准取穴

手背第一、第二掌骨间，第二掌骨桡侧的中点处

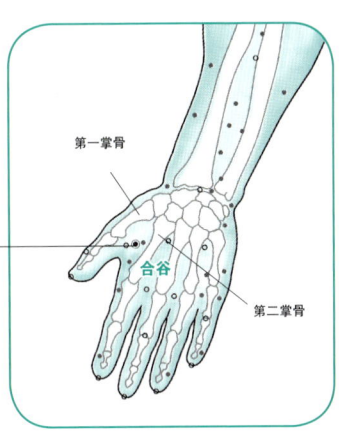

取穴技巧及按摩手法

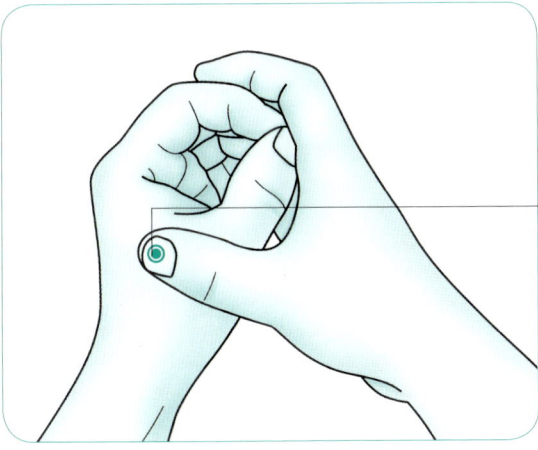

◇ 这些症状也有效

◎ 头痛　　◎ 高血压
◎ 神经衰弱　◎ 鼻炎

手轻握空拳，弯曲拇指与食指，两指指尖轻触、立拳，以另一只手掌轻握拳外，以拇指指腹垂直下压即是该穴

程度	指法	时间/分钟
重		1~3

第一章　五官科疾病

第二章 消化内科疾病

脾胃肝胆等消化器官出现问题，也可以通过经穴疗法来进行治疗。用穴位疗法来治疗腹泻、腹痛，几乎是立竿见影，效果非常好。对于慢性胃炎、胆囊炎、肝腹水等重症，虽然不能完全依托经络穴位进行治疗，但也可以通过经穴疗法来进行预防或保健，效果也非常不错。

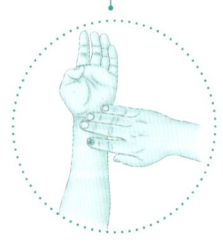

第二章

DI-ER ZHANG

本章看点

- 呕吐
- 腹泻
- 腹痛
- 慢性胃炎
- 胃、十二指肠溃疡急性穿孔
- 急性胆囊炎、胆结石
- 腹水

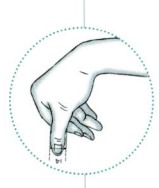

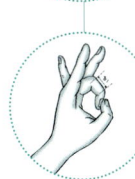

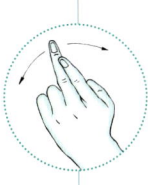

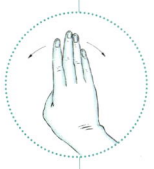

01 呕吐

按摩角孙、章门，远离恶心呕吐

呕吐是胃内食物反入食管，经口吐出的一种现象。呕吐发作时常有出汗、心跳不规则、脸色苍白和腹部不适或疼痛的感觉，开始时吐出胃里的残渣，以后甚至可以吐出胆汁。

专家诊断

● 症状简介

1. 中枢性呕吐：常见的有流行性乙型脑炎、流行性脑脊髓膜炎、脑血管疾病、脑肿瘤等。
2. 周围性呕吐：常见的有胃炎、胃溃疡、胃穿孔、胃癌、肠梗阻、腹膜炎等。
3. 详细询问病史：

（1）呕吐与恶心的关系：呕吐时没有感觉恶心，呕吐后并不感到轻松，常见于中枢性呕吐；呕吐时感觉恶心，呕吐后感到恶心暂时缓解，常见于周围性呕吐。

（2）呕吐物的性质：呕吐物有酸臭味及隔日的食物，见于幽门梗阻；混有胆汁或粪便，见于肠梗阻；混有血液，说明呕吐剧烈，使胃黏膜少量出血。

（3）呕吐物的量：少量呕吐可能是胃神经官能症及妊娠呕吐；大量的呕吐可能是幽门梗阻。

（4）呕吐与饮食的关系：如果食物尚未到达胃内就发生呕吐，多为食道的疾病，如食道癌；呕吐发生于饭后2～3小时，可见于胃炎、胃溃疡和胃癌；发生于饭后4～6小时，可见于十二指肠溃疡；发生于饭后6～12小时，并吐出前一天所吃的食物，常见于幽门梗阻。

（5）呕吐伴发的症状：

a.呕吐伴发热、头痛和喷射式呕吐，应考虑是流行性脑脊髓膜炎或流行性乙型脑炎等。

b.呕吐伴发腹泻，应考虑是急性胃肠炎、霍乱等。

c.呕吐伴发腹痛，应考虑是溃疡病、阑尾炎、胆囊炎等。

d.呕吐伴发昏迷，应考虑是尿毒症、糖尿病酮中毒、肝昏迷等。

e.呕吐伴发神经系统症状，应考虑是脑血管疾病等。

f.呕吐伴发黄疸，应考虑是传染性肝炎等。

（6）妇女突然停止月经将近2个月，则应考虑是妊娠呕吐。

（7）如果服用氯化铵、氨茶碱、水杨酸盐、磺胺类和奎宁等药物后，出现呕吐，应考虑是药物反应。

4. 体格检查要点：

（1）如果呕吐伴有发热症状，应详细检查抬腿试验和划足底试验；若皮肤上出现红色瘀斑，可以考虑是流行性脑脊髓膜炎和流行性乙型脑炎。

（2）注意腹部肌肉紧张度和压痛。腹软、上腹部多有压痛，常见于溃疡病；右上腹部有压痛，常见于胆囊炎或传染性肝炎；腹部若有块状物，应考虑是肿瘤等。

（3）剧烈呕吐后，会使水分大量丧失，容易引起脱水，所以要及时地补充水分。

症状分析		
	流行性脑脊髓膜炎	突然高热，头痛，喷射式呕吐，皮下瘀斑，昏迷，抽搐，发病于冬、春季，颈有抵抗，抬腿试验、划足底试验呈阳性。
	阳性流行性乙型脑炎	高热，头痛，呕吐，烦躁不安，嗜睡昏迷，发病于夏、秋季，颈可有抵抗，抬腿试验、划足底试验可出现阳性。
	结核性脑膜炎	高热，头痛，呕吐，昏迷，有结核病史，发于四季。
	慢性胃炎	上腹部疼痛，饭后有灼热感和饱腹感，胃口不好，口臭，嗳气，上腹部可有压痛。
	胃下垂	上腹部有下坠感，胃口不好，有时可出现恶心、呕吐。体质较瘦，常伴有肝、肾等内脏下垂。
	溃疡病	溃疡病引起幽门梗阻时出现明显呕吐，平时有慢性、节律性、周期性上腹部疼痛，上腹部有压痛，幽门梗阻时可有震水音。
	胃穿孔	上腹部突然剧烈疼痛，常发生于饱餐后，有溃疡病史，腹肌紧张如板样。
	胃神经官能症	恶心、呕吐频繁，甚至厌食，常伴有头痛、上腹不适等症状。
	胆石症	突然发生于多食油腻后的晚上，右上腹疼痛，向右肩放射，发热，呕吐，可出现黄疸，右上腹有触痛，肌紧张，有时可触及胆囊。
	急性胰腺炎	突然发生，多见于暴饮暴食后，上腹部持续性剧烈疼痛，多向腰背部放射，恶心，呕吐，2~3天后发热，中上腹部横位性触痛，血、尿中淀粉酶明显升高。
	急性阑尾炎	转移性右下腹疼痛，发热，恶心，呕吐，右下腹阑尾点局限性触痛，反跳痛。
	急性腹膜炎	腹痛剧烈，恶心，呕吐，发热，可出现休克，腹肌紧张如板样，腹部有明显触痛，白细胞计数明显升高。
	肠梗阻	腹部有阵发性绞痛，大便秘结，呕吐出胆汁或粪液，腹部有压痛，可见到肠型及肠蠕动波。
	急性传染性肝炎	发热，恶心，呕吐，厌食油腻，体温下降时有的出现黄疸，小便如红茶，肝轻度肿大，有压痛。

第二章 消化内科疾病

中西疗法

除了穴位治疗之外，治疗呕吐最主要的方法还是口服药物。中西医都有比较有效的对治药物，具体见下列表格。

中药推荐	内服1：藿香正气丸，每日2次，每次15～20克。适用于恶心呕吐、发热畏寒。
	内服2：纯阳正气丸，每日2次，每次2.5～5克。适用于恶心呕吐、腹痛腹泻。
	内服3：左金丸，每日2次，每次5～10克。适用于口吐酸水、呕吐物酸臭。
	内服4：木香槟榔丸，每日二次，每次15克。适用于呕吐、腹泻。
	内服5：制半夏15克，生姜4片，煎汤草7.5克，水煎服，每日一剂。
西药推荐	内服1：阿托品，每次0.3毫克，每日3次。
	内服2：复方颠茄氢氧化铝片，每日3次，每次1～2片。
	内服3：维生素B_6，每次10～20毫克，每日3次。常用于妊娠呕吐。
	内服4：冬眠灵，每次12.5～25.0毫克，每日3次。有较强的镇吐作用，可用于剧烈的呕吐，不可与苯巴比妥钠配伍。
	内服5：呕吐严重，出现脱水现象，可用5%葡萄糖液或盐水1000～2000毫升，加维生素C1000毫克，进行静脉滴注。

经穴疗法

● **特效穴位：角孙穴 章门穴**

角孙穴：正坐，举起两只手，用拇指的指腹由后向前将耳翼折屈，并顺势向上滑到耳翼尖的部位，两个中指的指尖恰好相连于头顶正中线上，用拇指的指腹揉按这个穴位，会有胀痛的感觉。两侧穴位，每天早晚各揉按一次，每次揉按1～3分钟，也可以两侧穴位同时揉按。

章门穴：正坐或仰卧，两只手的手掌心向下，指尖朝下放在双乳下、肋骨上，用拇指、食指直下掌根处像鱼一样的肉厚处部位，即鱼际，揉按穴位，并有胀痛的感觉。左右两侧穴位，每次揉按1～3分钟，也可以两侧穴位同时揉按。

▶特效 1：角孙穴

功能主治

角孙穴
属手少阳三焦经穴位

- 此穴具有吸湿、降浊、明目之功效。
- 长期按摩这个穴位，对白内障、目生翳膜、齿龈肿痛等疾病，也有很好的疗效。
- 按摩此穴，对于咀嚼困难、口腔炎、唇干燥、呕吐等病症也会有很好的保健调理功效。

标准取穴

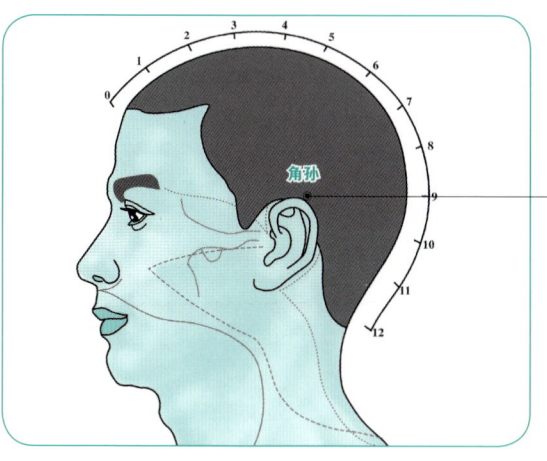

折耳廓向前，当耳尖直上入发际处

◇ 配伍治病

眩晕：
角孙配足临泣
功用： 吸湿降浊

取穴技巧及按摩手法

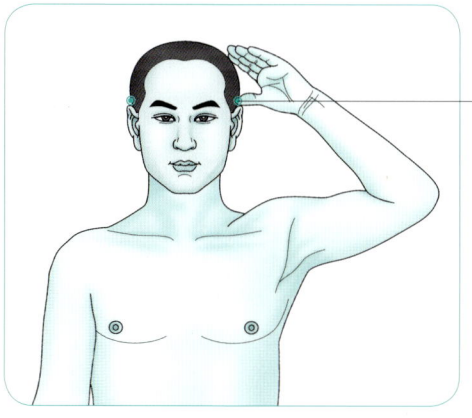

正坐，举手，用拇指指腹由后向前将耳翼折屈，并顺势向上滑向耳翼尖所着之处，中指指尖恰好相连于头顶正中线上，拇指所在位置的穴位即是

程度	指法	时间/分钟
重		1~3

第二章 消化内科疾病

▶特效 2：章门穴

功能主治

章门穴
属足厥阴肝经穴位

此穴为五脏精气之会穴，有舒肝行气之特效，主治心胸瘀闷、胃痉挛、肝气瘀结、胸肋疼痛等。

对肝脾肿大、肝炎、肠炎、泄泻、腹胀、呕吐等病症，有明显疗效。

标准取穴

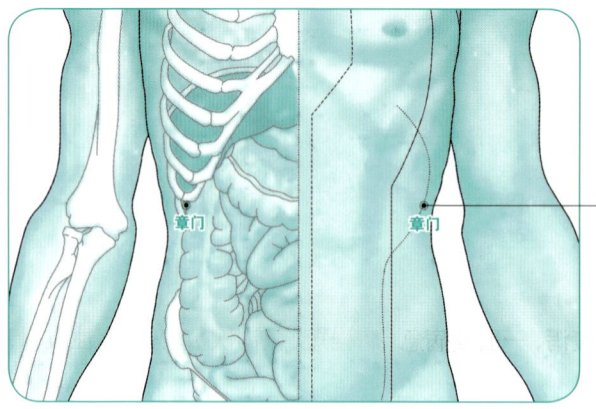

 该穴位于人体的侧腹部，在第十一肋游离端的下方

取穴技巧及按摩手法

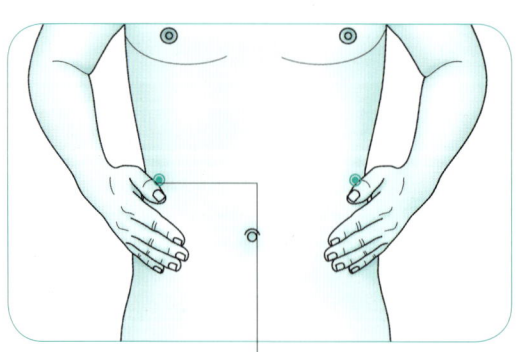

正坐或仰卧，屈肘合腋时肘尖下侧腹处，肘尖相对的位置就是穴位所在的位置。用拇指、食指直下掌根处，形状像条鱼一般肉厚处按穴位即是

◇ 配伍治病

荨麻疹：
章门配足三里

肝脾不和之腹胀：
章门配天枢、脾俞、中脘和足三里

功用：降浊固土

程度	指法	时间/分钟
轻		1～3

02 腹泻

按摩长强、隐白，迅速止泻

腹泻是一种常见症状，是指排便次数明显超过平日习惯的频率，粪质稀薄，水分增加。腹泻常伴有排便急迫感、肛门不适、失禁等症状。腹泻分急性和慢性两类。

专家诊断

● 症状简介

1. 急性感染：急性胃肠炎、食物中毒、痢疾等。
2. 慢性疾患：慢性结肠炎、血吸虫病、肠结核、直肠癌或结肠癌等。
3. 对于腹泻的诊断，首先要详细了解以下情况：

（1）有无腹痛：肚脐周围绞痛，应考虑是食物中毒；左下腹疼痛，应考虑是细菌性痢疾；右下腹疼痛，应考虑是阿米巴痢疾和肠结核；中上腹部疼痛，应考虑是胃肠炎；腹泻后腹痛不缓解者，应考虑是痢疾；腹泻后腹痛能缓解者，应考虑肠结核、肠炎等。

（2）病程和大便次数：急性腹泻，一般发病急、病程短、腹泻次数较多；慢性腹泻，一般病程长，腹泻次数较少。

（3）大便的性状：脓血样大便常见于细菌性痢疾；豆瓣酱样大便常见于阿米巴痢疾；水样大便常见于急性胃肠炎；米泔水样大便常见于霍乱；白色黏冻样大便常见于食物中毒或慢性结肠炎。

（4）有无里急后重：一般肠炎没有里急后重的症状；细菌性痢疾多见里急后重。

（5）年龄：肠系膜淋巴结核，多见于儿童；肠结核，多见于中年人；结肠癌和直肠癌，多见于老年。

（6）流行区：要了解当地地方病的情况。在血吸虫病流行区域，要考虑血吸虫病。

4. 体检和实验室检查：

（1）检查病人的全身状况：注意有无皮肤干皱发冷、眼窝凹陷、口渴饮水、脱水等现象。

（2）检查腹部的状况：有无压痛、肿块，肝脾有无肿大等。腹部不同部位的疼痛，可能是不同的疾病引起的腹泻。腹部若有肿块，应考虑肿瘤；肝脾出现肿大，应考虑是血吸虫病。

（3）检查大便：大便中有红细胞、脓细胞和巨噬细胞，则是细菌性痢疾；大便中有阿米巴滋养体及包囊，则是阿米巴痢疾。

（4）肛门指诊：对可能是直肠癌变的病人，必要时可做肛门指诊。

症状分析

伤寒、副伤寒	体温逐渐上升，1周后持续高热，恶心，呕吐，腹泻，神志呆滞，肝脾肿大，玫瑰色皮疹，相对性缓脉。
细菌性痢疾	怕冷，发热，腹痛，腹泻，里急后重，脓血样大便等，左下腹压痛，大便镜检可见到巨噬细胞及脓细胞和红细胞。
急性胃肠炎	有饮食不洁或受寒病史，呕吐物有馊气，水样大便，常在腹泻后有松快感，上腹部或脐周围部有压痛。
食物中毒	常有进食未烧熟的蟹、变质的鱼、肉等饮食不洁史，且同食的人，常同时有相同的症状。症见呕吐，腹泻，水样大便，可伴有发热，脐周围绞痛，大便可培养出致病菌。
阿米巴痢疾	低热或无热，腹泻，无明显的里急后重，豆瓣酱样大便，常有特殊臭味，右下腹压痛，大便镜检可找到阿米巴滋养体及包囊。
霍乱、副霍乱	一般先有腹泻，再见呕吐，米泔水样大便，量多，次多，脱水，小腿肌肉酸痛，严重的病人可引起周围循环衰竭而死亡，大便可培养出霍乱弧菌。
血吸虫病	有疫水接触史，腹泻一般较轻，可有脓血样大便，可见肝脾肿大，急性者有发热、荨麻疹等大便沉渣，检查可找到血吸虫卵，大便孵化可见阳性。
肠结核	常有结核病史，腹胀、腹泻与便秘常交替出现，右下腹痛多发生于饭后，大便后可缓解，右下腹可有压痛。
慢性结肠炎	病程长，症状轻，大便有白色黏冻，腹泻前常腹痛加剧，腹泻后即缓解，无明显阳性体征。
结肠癌、直肠癌	年龄多在中年以上，贫血，消瘦，大便常带有血液。
直肠癌	在肛指检查时，可触及坚硬而高低不平的肿块。
消化不良	小儿常因喂养不当，成人常因消化道慢性疾病所引起，大便中可见不消化食物，消瘦、贫血、营养不良等。

中西疗法

1. 饮食：

一般可给予粥、米汤、面条等易消化的食物，宜多饮淡盐开水。如有脱水者，应及时补充水分。

2. 中医辨证施治：

（1）湿热：如果出现舌苔黄腻、发热、腹泻、大便脓血的症状，宜清化湿热。白头翁 25 克，秦皮 25 克，黄芩 15 克，黄柏 20 克，白芍 10 克，甘草 5 克，水煎服，每日 1 剂。

加减法：肛门下坠者，可加木香 15 克。

（2）寒湿：如果出现怕冷发热、恶心呕吐、腹痛喜热、大便溏薄、舌苔白腻、脉沉缓的症状，宜散寒温中。藿香 15 克，苏梗叶 15 克，姜半夏 15 克，吴茱萸 5 克，干姜 5 克，水煎服，每日 1 剂。

加减法：因饮食生冷而引起的腹泻，可加肉桂 5 克；因食物不洁而引起的腹泻，可加玉枢丹 1.5 克，用开水吞服。

（3）脾虚：胃口不好、消化不良、大便稀薄、苔薄、脉弱的症状，宜健脾化湿。党参 15 克，茯苓 15 克，炒白术 15 克，炒扁豆 20 克，薏苡仁 20 克，炒莲肉 15 克，水煎服，每日 1 剂。

加减法：如出现四肢发冷的症状，可加附子 15 克（先煎），肉桂 5 克（后下）；若五更腹泻，可加补骨脂 15 克，肉豆蔻 15 克。

（4）伤食：如果出现腹泻、腹胀痛、舌苔腻的症状，宜消导化滞。枳实 15 克，白术 15 克，黄芩 15 克，黄连 5 克，大黄 5 克，六神曲 20 克，山楂 15 克，水煎服，每日 1 剂。

中药推荐	推拿 1：病人正坐，横擦脾俞、胃俞、肾俞、八髎，以热为度。
	推拿 2：病人仰卧，先摩中脘 10 分钟，接着摩腹 10 分钟。
	推拿 3：病人俯卧，按脾俞、胃俞及大肠俞，以酸胀为度。
	内服 1：可选用马齿苋、铁苋菜、凤尾草、辣蓼、鸡眼草、地锦草等，各用 50 克，水煎服。
	内服 2：木香槟榔丸，主治伤食腹泻，每日 2 次，每次 15 克。
	内服 3：香连丸，主治湿热腹泻，每日 3 次，每次 5 克。
西药推荐	内服 1：次碳酸铋，治疗一般性腹泻，每日 3 次，每次 0.3～1.5 克。
	内服 2：矽炭银，治疗急性肠炎，或者因受冷而引起的腹泻，每日 3 次，每次 1～3 片。
	内服 3：复方樟脑酊，治疗剧烈的腹泻，效果较好，但不宜长期连续服用。每次 2～5 毫升。

经穴疗法

● 特效穴位：长强穴 隐白穴

长强穴：正坐，上身前俯，左手伸到臀后，用中指用力揉按穴位，便秘、腹泻或者有痔疮的人，会感到酸胀的，同时会感觉酸胀感向体内和四周扩散。每天分别用左右两手各揉按1~3分钟，先左后右。

隐白穴：正坐，把脚抬起，放在另一条大腿上，用另一侧手的拇指的指甲垂直掐按穴位，有刺痛感。每天早晚各掐按1次，每次掐按1~3分钟。

● 追加穴位：会阳穴

会阳穴：双手向后，手掌心朝向背部，中指伸直，其他手指弯曲，将中指的指腹放在尾骨端两旁，用中指指腹按压所在之处，有酸痛感。用中指的指腹按揉穴位，左右两侧穴位每次各按揉1~3分钟。

▶特效1：长强穴

功能主治

长强穴 属督脉穴位

- 本穴有促进直肠收缩作用，通大便、疗便秘、止腹泻。
- 有通任督、调肠腑之效能，主治肠炎、腹泻、痔疮、便血、脱肛。
- 阴囊湿疹、引产、阳痿、精神分裂、癫痫、腰神经痛等病症，长期按压此穴，能有很好的调理保健效能。

标准取穴

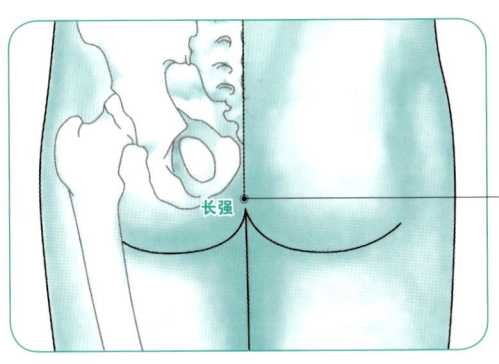

长强穴位于人体的尾骨端下，当尾骨端与肛门连线的中点处

第二章 消化内科疾病

取穴技巧及按摩手法

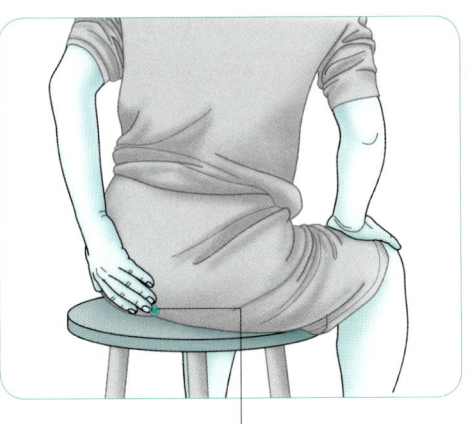

正坐，上身前俯，伸左手至臀后，以中指所在的位置的穴位即是

◇ 配伍治病

痔疮：
长强配二白、阴陵泉、上巨虚和三阴交

脱肛：
长强配精官、二白和百会

功用：向体表输送阳热之气

程度	指法	时间/分钟
轻		1~3

▶特效2：隐白穴

功能主治

隐白穴
属足太阴脾经穴位

- 此穴对止血有奇效，另外，还用于月经崩漏（过多）、子宫痉挛（经痛）。
- 对小儿疳积（消化不良）、肠炎、腹泻、多梦纷纭等病症，都有很好的调治效果。
- 对腹胀不得安卧、便血、尿血等病症，也都有很好的保健调理作用。

标准取穴

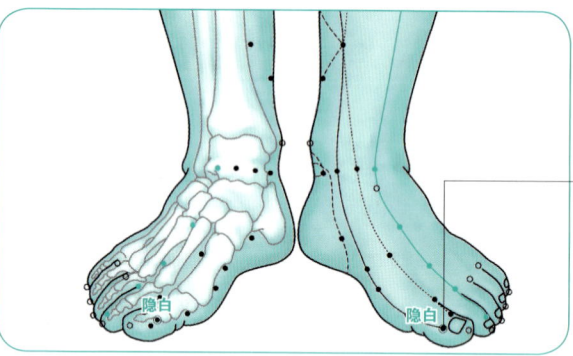

足拇指内侧指甲角旁0.1寸处

◇ 配伍治病

月经过多：
隐白配气海、血海、三阴交
吐血：
隐白配脾俞、上脘、肝俞
功用：调经止血，安神健胃

取穴技巧及按摩手法

正坐，把脚抬起，放置另一大腿上。用另一手拇指按压足拇指内侧指甲角旁即是

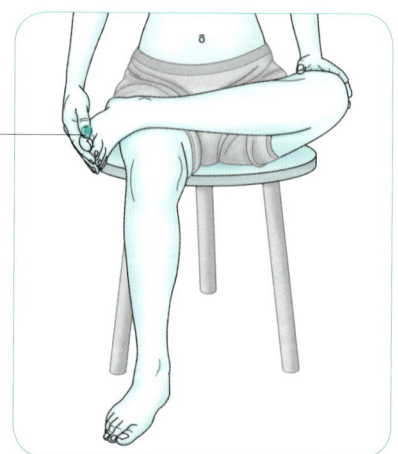

程度	指法	时间/分钟
适度		1~3

▶ 追加：会阳穴

此穴属足太阳膀胱经穴位，具有散发水湿、补阳益气的作用。经常按压此穴，对泄泻、便血、痔疮、阳痿、带下等都具有很好的疗效。

标准取穴

人体骶部，尾骨端旁开0.5寸处即是

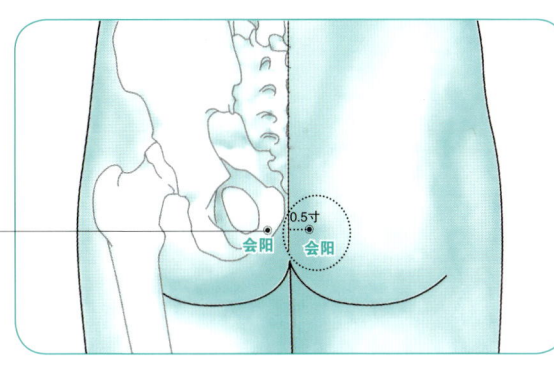

取穴技巧及按摩手法

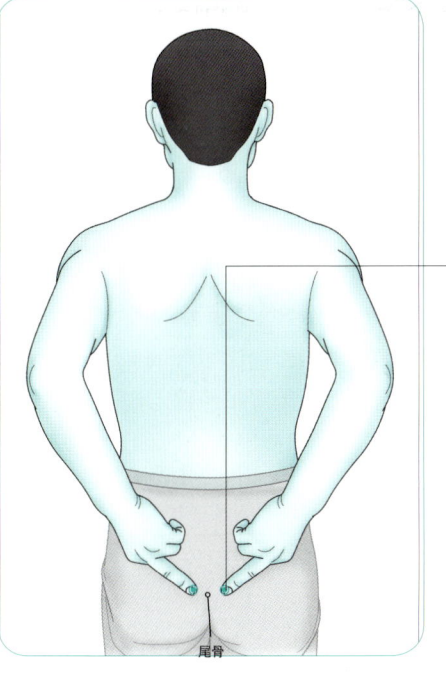

◇ 这些症状也有效

◎ 便血　　◎ 痔疮
◎ 前列腺炎

正坐，双手向后，手心朝向背部，中指伸直，其他手指弯曲，将中指指腹置于尾骨端两旁，则中指指腹所在位置即是该穴

程度	指法	时间/分钟
适度		1～3

第二章　消化内科疾病

03 腹痛

按摩大横、归来，让你的肠胃平静下来

腹痛是一种常见的病症，指由于各种原因引起的腹腔内外脏器官的病变，而表现为腹部的疼痛。

专家诊断

● 症状简介

腹痛可分为急性与慢性两类。急性腹痛的特点是发病突然，发展迅速，由于大部分患此病者需尽快手术治疗，所以被称为"急腹症"。

急性腹痛是多种疾病的共同症状，由于病因不同，腹痛的部位、性质及体征等均具有不同的特点。在诊断和鉴别诊断上，要透过腹痛的现象看清疾病的实质。因此要问清病史，仔细检查，再结合必要的化验检查，作深入的分析研究，才能得出早期的正确诊断。

1.问清病史：

（1）腹痛部位：首先要明确腹痛开始和现在的部位。要求病人用手指头指出腹痛最剧烈的部位和范围。一般说来，腹痛的固定部位，大多是病变的部位。比如：上腹部疼痛多为胃的疾患；右上腹部疼痛多为肝和胆道的疾患；右下腹部疼痛多为回盲部的疾患（如阑尾炎、肠结核等）；左下腹部疼痛多为结肠的疾患（如菌痢等）；脐周围疼痛多为小肠的疾患（如肠梗阻、蛔虫痛等）。如先有局部疼痛而后向全腹发展，多为阑尾、胃、肠、胆囊穿孔而并发弥漫性腹膜炎。

（2）腹痛时间：突然发生的腹痛，常见有胃溃疡穿孔、肠梗阻、胆道蛔虫病等；逐渐加剧的腹痛，常见的则为急性阑尾炎、急性胆囊炎等。

（3）腹痛性质：阵发性腹痛多见于梗阻；持续性腹痛多见于炎症以及内出血；持续性腹痛伴阵发性加剧者，则为炎症伴有梗阻，如急性胆囊炎、胆石症、绞窄性肠梗阻等。绞痛则多为梗阻；钝痛和胀痛多见于炎症；放射痛为腹内脏器病变之一，如急性胆囊炎放射到右侧肩胛部，肾绞痛放射到大腿内侧和外生殖器。在肺炎、胸膜炎时也可有放射痛到达腹部。

要注意腹痛性质的改变，如若突然减轻甚至不痛或阵发性绞痛变为持续性疼痛，则病变有坏死、穿孔可能，如急性阑尾炎、胃溃疡病穿孔等。

（4）消化道症状：先有腹痛而后有恶心、呕吐，多为急性阑尾炎、肠梗阻等。

呕吐发生在腹痛之前，常为急性胃肠炎。阵发性腹痛后发生腹泻多见于急性肠炎。腹痛后无大便、不放屁，则多为肠梗阻。

（5）饮食：溃疡病穿孔常发生于饱食之后。急性胆囊炎、急性胰腺炎常发生在多吃油腻食物之后。

（6）寒热：先有发冷、发热而后有腹痛者，多见于内科疾病，如急性胃肠炎、肺炎等。先有腹痛而后有发冷、发热、黄疸者则为胆总管结石。胆道蛔虫病、急性胰腺炎、急性肠梗阻等，发病初期均无发热。急性阑尾炎早期体温不高。

2. 细致体检：

（1）视诊：腹部呼吸运动受限制，多见于弥漫性腹膜炎。腹部膨隆则为腹腔内有积气、积液。有肠蠕动波出现，可能为肠梗阻。

（2）听诊：肠梗阻时，肠鸣音亢进，并可听到气过水声或金属音。腹膜炎时，肠鸣音可减退或消失。

（3）触诊：根据不同部位出现的压痛、肌紧张、反跳痛、肿块等，结合腹内脏器的解剖位置，说明所在脏器有病变。

（4）叩诊：移动性浊音出现表示腹腔内有积液（血、水）；肝浊音界缩小或消失，表明有胃、肠穿孔。

3. 化验与 X 线检查：

检验血、尿、粪，进行 X 线透视、造影或摄片，虽是良好的辅助诊断方法，但只能作为诊断时的参考，而决不能单凭这类资料作为肯定的最后诊断。

症状分析		
	急性阑尾炎	逐渐发生，始于上腹部或脐周围，转移至右下腹。右下腹阑尾点局限性压痛，反跳痛，肌紧张。体温轻度升高。恶心，呕吐。白细胞增高，但常不超过 20 000 个。
	急性胆囊炎、胆石症	常突然发生于多食油腻后的晚上。中上腹或右上腹持续性疼痛或阵发性绞痛，向右肩胛部放射。右上腹有压痛，肌紧张，肝区常有叩击痛，有时可触及胆囊。高热可伴有寒战。恶心，呕吐，可出现黄疸。白细胞增高。
	胆道蛔虫病	突然发生，可有近期服驱虫药病史。剑突右下方。阵发性剧烈绞痛，有"钻顶"感。剑突右下方有轻度压痛，反跳痛。早期不发热，伴胆道感染时可有寒战、高热。恶心，呕吐，可吐出蛔虫。血中嗜酸性细胞增加，大便中可找到蛔虫卵。

症状分析

	胃、十二指肠溃疡急性穿孔	突然发生，多见于饱餐后，过去可有溃疡病史，常伴有休克。中上腹部，但很快发展到全腹。持续性刀割样痛。剧烈压痛，腹肌紧张，硬如木板，肝浊音界消失。休克时体温下降，6～12小时后明显升高。恶心，呕吐。白细胞增高，X线发现腹腔内游离气体。
	急性肠梗阻	突然发生，可有腹外疝史、手术史。多起自腹中部。阵发性绞痛。有压痛，腹胀，有时可见到肠型，肠鸣音亢进，有气过水声、金属音。早期不发热。可吐出胆汁、粪汁，无大便，肛门不排气。白细胞增高，X线发现肠腔内有积气、积液。
	急性胰腺炎	突然发生，多见于暴饮暴食后，可伴有休克。上腹部，持续性剧烈疼痛，多向腰背部放射。横位性压痛，轻度肌紧张，严重者可有腹胀。2～3天后有发热。恶心，呕吐。白细胞增高，血、尿中淀粉酶明显升高。
	肾绞痛	突然发生，过去可有血尿史。上腹部或腰部阵发性剧烈绞痛，多向大腿内侧、外生殖器放射，伴有排尿痛。压痛轻微，但肾区有叩击痛。伴感染时可有发热。恶心，呕吐。尿中红细胞显著增加。

中西疗法

严密观察病员的全身情况，如体温、脉搏、血压等；局部体征的变化如腹痛、压痛、肌紧张的程度和范围等。要早期预防和治疗休克。采取禁食、输液、半卧位、抗感染等基本治疗措施。止痛可用阿托品0.5毫克肌肉注射；或针刺足三里、阳陵泉、太冲、合谷等穴；但必须禁用吗啡类药物。对腹胀病员应放胃管，用注射器不断抽出胃肠内的气体和液体。

虽经一定时期的严密观察而病情仍未好转，或反而加剧者，应及时考虑送医院作剖腹探查。

经穴疗法

● 特效穴位：大横穴　归来穴

大横穴：正坐或仰卧。用两手中指的指尖垂直下压穴位，此时吸气、缩腹效果更好，揉按穴位，有胀痛的感觉。每天早晚各按揉1次，每次揉按1~3分钟。

归来穴：仰卧或正坐，举起双手，用食指、中指、无名指的指腹垂直按下腹部两侧穴位处，中指稍微用力，由内向外揉按，有微微的刺痛和胀的感觉。每天早晚各揉按1次，每次揉按1~3分钟。

● 追加穴位：府舍穴

府舍穴：正坐或仰卧，右手五指并拢，将拇指放在肚脐处，找到肚脐正下方小指边缘处，以此为基点，再将右手手指向下，拇指放在此点，则小指边缘之处即是此穴。用同样的方法找出左边穴位，食指和中指伸直并拢，其余手指弯曲，用指腹揉按穴位。每天早晚各按压1次，每次按压1~3分钟。

▶ 特效1：大横穴

功能主治

大横穴
属足太阴脾经穴位

- 本穴主治大肠疾病，尤其对习惯性便秘、腹胀、腹泻、小腹寒痛、肠寄生虫等病症，有很好的调理功效。
- 对于多汗、四肢痉挛、肚腹肥胖等症，长期按压此穴也有很好的调理与保健效能。
- 按摩此处，还可治疗各种急慢性肠炎、细菌性痢疾、肠麻痹等。
- 配伍天枢穴、足三里穴，治疗腹痛效果会更显著。

标准取穴

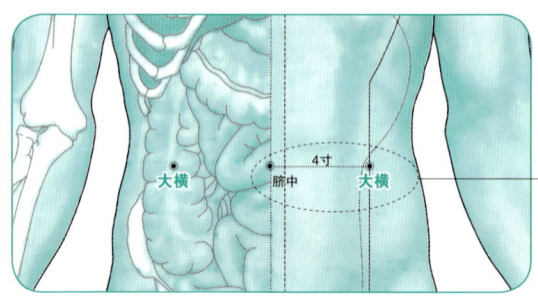

 人体的腹中部，距脐中4寸处即是

取穴技巧及按摩手法

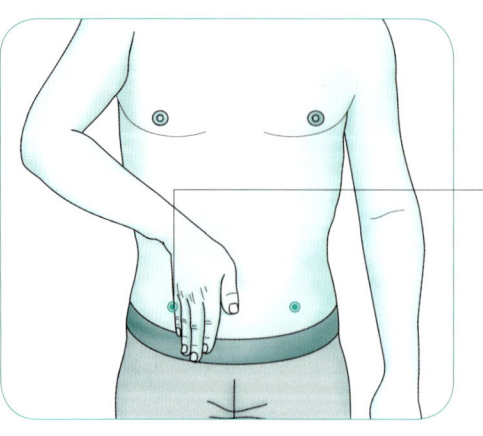

◇ 配伍治病

腹痛：
大横配天枢、足三里
功用：通便止痛

正坐或仰卧，右手五指并拢，手指朝下，将拇指放于肚脐处，则小指边缘与肚脐所对的位置即是

程度	指法	时间/分钟
适度		1~3

▶特效2：归来穴

功能主治

归来穴
属足阳明胃经穴位

- 此穴主治疝气、月经不调、不孕、带下、子宫内膜炎、阳痿、睾丸炎、阴茎病、男女生殖器等病症。
- 对腹痛、虚弱、畏寒等病症，常按压此穴，能有很好的调理保健效能。
- 配大敦穴治疗疝气；配三阴交、中极穴，治疗月经不调。

标准取穴

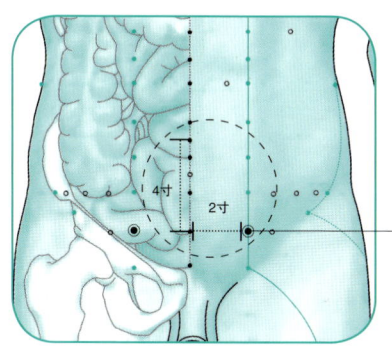

人体的下腹部，当脐中下4寸，距前正中线2寸处

◇ **配伍治病**

五淋：
归来配三阴交
泄痢便秘、绕脐腹痛：
归来配公孙、水分、天枢、足三里
功用：调经止痛，治疝气

取穴技巧及按摩手法

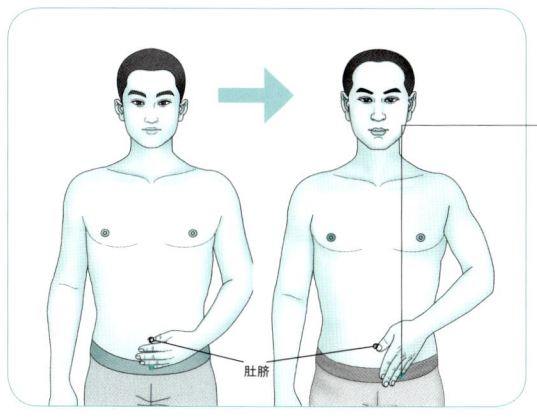

肚脐

仰卧，左手五指并拢，拇指贴于肚脐处，其余四指位于肚脐下，找到肚脐正下方小指所在的位置，并以此为基点，跷起拇指，并拢其余四指，手指朝下，把食指贴于此基点，则小指所在的位置即是本穴

程度	指法	时间/分钟
适度		1~3

第二章 消化内科疾病

▶追加：府舍穴

此穴属足太阴脾经穴位，具有润脾燥，生脾气的作用。按摩此穴，可缓解腹痛、疝气症状，配伍气海穴，治疗腹痛更加有效。

标准取穴

人体的下腹部，当脐中下4寸，冲门穴上方0.7寸，距前正中线4寸处

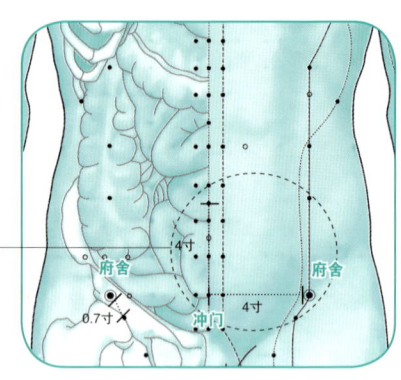

取穴技巧及按摩手法

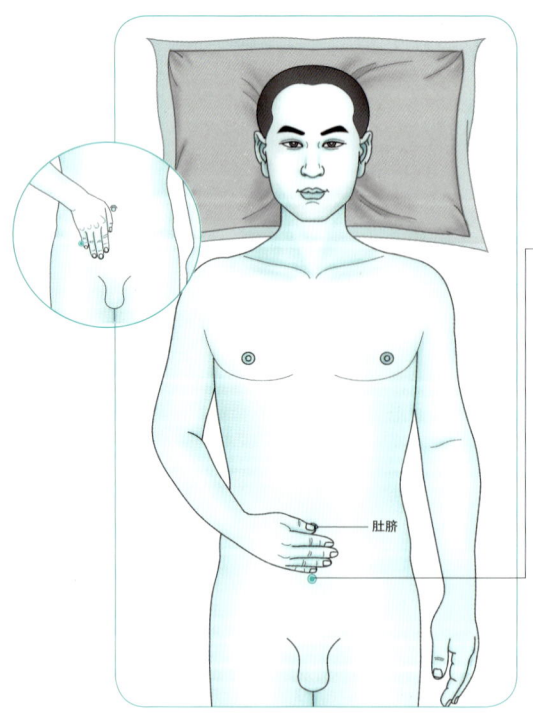

◇ 这些症状也有效

◎ 疝气　　◎ 脾胃不适

正坐或仰卧，右手五指并拢，将拇指放于肚脐处，找出肚脐正下方小指边缘的位置，以此为基点，再将右手手指向下，拇指放于此点处，则小指边缘的位置即是此穴

程度	指法	时间/分钟
适度		1～3

04 慢性胃炎
按摩公孙、足三里，胃病远离你

慢性胃炎，成因一般来自三个方面：一是由急性胃炎转变而来；二是由其他疾病引起的续发炎症，如溃疡病、胃癌、胃扩张、胃下垂等；三是由饮食无节制、爱吃生冷辛辣、长期饮酒、过度吸烟、精神刺激等因素诱发所致。

专家诊断

● 症状简介

症状分析

上腹部不适或疼痛，进食后加重；常有口臭、口苦、嗳气、恶心、食欲不振等症状。

肥厚性胃炎，胃酸常增高，临床征象可似溃疡病，也可发生胃出血。慢性萎缩性胃炎，后期可见营养不良、消瘦、贫血、舌萎缩，部分患者胃酸减低，有时出现腹泻，本病可恶变成胃癌。

在医院进行胃液分析，进一步诊断。

中西疗法

1. 胃气上逆：

适应证：胃部胀满疼痛，有重压感，食欲不振，嗳气，泛酸，恶心，甚则呕吐，苔厚腻，宜和胃降逆。

药方：枳实10克，厚朴10克，姜半夏15克，茯苓15克，苍术15克，陈皮10克，黄连2.5克（或黄芩15克），水煎服。

若患者胃痛剧烈，可加延胡索15克，川楝子15克。若患者出血，可加生地榆25克，仙鹤草25克，生蒲黄（包煎）20克。

2. 脾气虚弱：

适应证：上腹部隐痛，呕吐或胀满，头重眩晕，四肢无力，舌淡苔薄，脉细小，宜益气健脾。

药方：白术15克，茯苓15克，党参15克，陈皮10克，生姜3片，姜半夏15克，炙甘草5克，红枣4枚，水煎服。

中药推荐	内服1：岗稔根25克，水煎服。
	内服2：蒲公英50克，水煎服。
	内服3：炙甘草5克，橘皮15克，水煎服，加蜂蜜1汤匙，每日分2次服，连服35天。
	内服4：广木香25克，五灵脂50克，共研细末，每次服5克，每日2～3次，温开水送服。
	内服5：每日早晨饮1～2杯温热的淡盐汤，有助于清洁胃黏膜，减轻炎症。
西药推荐	内服1：疼痛和胃酸增多的患者，可按溃疡病治疗，给予制酸解痉药。如果效果不好，可加用镇静药，或口服0.25%～0.5%普鲁卡因，每次10毫升，每日3～4次。
	内服2：有消化不良的患者，可用多种健胃剂，如胃蛋白酶合剂，每次10毫升，每日3次。胃酸缺乏者，可用稀盐酸（10%盐酸）0.5～2.0毫升，溶于半杯温开水中服下，每日3次。
	内服3：身体衰弱，有舌萎缩或贫血的患者，可给予稀盐酸口服，并配合维生素B_{12}肌肉注射，每日或隔日1次，每次100微克，连续1～2个月。

经穴疗法

● 特效穴位：公孙穴　足三里穴

公孙穴：正坐，将左足抬起放在右腿上，用右手轻握左足背，拇指弯曲，指尖垂直揉按穴位，有酸、麻、痛的感觉。每天早晚各揉按1次，每次揉按1～3分钟。

足三里穴：正坐，屈膝呈90°，除拇指外，其余四指并拢，放在外膝眼直下四横指处，用中指的指腹垂直用力按压，有酸痛、胀、麻的感觉，并因人的不同感觉向上或向下扩散。每天早晚各揉按1次，每次1～3分钟。

● 追加穴位：上脘穴

上脘穴：正坐，手平伸，屈肘，前臂垂直于地面，与肘部大约呈90°，掌心向内，指尖向上，举臂，上臂的底部与肩平，用另一只手轻握肘下，四指在下，拇指在上，中指或食指弯曲，用指尖垂直向上按摩肘尖下凹陷的穴位处，有酸、胀、麻的感觉。两侧穴位，每天早晚各按压1次，每次按压1～3分钟。

▶特效1：公孙穴

功能主治

公孙穴 属足太阴脾经穴位

本穴理脾胃、调冲脉，可治胃痛、腹痛、呕吐、腹泻、痢疾。治生理痛、月经不调、足踝痛、颜面浮肿、食欲不振等病症。胸闷、腹胀者，长期按压此穴能有很好的调理保健效能。

标准取穴

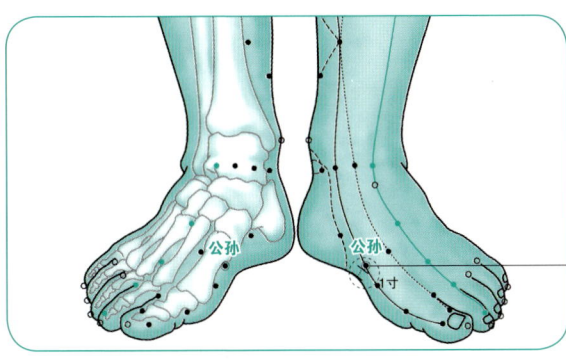

足内侧第一跖骨基底部前下缘，第一跖趾关节后1寸处

取穴技巧及按摩手法

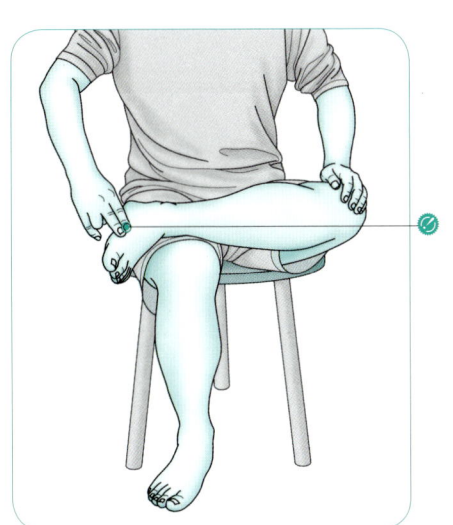

◇ 配伍治病

胃脘胀痛：
公孙配中脘、足三里
呕吐、眩晕：
公孙配丰隆、膻中
功用： 和胃祛痛，消肿止泻

正坐，将左足抬起放在右腿上。将另一侧手的食指与中指并拢，中指位于足拇指内侧的关节后，则食指所在位置即是

程度	指法	时间/分钟
适度		1~3

第二章 消化内科疾病

▶特效 2：足三里穴

功能主治

足三里穴 属足阳明胃经穴位

本穴能够理脾胃，调气血，补虚弱，主治一切胃病。

特别针对急慢性胃炎、胃溃疡、消化不良、胃痉挛、食欲不振，以及急慢性肠炎（消化系统之毛病）、便秘、四肢倦怠、麻痹或神经痛等有显著疗效。

对于胸中瘀血、乳痈、心腹胀满、脚气、眼疾、荨麻疹等病症，长期按摩此穴也会有很好的调理保健效能。

标准取穴

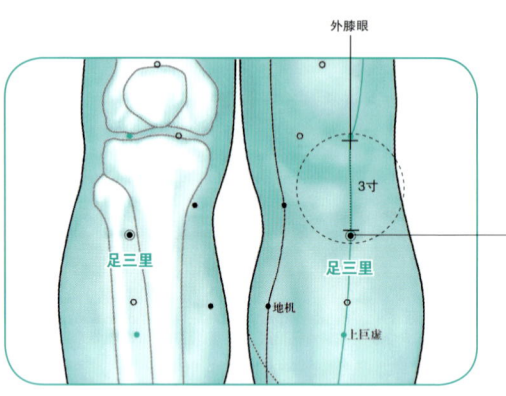

外膝眼下3寸，距胫骨前嵴1横指，当胫骨前肌上

◇ 配伍治病

胃痛：
足三里配中脘、梁丘
呕吐：
足三里配内关
功用：补气行气，调理脾胃，疏通经络，清理水湿

取穴技巧及按摩手法

正坐，屈膝呈90°，手心对髌骨（左手对左腿，右手对右腿），手指朝向下，无名指指端处即是该穴

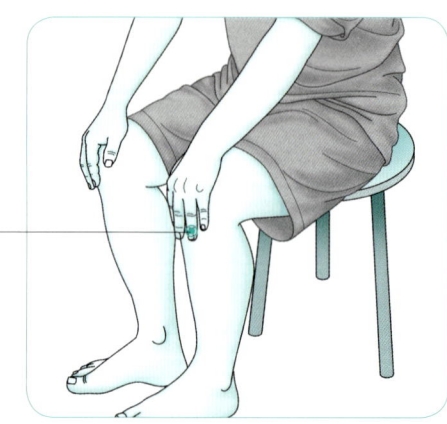

程度	指法	时间 / 分钟
重		1～3

◎ 小穴位大疗效速查手册

▶追加：上脘穴

此穴属任脉穴位，按摩此穴，具有和胃降逆、化痰宁神之功效，对反胃、呕吐、消化不良、腹胀腹痛、咳嗽痰多、黄疸、胃炎、膈肌痉挛、肠炎等均具有较好疗效。

标准取穴

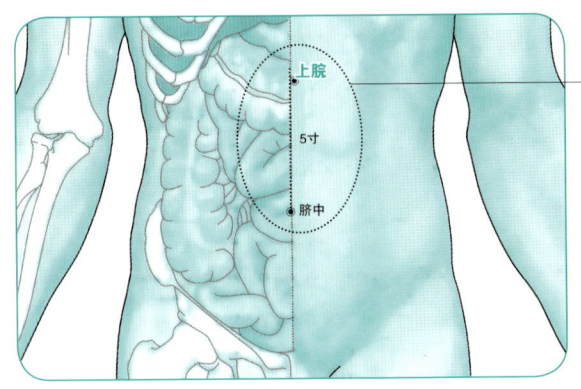

该穴位于人体的上腹部，前正中线上，当脐中上5寸

◇ 这些症状也有效
- 腹胀腹痛
- 黄疸
- 肠炎

取穴技巧及按摩手法

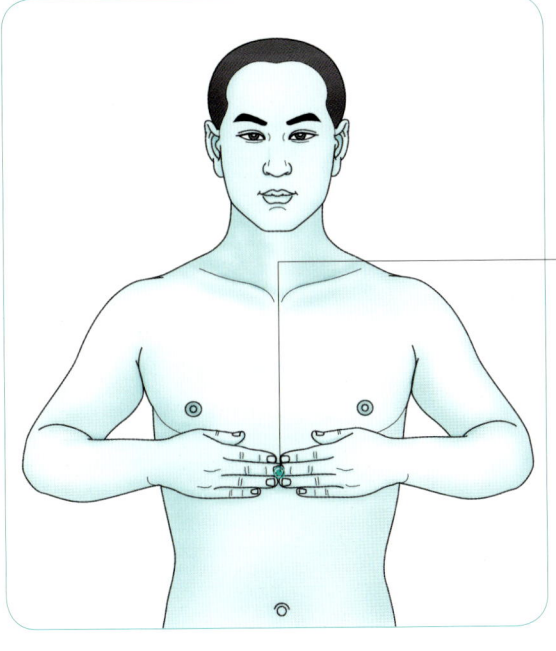

正坐，伸双手向胸，手掌放松，约成瓢状，掌心向下，中指指尖所在位置的穴位即是

程度	指法	时间/分钟
重		1~3

第二章 消化内科疾病

05 胃、十二指肠溃疡急性穿孔

按摩大赫、气穴，保养消化道

此病是溃疡病的危重并发症之一，大多是因患者对溃疡病没有足够认识和有效治疗，而致溃疡逐渐加深，最后引起穿孔。穿孔后，胃、十二指肠中的内容物如胃酸、胆汁等流入腹腔，就会并发急性腹膜炎。

专家诊断

症状分析

大部分患者有溃疡病史，穿孔前症状常会加重。

患者出现面色苍白、皮肤湿冷、焦急忧虑、呼吸短而浅、脉搏增快等现象。

初起多在上腹正中或偏右，突然发生剧痛，持续性而有阵发性加剧，很快向全腹发展，但仍以上腹部或右下腹为主。患者静卧不动。两髋微屈则腹痛可显著减轻。

腹肌强直及压痛：腹肌明显紧张，硬如"木板"，以上腹部更为显著。全腹均有压痛及反跳痛，以上腹部及右下腹更为严重。

有恶心呕吐：晚期由于肠麻痹引起腹胀，所以腹部听诊时肠鸣音多消失，同时伴有呕吐。

腹腔内积气：由于穿孔后空气进入腹腔，检查时可发现肝浊音界缩小或消失。如做X线透视或照片时，可发现膈下与肝阴影之间有半月形透明区。

中西疗法

诊断明确后，应争取尽早施行手术。

1. 术前准备：

在手术前，必须做好充分的准备，包括给予患者半卧位、禁食、胃肠减压、抗生素、补液等基本治疗，用来改善全身情况，准备进行手术。

2. 手术方法：

（1）穿孔缝合修补术。在缝合有困难或不可能缝合时，则用大网膜填塞穿孔处，并固定于穿孔周围。

（2）胃大部切除术略。

经穴疗法

● **特效穴位：大赫穴 气穴**

大赫穴：仰卧，将一只手掌放在腹部，掌心朝内，拇指刚好位于肚脐眼，无名指所在位置就是这个穴位，用双手的四根指头轻轻压揉这个穴位，每天早晚各1次，每次压揉3~5分钟。

气穴：一只手掌的四指并拢，拇指收起，放在腹部，掌心朝内，食指刚好位于肚脐眼处，小指所在的位置就是这个穴位，用双手的四根指头轻轻压揉这个穴位，每天早晚各1次，每次压揉1~3分钟。

● **追加穴位：肓俞穴**

肓俞穴：正坐或仰卧，举起两手，掌心向下，用中指的指尖垂直下按肚脐旁的穴位；深深地吸气，让腹部下陷，用中指的指尖稍稍用力揉按穴位，有热痛感；左右两穴位，每天早晚各揉按1次，每次1~3分钟。

▶特效1：大赫穴

功能主治

大赫穴
属足少阴肾经穴位

- 此穴具有散热生气的作用。
- 经常按摩此穴，可以治疗泄泻、痢疾等消化系统疾病，对胃、十二指肠穿孔等症有较好的调理保健作用。
- 此穴还是治疗生殖系统的特效穴位，对男子阳痿、早泄、遗精，女子子宫脱垂、带下、月经不调、痛经等症，均具有较好的疗效。

标准取穴

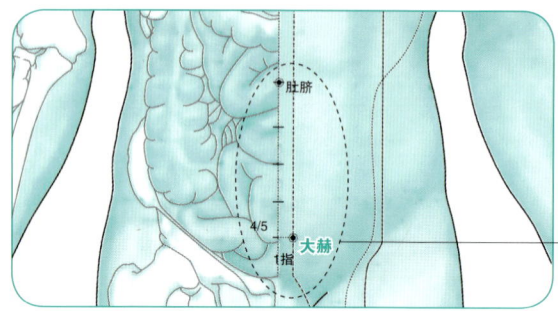

从肚脐到耻骨上方画一线，将此线五等分，从肚脐往下4/5点的左右各一指宽处，即为此穴

取穴技巧及按摩手法

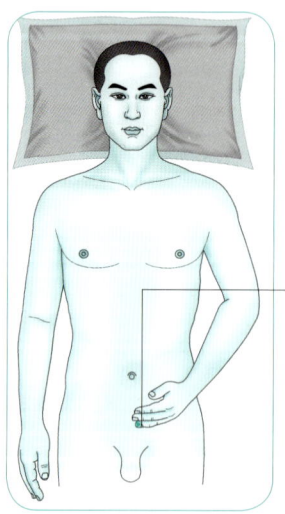

平躺，将一手掌放于腹部，掌心朝内，拇指刚好位于肚脐眼，无名指所处的位置即是

◇ 配伍治病

阳痿、遗精、带下：
大赫配阴交、带脉、大敦和中极

男科病、不育症：
大赫配命门、肾俞、志室和中极

功用： 散热生气

程度	指法	时间/分钟
轻		3～5

特效 2：气穴

功能主治

气穴 属足少阴肾经穴位

此穴具有补益冲任的作用。

长期按摩此穴，能够有效治疗泄泻、痢疾、胃炎、十二指肠炎、月经不调、白带、小便不通、阳痿、生理不顺、腰背疼痛等疾病。

配天枢穴、大肠俞穴，治疗消化不良；配中极穴、阴陵泉穴、膀胱俞穴，治疗小便不利；配气海穴、三阴交穴、肾俞穴、血海穴，治疗月经不调、阳痿、不孕不育症。

标准取穴

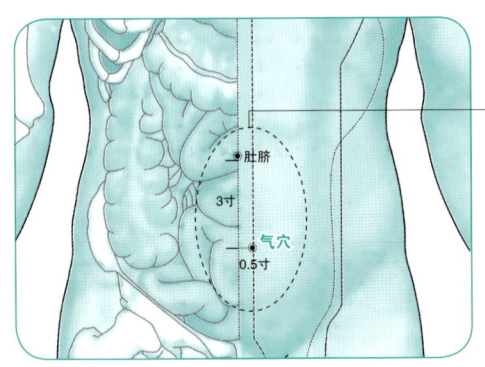

在下腹部，当脐中下3寸，前正中线旁开0.5寸

取穴技巧及按摩手法

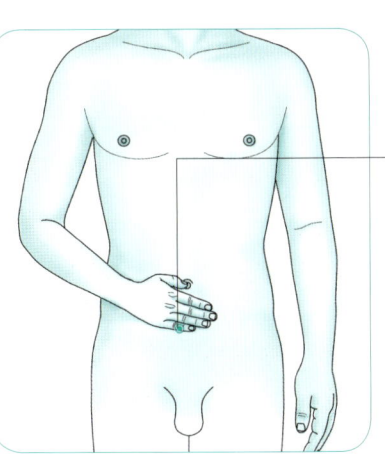

站立，将一手掌的四指并拢，拇指收起，放于腹部，掌心朝内，食指刚好位于肚脐眼，小指所处的位置即是

◇ **配伍治病**

消化不良：
气穴配天枢、大肠俞

生殖系统疾病：
气穴配气海、三阴交、肾俞、血海

泌尿系统疾病：
气穴配中极、阴陵泉、膀胱俞

功用： 补益冲任

程度	指法	时间/分钟
轻		1~3

第二章 消化内科疾病

▶追加：肓俞穴

本穴位内物质是来自胞宫中的膏脂之物，膏脂之物由本穴外输体表，因此名"肓俞"。主治腹痛绕脐、呕吐、腹胀、痢疾、泄泻、便秘、疝气、月经不调、腰脊痛、胃炎、肠炎等症。

标准取穴

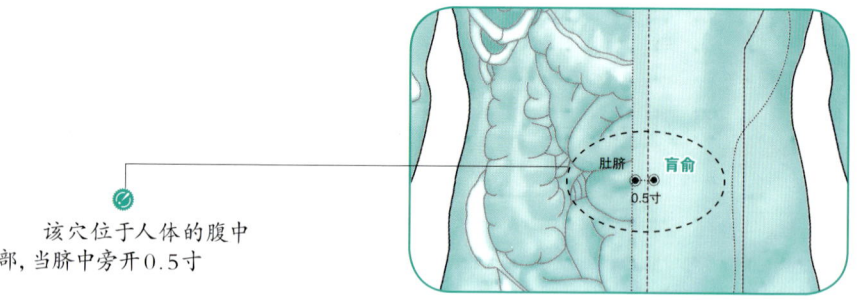

该穴位于人体的腹中部，当脐中旁开0.5寸

取穴技巧及按摩手法

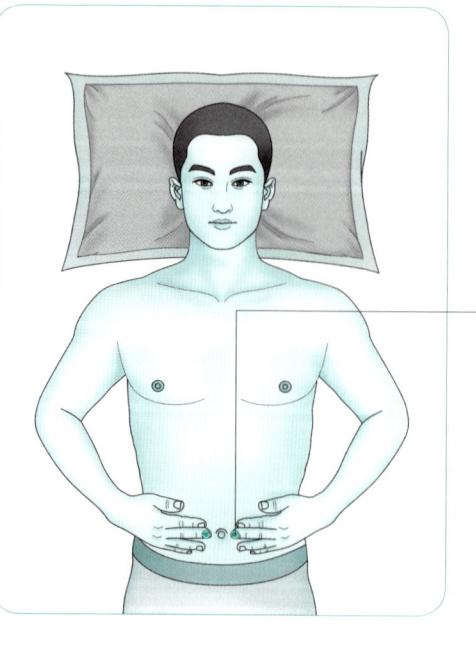

◇ 这些症状也有效

- ◎ 腹痛　　◎ 痢疾
- ◎ 便秘　　◎ 疝气
- ◎ 月经不调　◎ 腰背疼痛

正坐或仰卧，举两手掌心向下，以中指指尖垂直下按脐旁穴位即是

程度	指法	时间/分钟
重		1~3

06 急性胆囊炎、胆结石

按摩期门、神阙，缓解疼痛，保肝护胆

胆是六腑之一，是肝脏储存胆汁的地方，非常重要。

专家诊断

● 症状简介

胆囊在肝脏下面胆囊窝内，位于右上腹肋缘下。大多数胆囊炎和胆石症是同时存在的，主要因胆石梗阻、胆汁滞留和细菌感染而引起发病。在临床中，常有因食油腻食物后诱发史和反复发作史的病例。

症状分析

腹痛：位于右上腹，突然发作，剧烈绞痛，常有阵发性加剧，可放射至右肩背部。同时伴有发热、恶心、呕吐等。

体征：右上腹部胆囊区有明显压痛、叩击痛和肌紧张，有时还可摸到肿大的胆囊并可能伴有轻度巩膜黄疸。如果炎症较轻，胆囊并不肿大，右上腹的肌紧张和压痛也并不明显。

血检：白细胞总数增加，中性白细胞也增高。当总数超过2万时，应想到胆囊有坏死或穿孔的可能。

危急症：若同时出现寒战、高热、黄疸，应考虑胆管炎，此类炎症如逐步加剧，可出现血压下降，中毒性休克，这是极为危重的急性梗阻性化脓性胆管炎，必须早期认识，及早争取手术。

中西疗法

有经常发作病史的患者，平时应少食油腻的饮食，吃些易消化的食物，尽量减少发作。

在进行非手术疗法过程中，如胆囊明显肿大，体征加剧，体温持续上升，怀疑有胆囊积脓，急性梗阻性化脓性胆管炎时，应及早施行手术。手术方法根据具体情况做胆囊造瘘术、胆囊切除术或胆总管切开取石引流术等。

基本治疗	一般患者，宜采取半卧位，可进食少量流质，忌油腻食物。病情较严重者，应禁食，输液。
中药单方	玉米须50克，煎汤内服，每日2次。
中药治疗	板蓝根50克，蒲公英25克，茵陈蒿25克，生大黄（后入）15克，黄芩15克，川黄柏15克，制川朴10克，玄明粉（分冲）15克，每天1剂，日服2次。

经穴疗法

● **特效穴位：期门穴　神阙穴**

期门穴：正坐或仰卧，举起双手，手掌心向下，指尖相对，放在双乳下、肋骨上，用拇指和食指直下掌根处像一条鱼的部位，按揉穴位，有胀痛的感觉。左右两穴位，每次按揉1～3分钟，或者两侧穴位同时按揉。

神阙穴：正坐或仰卧，双手轻搓直到微热，用左手手掌的掌心对准肚脐，覆盖在肚脐上，右手手掌的掌心向下，覆盖在左手的掌背，双手的手掌同时用力揉按穴位，有酸痛感。每天早晚左右手轮流在下揉按穴位，先左后右，每次揉按1～3分钟。

▶ 特效1：期门穴

功能主治

期门穴 属足厥阴肝经穴位

此穴具有疏肝、利气、化积通瘀之效能，主治肋间神经痛、肝炎、肝肿大、胆囊炎、胸胁胀满。

对腹胀、呕吐、乳痈等病症，长期按压此穴，会有很好的调理保健效能。

配肝俞、膈俞，可疏肝理气，活血化瘀，治疗胸胁胀痛；配内关、足三里，可和胃降逆，治疗呃逆；配阳陵泉、中封，可疏肝利胆，治疗黄疸。

标准取穴

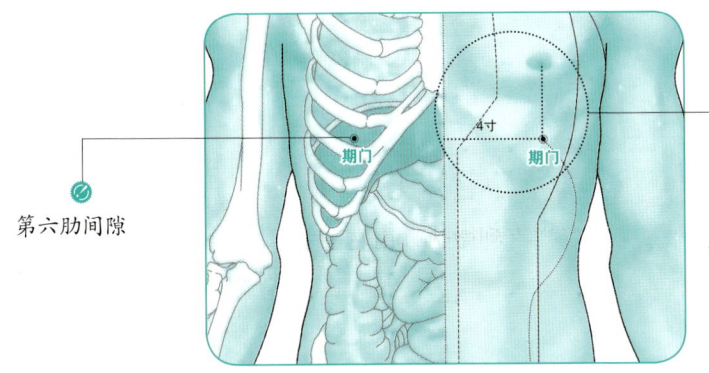

第六肋间隙

当乳头直下，前正中线旁开4寸

取穴技巧及按摩手法

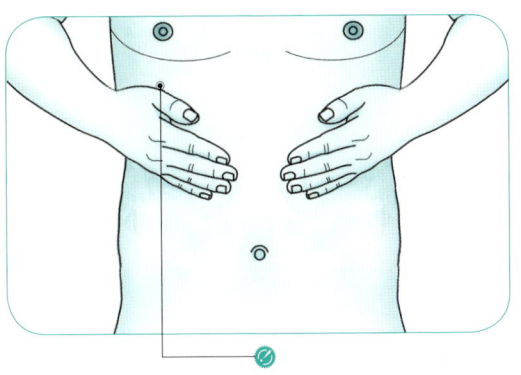

正坐，举双手，掌心向下，指尖相对，放在双乳下、肋骨上，拇指、食指直下掌根处的鱼际所按穴位即是

◇ 配伍治病

疝气：
期门配大敦
胆囊炎、胆结石：
期门配肝俞、公孙、中脘和太冲
功用： 疏肝理气，化积通瘀

程度	指法	时间/分钟
轻		1~3

第二章 消化内科疾病

▶特效 2：神阙穴

功能主治

神阙穴
属任脉穴位

- 此穴具有温阳固脱、健运脾胃之效能。对小儿泻痢不止有特效。
- 主治急慢性肠炎、痢疾、脱肛、子宫脱垂、水肿、脑卒中、中暑、不省人事、肠鸣、腹痛、泻痢不止等病症，长期按压此穴，能有很好的调理保健效能。
- 按摩或艾灸此穴，还可以治疗胆囊炎、胆结石腹痛等疾病。

标准取穴

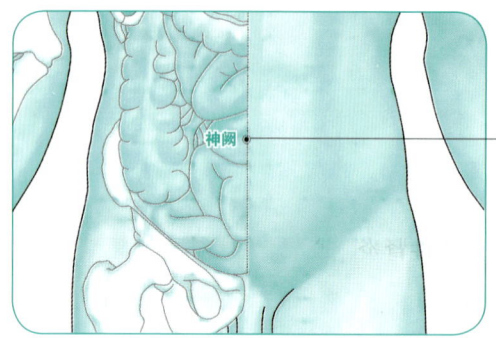

该穴位于人体的腹中部，脐中央

◇ **配伍治病**

泄痢便秘、绕脐腹痛：
神阙配公孙、水分、天枢和足三里

脱肛、小便不禁：
神阙配长强、气海和关元

功用：温阳固脱，健运脾胃

取穴技巧及按摩手法

在肚脐正中取穴即可。双手轻搓，直到微热，手掌心对准肚脐

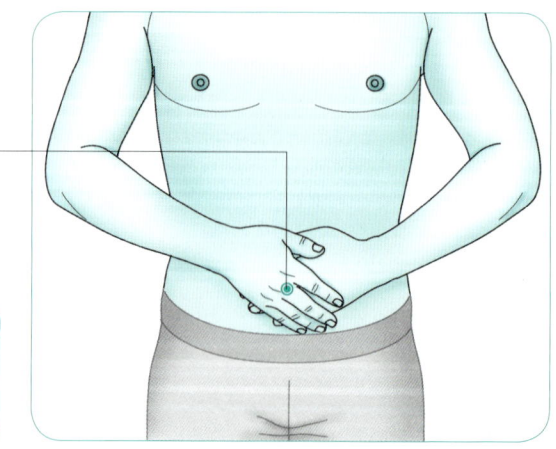

程度	指法	时间/分钟
轻		1～3

07 腹水

按摩厉兑、商曲，缓解腹水症状

> 正常人的腹腔内可以有少量液体，对内脏起润滑作用。而腹水则是腹腔内有不正常的液体积存。

专家诊断

● 症状简介

1. 肝脏疾病：肝硬化（血吸虫病、肝炎、营养不良）、肝癌等。
2. 心脏疾病：右心衰竭等。
3. 肾脏疾病：急、慢性肾炎等。
4. 其他：结核性腹膜炎、丝虫病等。
5. 详细检查腹水的临床特点：

（1）只有腹水而无其他部位水肿，常见于肝硬化、肝癌、结核性腹膜炎等。

（2）腹水伴全身性水肿，常见于急慢性肾炎、心力衰竭、营养不良性水肿。

（3）腹水伴轻度黄疸，可能为肝硬化，伴有深度黄疸，可能为肝癌。

（4）腹水伴有腹内触痛和肿块时，则以结核性腹膜炎、腹膜继发癌为最大可能。

6. 询问病史的重点，应放在引起腹水的有关疾病：

在血吸虫病流行区首先考虑血吸虫病性肝硬化；有黄疸史应考虑肝炎引起的肝硬化；有慢性咳嗽、咯血、盗汗史应考虑结核性腹膜炎；有全身性水肿应考虑急、慢性肾炎；有心脏病史应考虑右心衰竭。

7. 腹水的肉眼观察：

清亮的草黄色腹水，常为肝硬化、心力衰竭、肾炎和营养不良所致；血性腹水，常为肝癌和腹膜继发性癌；混浊的黄色或淡黄色腹水，常为结核性腹膜炎；乳白色腹水，常为丝虫病或腹膜继发癌所致。

8. 在治疗时，把腹水与巨大卵巢囊肿相鉴别：

当病人平卧时，肠被卵巢囊肿压至腹后部及两侧，因此叩诊时前腹呈浊音，两侧呈鼓音。腹水因肠腔浮于上面，因此叩诊时前腹呈鼓音，两侧呈浊音。当病人坐位时，卵巢囊肿及腹水的鼓音域和浊音域可发生变化。

症状分析

丝虫病	发热呈周期性，有淋巴结炎及淋巴管炎，乳糜尿，或出现腹水象皮肿，鞘膜积液，腹水乳白色。
结核性腹膜炎	多见于儿童或青年，有发热、盗汗、消瘦，常有肺结核史，腹部柔韧，有压痛；腹水常为混浊黄色或淡红色。
腹膜继发性癌	有原发病灶，如胃癌、胰头癌、肝癌等，恶病质，多见于中年人和老年人。
腹水血性右心衰竭	有心脏病史，气急，紫绀，上腹部饱满或隐痛，颈静脉怒张，搏动明显，肝肿大，有压痛，下肢水肿慢性。
心包炎	起病缓，乏力，呼吸困难，到疾病的后期出现腹水，肝肿大与颈静脉怒张比呼吸困难更显著，心搏动弱，心音远而轻，心率快。

中西疗法

1. 应服低盐或无盐饮食。注射高渗葡萄糖，补充多种维生素。

2. 中医辨证施治：

（1）正虚：乏力，体弱，腹水不退，脉细，苔薄，宜扶正利水法。党参25克，焦白术15克，云茯苓15克，陈葫芦瓢100克，木通20克，水煎服，每日1剂。

加减法：阴虚者加川石斛30克（先煎），炙鳖甲25克（先煎）；阳虚者加熟附片15克（先煎），干姜5克。

（2）邪实：腹水，尿少，体质尚健，舌苔腻，脉弦实，宜泻下法。车前子100克，牵牛子7.5克（分两次吞），泽泻20克，生牡蛎100克（先煎），党参25克，川石斛30克（先煎），郁李仁15克，水煎服，每日1剂，但不宜久服，腹水消退后即停服。

3. 放腹水：

如果腹水很多，严重影响到进食和呼吸，可考虑放腹水，放水不宜超过2000毫升，但是不能反复放腹水。也可以进行腹水静脉回流，但是容易诱发肝性昏迷。

中药推荐

口服1：半边莲200克，水煎服。或用半边莲、马蹄金各50克，水煎服。

口服2：乌桕根白皮，研细末，加水做成丸为梧桐子大，阴干后贮藏，每日服2次，每次2粒。

口服3：甘遂15克，砂仁15克，研成细末，大蒜头打烂，加上药，用水调成糊状，敷在脐中，用带束好。

西药推荐	口服 1：氨苯喋啶，每次 50 毫克，每日 3 次，不要与氯化钾配合应用，若长期与安体舒通合用，可产生血钾过高现象。
	口服 2：双氢克尿塞，每次 25 毫克，每日 3 次，在肝功能无严重损害时可慎用。同时给氯化钾，每次 1.0 克，每日 3 次。
	注射：呋塞米注射液，每次 20～40 毫克，每日 1 次，肌注或静注。

经穴疗法

● 特效穴位：厉兑穴 商曲穴

厉兑穴：正坐屈膝，把脚抬起放在另一条腿上，将对侧手的四指放在脚底，托着脚，拇指放在脚背，拇指弯曲，用指甲垂直掐按在穴位处，有刺痛感，或者直接掐按手指上的穴位。每天早晚各掐按 1 次，先左后右，每次 1～3 分钟。

商曲穴：正坐或者仰卧，举起两手，掌心向下，将食指、中指、无名指并拢，置于腹部，无名指放在肚脐眼处，则食指所在位置即是商曲穴。用中指的指尖垂直下按肚脐旁边的穴位，深深地吸气，让腹部下陷，用中指的指尖稍微用力揉按穴位，有热痛感。每天早晚左右两侧穴位各按揉 1 次，每次按揉 1～3 分钟，也可以两侧穴位同时按揉。

● 追加穴位：复溜穴 小海穴

复溜穴：正坐垂足，将一只脚抬起，放在另一腿的膝盖上，以另一侧的手轻握脚，四指放在脚背，拇指的指腹从下往上推揉穴位，有酸痛感。左右两脚上的穴位，每天早晚各推揉 1～3 分钟。

小海穴：伸臂屈肘向头，上臂与前臂约呈 90°，另一只手轻握肘尖，用拇指的指腹垂直向两骨间触压揉按，有强烈的酸胀感。每次左右各揉按 1～3 分钟。

第二章 消化内科疾病

▶ 特效1：厉兑穴

功能主治

厉兑穴
属足阳明胃经穴位

常按此穴，可改善多梦纷纭、不安宁症状。

还可治疗口噤不能食、口歪、口肌麻痹及萎缩。

长期按压此穴位，对腹胀、肝炎、脑贫血、鼻出血、足冷等病症也有很好的调理保健效能。

标准取穴

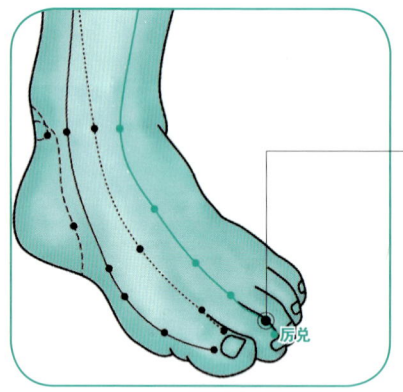

足部第二指末节外侧，距指甲角0.1寸处

◇ 配伍治病

多梦：
厉兑配内关、神门
功用：通络安神，健胃消食

取穴技巧及按摩手法

正坐屈膝，把脚抬起放在另一条腿上。用对侧手的四指置脚底，拇指在脚背。弯曲拇指下压，其指甲所在第二指外侧指甲角处即是

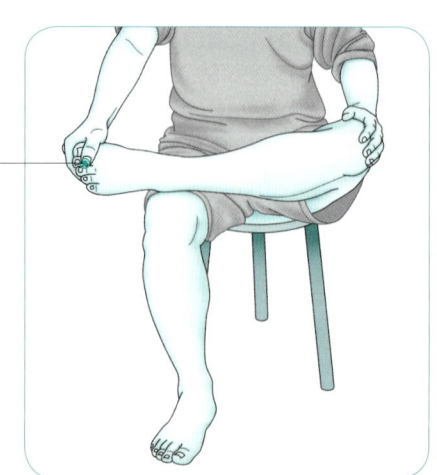

程度	指法	时间/分钟
适度		1～3

▶特效 2：商曲穴

功能主治

商曲穴
属足少阴肾经穴位

- 按摩此穴位，具有清热降温的功效。
- 按摩此处，对腹痛、泄泻、便秘、肠炎、腹中积聚等不适症状有显著疗效。
- 配中脘、大横穴，治疗腹痛、腹胀；配支沟穴，治疗便秘；配大肠俞、天枢穴，治疗泄泻、痢疾。

标准取穴

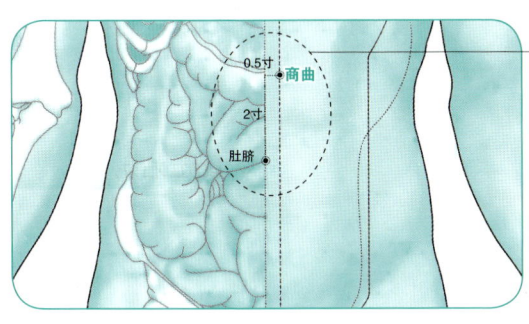

当脐中上2寸，前正中线旁开0.5寸

◇ 配伍治病

腹痛、腹胀：
商曲配中脘和大横
泄泻、痢疾：
商曲配大肠俞和天枢
功用：运化水湿，清热降温

取穴技巧及按摩手法

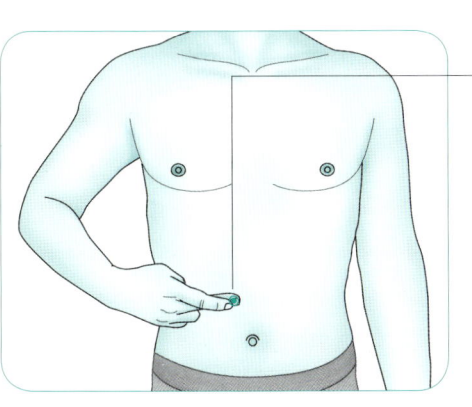

将食指、中指和无名指并拢，掌心朝内，置于腹部，无名指位于肚脐眼处，食指所在的位置即是

程度	指法	时间/分钟
轻		1~3

第二章 消化内科疾病

▶追加1：复溜穴

此穴属足少阴肾经穴位，按摩此穴，具有补肾益气的作用，对泄泻、肠鸣、水肿、腹胀、腰脊强痛等症有显著疗效。长期按压，还可有效医治肾炎、睾丸炎、白带增多等症。

标准取穴

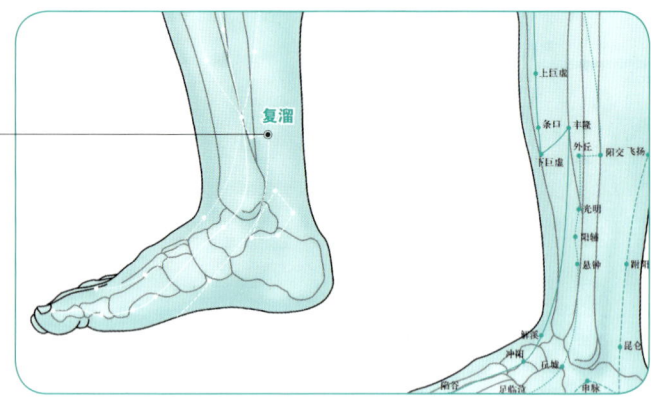

复溜穴位于人体的小腿里侧，脚踝内侧中央上二指宽处，胫骨与跟腱间（或太溪穴直上2寸，跟腱的前方）

取穴技巧及按摩手法

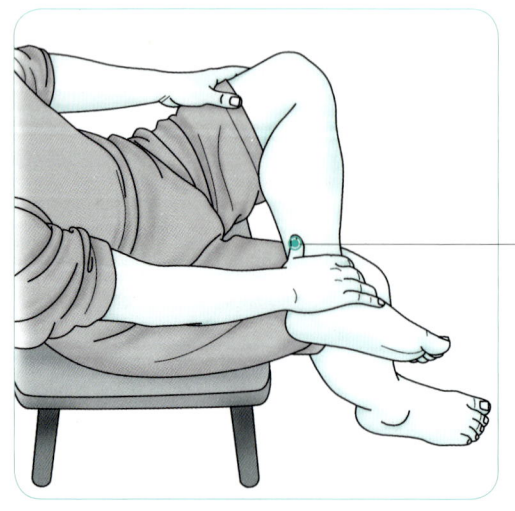

◇ 这些症状也有效

◎ 神经衰弱　　◎ 肾炎
◎ 手脚冰冷　　◎ 手脚浮肿

垂足，将一脚抬起，放在另一腿膝盖上。再以另手轻握脚，四指放脚背，拇指指腹所压之处即是

程度	指法	时间/分钟
轻	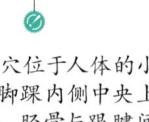	1～3

▶追加 2：小海穴

此穴属手太阳小肠经穴位，按摩此穴，可以治疗小肠吸收营养不佳，造血功能障碍及贫血。对于腹水、肌肉痉挛、眼睑充血、听觉麻痹、寒热齿龈肿、下腹痛、四肢无力等病症也有很好的调理保健效果。

标准取穴

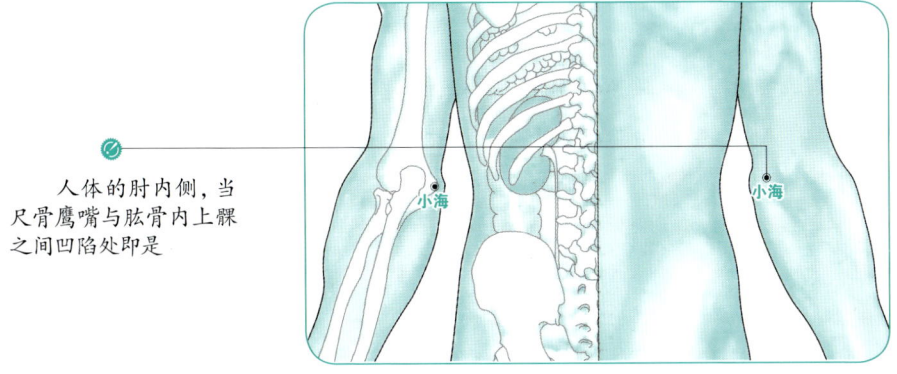

人体的肘内侧，当尺骨鹰嘴与肱骨内上髁之间凹陷处即是

第二章　消化内科疾病

取穴技巧及按摩手法

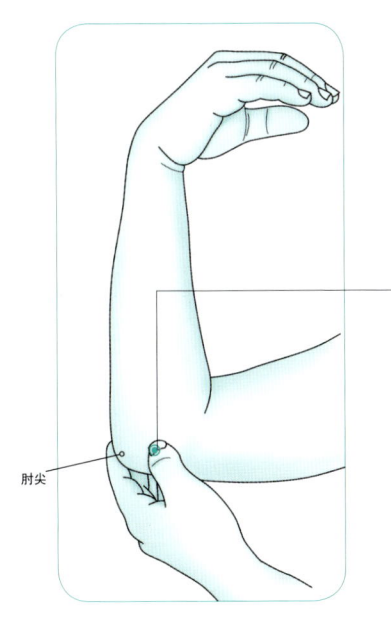

肘尖

◇ 这些症状也有效

◎ 贫血　　◎ 肌肉痉挛
◎ 四肢无力

伸臂屈肘向头，上臂与前臂约呈90°。另一只手轻握肘尖，拇指指腹所在的两骨间即是该穴

程度	指法	时间/分钟
适度		1～3

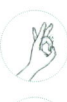
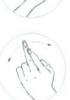

第三章 呼吸内科疾病

肺主呼吸，呼吸系统疾病主要在手太阴肺经上寻找穴位进行治疗，当然某些其他经络上的穴位也可以。本章介绍了咳嗽、哮喘、支气管扩张、肺炎等病症的对应经穴，这些穴位不但可以用于临床治疗，也可用于平时保健，譬如有哮喘或有支气管扩张倾向的抽烟人士，平时不妨多按摩相关穴位，必能减少病症发生。

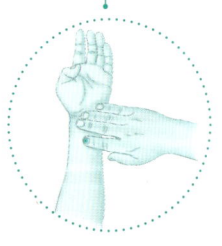

第三章

DI-SAN ZHANG

- 咳嗽
- 哮喘
- 支气管扩张
- 大叶性肺炎

本章看点

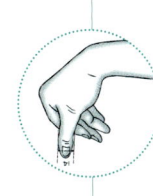
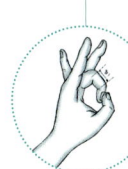
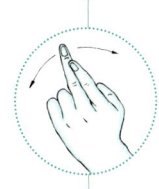
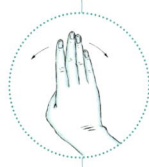

01 咳嗽

按摩扶突、乳根，止咳平喘有奇效

> 咳嗽是人体的一种保护性呼吸反射动作。咳嗽的产生，是由于当异物、刺激性气体、呼吸道内分泌物等刺激呼吸道黏膜里的感受器时，冲动通过传入神经纤维传到延髓咳嗽中枢，引起咳嗽。

专家诊断

● 症状简介

咳嗽的动作是短促深吸气，声门紧闭，呼吸肌、肋间肌和膈肌快速猛烈收缩，使肺内高压的气体喷射而出，就成为咳嗽。随着急速冲出的气流，呼吸道内的异物或分泌物被排出体外。

1. 有多种疾病均可引发咳嗽。

（1）呼吸系统疾病。呼吸道各部位，如咽、喉、气管、支气管和肺的刺激性气体吸入，异物、炎症、肿瘤、出血等刺激均可引起咳嗽。

（2）心脏病。如二尖瓣狭窄或其他原因所致左心功能不全引起的肺瘀血与肺水肿，可引起咳嗽。以在右心或体循环静脉栓子脱落引起肺栓塞时，也可出现咳嗽与咯血。

（3）传染病、寄生虫病。如百日咳、白喉、肺结核、肺吸虫病等。

（4）循环系统疾病。如心力衰竭时引起的肺水肿。

2. 详细询问病史：

（1）咳嗽出现的时间：早晨咳嗽加剧，常见于支气管扩张；夜间的单声咳嗽，常见于肺结核。

（2）咳嗽的具体表现：急性咳嗽常见于上大叶性肺炎、呼吸道感染等；慢性咳嗽常见于肺结核、慢性支气管炎等。

（3）咳痰的性质和多少：咳出大量的脓痰，常见于支气管扩张、肺脓疡；铁锈色痰常见于大叶性肺炎；泡沫性痰常见于支气管哮喘；粉红色痰常见于心力衰竭引起的肺水肿。

（4）咳嗽的节律：咳嗽嘶哑常见于急性咽喉炎；轻微短促的咳嗽常见于肺结核初期；发作时咳声不绝，持续10～20次，咳嗽之后因吸气而产生特殊的高音声调，可能是百日咳。

（5）咳嗽伴发的症状：

a. 咳嗽伴发高热常见于肺炎，咳嗽伴发低热常见于肺结核。

b. 咳嗽伴有呕吐常见于百日咳、慢性咽炎；咳嗽伴有呼吸困难常见于哮喘、心力衰竭；咳嗽伴有消瘦常见于肺癌。

c. 咳嗽痰中带血常见于急性支气管炎、肺结核等；咳嗽大量咯血常见于支气管扩张及晚期肺结核等。

3. 体格检查：

（1）咽部充血常见于上呼吸道感染，扁桃体肿大常见于扁桃体炎。

（2）肺部听到哮鸣音常见于哮喘；干啰音常见于支气管炎；肩胛间听到细湿啰音常见于肺结核；肺底部听到湿啰音常见于肺炎及慢性支气管炎继发感染；两肺中听到湿啰音常见于心力衰竭及支气管肺炎。

（3）如果心脏有杂音，则可能是心脏疾病。

4. 实验室检查：

（1）白细胞和中性粒细胞增高，常见于肺部炎症。

（2）将痰放在白色透明的瓶子里，24小时静置后，可分为三层：上层为白色泡沫，中层为混浊的液体，下层为黄绿色沉渣。常见于肺脓疡及支气管扩张。

症状分析		
	上呼吸道感染	突然发病，流涕，咳嗽，鼻塞，发热，畏寒，鼻有分泌物，咽部充血。
	急性支气管炎	咳嗽痰少，常有轻度发热；慢性者天冷时加重，气候变暖时减轻，肺部可听到干啰音或湿啰音。支气管哮喘阵发性咳嗽，一般晚间较为厉害，发作时呼吸困难，不能平卧，发作将止时，咳出白色泡沫痰，两肺满布哮鸣音。
	肺吸虫病	咳嗽，咯血。本病发生多有地方性，痰中可找到肺吸虫虫卵。
	白喉	发热，咳嗽，咳声粗而浊，类似狗叫。严重者出现喉梗阻现象，呼吸困难，蝉鸣声，发绀，烦躁不安等。喉、咽及扁桃体覆有乳白色或灰白色假膜，不易拭去，若用力拭去，有浅表出血。
	百日咳	多见于儿童，一阵阵地咳个不停，末了产生一种特殊声音，好像雄鸡啼叫的尾声一样，肺部有时可听到干啰音。
	心力衰竭	有心脏病史，咳嗽，气急，不能平卧，痰带粉红色，口唇发绀，两肺满布湿啰音，心率快，可有杂音。
	支气管扩张	长期慢性咳嗽，大量脓痰，体位改变时更多，经常痰中带血或咯血。有少量干啰音或湿啰音。

中西疗法

咳嗽的治疗方法和治疗药物很多,以下列举了其中的一部分以供参考。

中药推荐

1. 鲜萝卜500克,洗净,带皮切丝,绞汁内服。用于治疗咳嗽痰多,喉痒咽干。

2. 佛耳草25克,水煎服。用于治疗咳嗽痰多,不发热。

3. 枇杷叶(去毛)50克,老桑叶50克,车前草50克,水煎服,每日分2次服。用于治疗喉痒,咳嗽较剧,痰多黏稠。

4. 燥火咳嗽:干咳,口唇、咽喉干燥,舌边尖色红,宜清燥润肺。桑叶15克,杏仁15克,枇杷叶15克(去毛),麦冬15克,北沙参15克,水煎服,每日分上、下午服。

5. 风热咳嗽:咳痰不爽快或干咳,口干,咽喉疼痛,或有发热,舌苔薄黄,脉滑数,宜清热化痰。桑叶15克,菊花15克,杏仁15克,甘草5克,桔梗7.5克,连翘15克,薄荷5克(后下),芦根50克(去节),水煎服。

6. 风寒咳嗽:头痛、鼻塞或流清涕,咳嗽痰稀,怕冷或有发热,舌苔薄白,宜疏散风寒。杏仁15克,紫苏15克,前胡15克,制半夏15克,桔梗5克,陈皮5克,甘草5克,水煎服,每日分上、下午服。

7. 痰湿咳嗽:咳嗽,痰吐白沫,喉中漉漉作声,甚至气急不能平卧,宜化痰平喘。炙麻黄7.5克,光杏仁15克,炙甘草5克,焦白术15克,川朴10克,云茯苓15克,水煎服,每日1剂。

8. 宁嗽露:每次15毫升,每日3~4次。

9. 半夏露:每次2食匙,每日服3~4次。

10. 杏仁止咳糖浆:每次1食匙,每日服3~4次。

西药推荐

1. 氯化铵(10%):口服每次5~10毫升,每日3次;或用片剂,每次0.5~1.0克,每日3次。用于咳嗽、痰不易咳出的患者,尿毒症患者禁用。

2. 复方甘草合剂:口服每次10毫升,每日3次。用于一般咳嗽,若咯痰不畅,可加入氯化铵。

3. 咳必清:口服每次12.5~25.0毫克,每日3次。用于剧烈咳嗽,对上呼吸道感染引起的咳嗽效果更佳,多痰及心力衰竭病人禁用。

4. 磷酸可待因:口服每次15毫克,每日3次。一般情况下不宜应用;若咳嗽剧烈,影响呼吸、饮食及睡眠,而且痰液不多者,可暂时使用;肺原性心脏病、呼吸衰竭者应禁用。

5. 敌咳:口服每次10毫升,每日3次。可使痰液变稀,用于一般咳嗽。

经穴疗法

● **特效穴位：扶突穴 乳根穴**

扶突穴：正坐，一手拇指弯曲，其余四指并拢，手心向内，小指位于喉结旁，以食指的指腹，垂直向下按揉其所在之处，有微胀及痛感，中指和食指并拢，以指腹按揉左右两侧穴位，早晚各1次，每次1~3分钟。

乳根穴：仰卧或正坐，轻举两手，覆掌于乳房，拇指在乳房上，其余四指在乳房下，用中指和无名指的指腹稍微用力按压穴位，有痛感。每天早晚各揉按1次，每次3~5分钟。

● **追加穴位：周荣穴 丰隆穴**

周荣穴：仰卧或正坐，把右手食指、中指、无名指伸直并拢，指尖朝左，将食指放在左胸窝上，锁骨外端下，此时，无名指的所在之处就是该穴位，食指、中指、无名指并拢，用指腹适度用力揉按穴位。每天早晚各揉按1次，每次揉按1~3分钟。

丰隆穴：正坐、屈膝、垂足，按取外膝眼到外踝尖连线中点。用食指、中指、无名指的指腹按压（中指用力）穴位，有酸痛感。每天早晚各揉按1次，每次1~3分钟。

▶特效1：扶突穴

功能主治

扶突穴
属手阳明大肠经穴位

- 此穴位具有清润肺气、平喘宁嗽、理气化痰、补寒泄热之功效。
- 常按摩此穴，能治疗咳嗽、气喘、咽喉肿痛、吞咽困难、瘰疬等。
- 长期按摩此穴，对甲状腺肿大还有良好的治疗调理作用。
- 此穴配伍合谷穴治疗瘿气；配伍大椎、合谷，可清热利咽；配伍天突、天溪，可行气利咽。

标准取穴

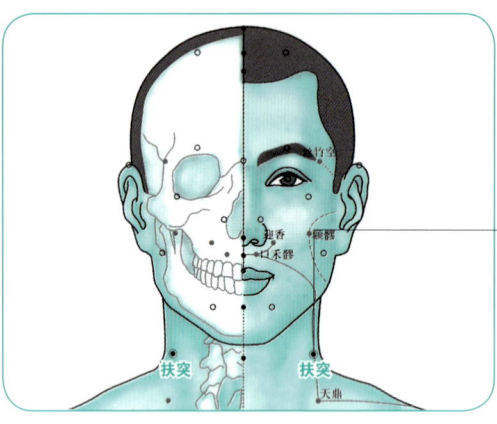

人体的颈外侧部，喉结旁，当胸锁乳突肌前、后缘之间处即是

◇ 配伍治病

瘿气：
扶突配合谷
功用：理气润肺，清热祛火

取穴技巧及按摩手法

一手拇指弯曲，其余四指并拢，手心向内，小指位于喉结旁，食指所在位置即是

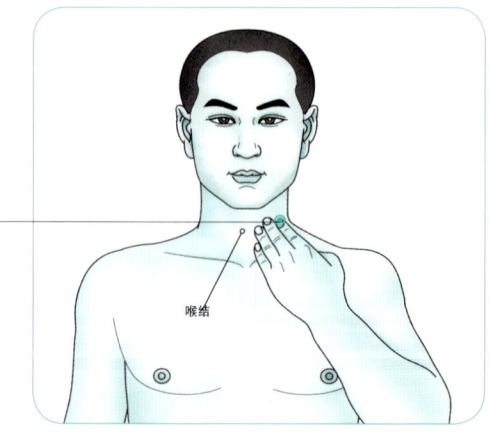

程度	指法	时间/分钟
适度		1~3

小穴位大疗效速查手册

▶ 特效 2：乳根穴

功能主治

乳根穴 属足阳明胃经穴位

此穴针对乳痈、乳痛、乳腺炎、乳汁不足等病症，有很好的治疗功效。

还可用于治疗胸痛、心闷、咳嗽、气喘、呃逆、肋间疼痛等疾病。

标准取穴

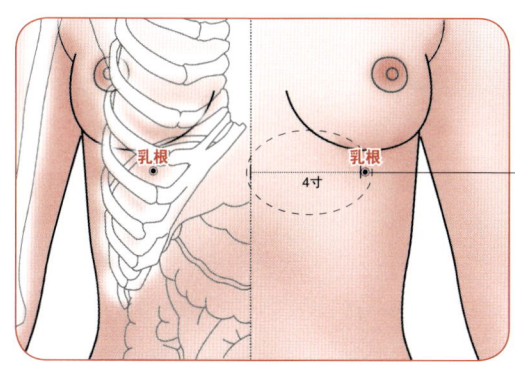

人体胸部，乳头直下，乳房根部，当第五肋间隙，距前正中线4寸处

◇ **配伍治病**

乳汁不足：
乳根配乳中穴
功用：通络止痛，活血平喘

取穴技巧及按摩手法

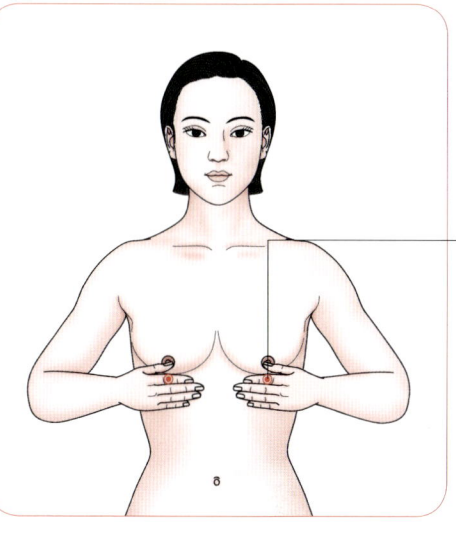

仰卧或正坐，轻举两手，覆掌于乳房，拇指在乳房上，其余四指在乳房下，食指贴于乳房边缘，食指指腹所在的位置即是

程度	指法	时间/分钟
适度		3~5

第三章 呼吸内科疾病

▶追加1：周荣穴

此穴属足太阴脾经穴位，常按此穴，可以止咳平喘、健脾益气，对咳嗽、气逆、胸胁胀满具有明显的疗效。

标准取穴

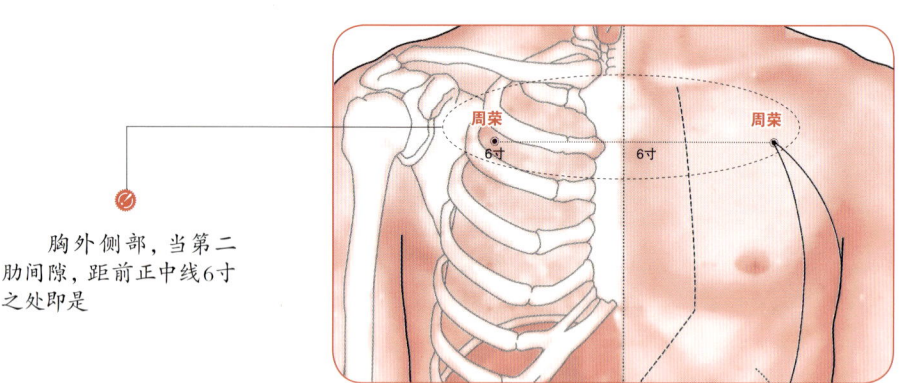

胸外侧部，当第二肋间隙，距前正中线6寸之处即是

取穴技巧及按摩手法

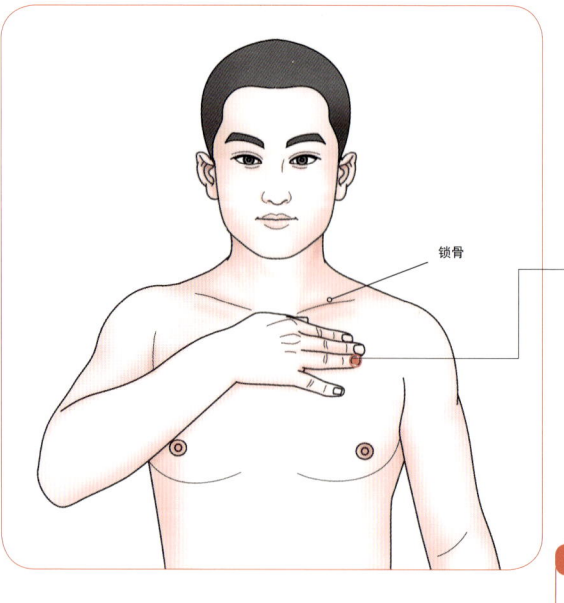

◇ 这些症状也有效

◎ 气逆　　◎ 胸胁胀满

仰卧或正坐，将右手食指、中指、无名指三指伸直并拢，指尖朝左，将食指放在左胸窝上，锁骨外端下，则无名指所在的位置即是

程度	指法	时间/分钟
重		3～5

▶追加2：丰隆穴

此穴属足阳明胃经穴位，是中医针灸最好的化痰穴，具有化痰湿、宁神志之功效，对于头痛、晕眩、下肢痉挛麻痹、便秘等症，有很好的保健功效。

标准取穴

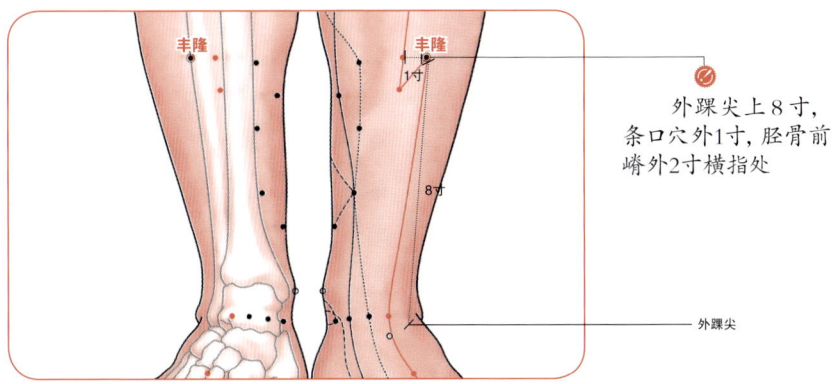

外踝尖上8寸，条口穴外1寸，胫骨前嵴外2寸横指处

取穴技巧及按摩手法

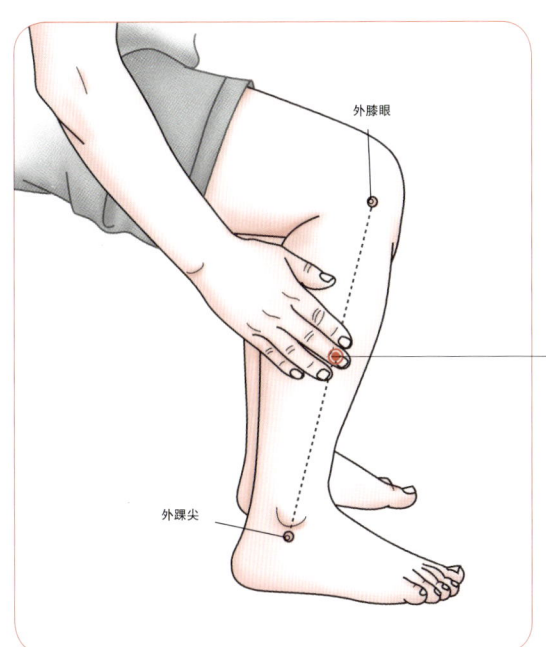

◇ 这些症状也有效

◎ 痰多咳嗽　◎ 心神不宁
◎ 头痛晕眩　◎ 便秘

正坐、屈膝、垂足，一手手指放于同侧腿的侧部，其中中指位于外膝眼到外踝尖连线的中点处，则中指所在位置即是穴位

程度	指法	时间/分钟
适度		1~3

第三章　呼吸内科疾病

02 哮喘

按摩廉泉、神封，缓解哮喘有奇效

哮喘，是因支气管痉挛所引起的，任何年龄的人都可能患上此病，它是一种很常见的呼吸道疾病。

专家诊断

● 症状简介

哮喘分为支气管哮喘和哮喘性支气管炎两种，两者的临床表现和处理很相似。

症状分析

反复发作的呼气性呼吸困难，发作时不能平卧，发作将止时咳出白色泡沫痰。

肺部听诊，两肺满布哮鸣音。

哮喘性支气管炎，必有慢性咳嗽史。

中西疗法

1. 贴敷疗法：

此法主要应用于支气管哮喘。

药物：细辛、甘遂、白芥子各37.5克，延胡索75克。

制法：上药共研细末，将1/3粉末（一次贴敷用量），用生姜汁80毫升调为糊状，制成药饼6只。或加用麝香0.25克，研细后均分6份，放在药饼中间。

贴法：将药饼放在直径约10厘米的圆形布上，贴在百劳、肺俞、膏肓3个穴位（左右对称共6个穴位）。

疗程：伏天贴敷，每10天贴敷一次，共3次，最好在中午11～13时贴敷。连续贴敷3年。

2. 抗感染治疗：

对细菌或病毒感染应选择有效的抗生素或抗病毒药物，应避免长期反复盲目使用抗生素。

西药推荐		
	发作较轻时	氨茶碱 0.1 克，每日 3 次。儿童每次 4～6 毫克/千克，每日 3 次。或合并非那根止咳糖浆 25 毫克（儿童每次 0.5～1.0 毫克/千克），每日 1 或 2 次。
		麻黄素 25 毫克，每日 3 次。儿童每次 0.5～1.0 毫克/千克，每日 3 次。
		0.5% 异丙基肾上腺素溶液喷雾吸入，每日数次。
	症状较重时	肾上腺素 1∶1000 水溶液 0.3～0.5 毫升，皮下注射。儿童用半量。有心脏病、高血压、甲状腺机能亢进者忌用。
		氨茶碱 0.25 克，儿童每次 2～4 毫克/千克，加入 50% 葡萄糖 20～40 毫升中，静脉缓注。
	持续哮喘时	给患者吸入氧气。
		可先用氨茶碱 0.5 克加入 5% 葡萄糖液 500 毫升内作静脉滴注。

经穴疗法

● **特效穴位：廉泉穴　神封穴**

廉泉穴：正坐或者仰卧，伸出左手，手掌心向右，手指尖向上，拇指弯曲，用指尖从上往下按揉下巴下穴位，有酸、麻、胀的感觉。交替用左右手的拇指按揉穴位，先左后右，每次按揉 1～3 分钟。

神封穴：将两只手的四指并拢，手掌心朝内，分别放在胸部边沿的位置，此时，中指所在的部位就是神封穴。两只手的四指并拢，轻轻按揉神封穴，一按一放，持续 1～3 分钟。

● **追加穴位：少商穴　三间穴**

少商穴：将拇指伸出，用一只手的拇指、食指和中指轻轻握住此拇指，另一只手拇指弯曲，用指甲的甲尖垂直掐按，有刺痛感。依次掐按左右两手，每次各 1～3 分钟。

三间穴：一只手平放，稍稍侧立，用另一只手轻轻握住，拇指弯曲，用指甲垂直掐按穴位，有酸痛感。分别掐按左右两手，每次各 1～3 分钟。

▶特效1：廉泉穴

功能主治

廉泉穴
属任脉穴位

此穴主治舌强、言语不清、舌根急缩、舌下肿痛、舌缓流涎。
对口腔炎、吞咽困难、哮喘等病症，长期按压此穴，会有很好的调理保健效能。

标准取穴

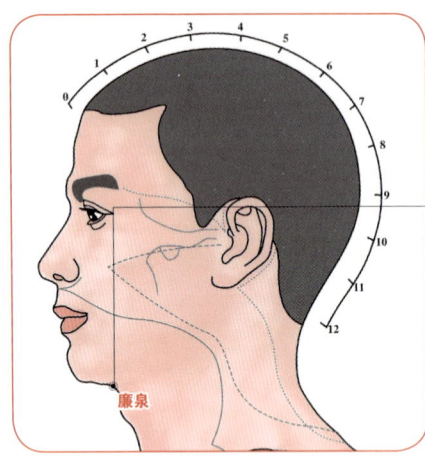

廉泉穴位于人体的颈部，当前正中线上，喉结上方，舌骨上缘凹陷处

◇ **配伍治病**

舌强不语、舌下肿痛、舌缓流涎：
廉泉配金津、玉液和天突
功用：收引阴液

取穴技巧及按摩手法

正坐，伸左手，掌心向右，指尖向上，弯曲拇指用指尖扣按下巴下穴位即是

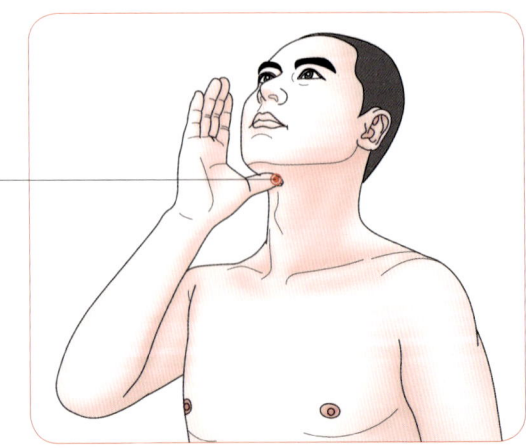

程度	指法	时间/分钟
轻		1~3

小穴位大疗效速查手册

▶特效2：神封穴

功能主治

神封穴
属足少阴肾经穴位

此穴具有升清降浊之功能。

长期按压此处，对咳嗽、气喘、哮喘、胸胁胀满、呕吐、不嗜饮食、乳痈等症，有良好的治疗效果。

配阳陵泉、支沟穴，治疗胸胁胀痛；配肺腧、太渊穴，具有宣肺理气、止咳平喘之功效；配肝腧、阳陵泉，可疏肝利胆，镇静止痛。

标准取穴

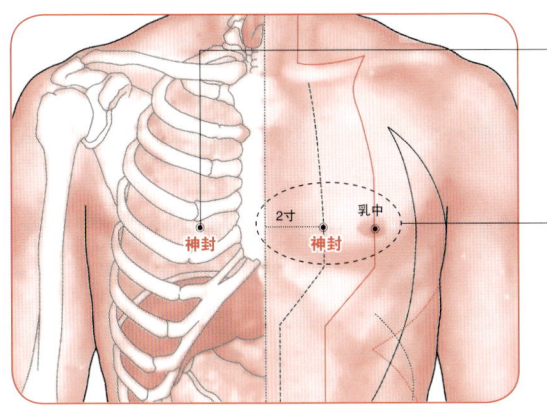

- 当第四肋间隙
- 前正中线旁开2寸

◇ **配伍治病**

胸胁胀痛：
神封配阳陵泉和支沟
功用：降浊升清

取穴技巧及按摩手法

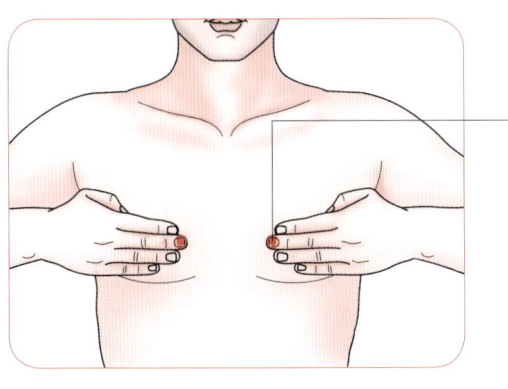

将四指并拢，掌心朝内，放置于胸部边沿位置，中指所在的位置即是

程度	指法	时间/分钟
轻		1~3

第三章 呼吸内科疾病

▶追加1：少商穴

此穴属手太阴肺经穴位，呼吸系统疾病，如哮喘、流行性感冒、腮腺炎、扁桃腺炎或是小儿惊风、喉部急性肿胀、呃逆等，都可以用"少商穴"来调治。

标准取穴

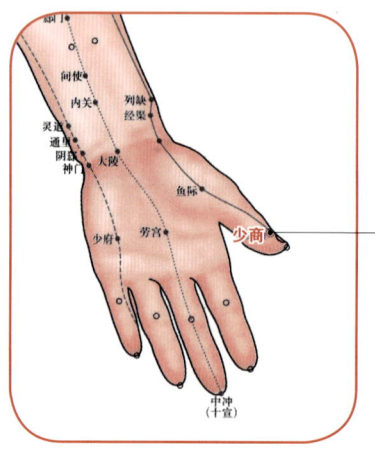

双手拇指末节桡侧，距指甲角0.1寸处

取穴技巧及按摩手法

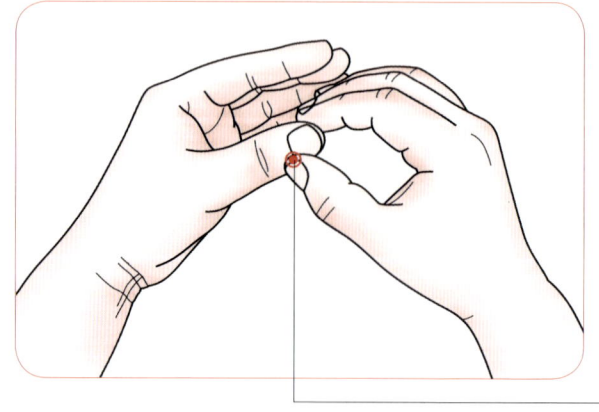

◇ 这些症状也有效

◎ 感冒　　◎ 腮腺炎
◎ 扁桃体炎

将左手拇指伸出，以右手拇指、食指、中指轻握，再将右手拇指弯曲，以指甲甲尖垂直掐按左手拇指指甲角边缘即是

程度	指法	时间/分钟
轻		1～3

▶追加 2：三间穴

此穴属手阳明大肠经穴位，因肺与大肠互为表里，如果肺气不畅、津液不能下达，将导致大便秘结，如果大肠实热、腑气不通，亦可能引发呼吸困难。上述状况均可因按摩三间穴而获得改善。

标准取穴

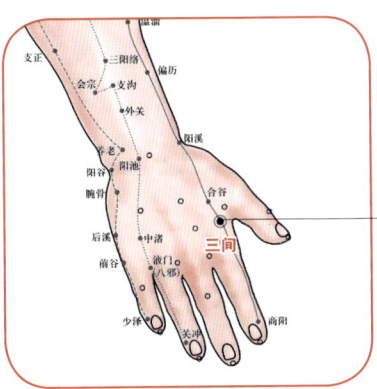

在手背，第二掌指关节桡侧近端凹陷中

第三章 呼吸内科疾病

取穴技巧及按摩手法

◇ 这些症状也有效

◎ 便秘　　◎ 风火牙痛
◎ 手指及手背红肿

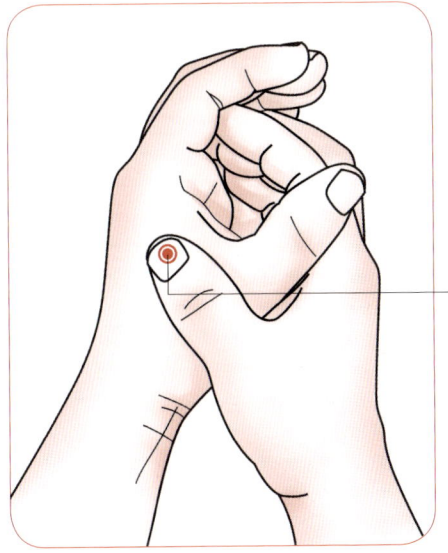

将左手稍稍侧立，用右手轻握，弯曲拇指，用指甲垂直掐按左手食指指节后边缘凹陷处即是

程度	指法	时间/分钟
轻		3~5

· 137

03 支气管扩张
按摩身柱、肩中俞，助你远离"气管炎"

支气管扩张，大多是由其他呼吸系统疾病引起的，比如呼吸道感染、麻疹、百日咳、支气管肺炎等，都可以导致此病的发生。它也是较为常见的呼吸道慢性疾病。

专家诊断

● 症状简介

症状分析

慢性咳嗽：早期无明显症状，或仅有慢性咳嗽。

大量脓痰：后期出现大量脓痰，痰呈黄绿色，脓样，放在玻璃管中静置后可分成三层：上层泡沫，中层浆液，下层脓液及细胞沉渣。此时往往已有明显感染症状。患者在早上起床或夜间上床等体位变动的时候，咳痰增多。

反复出现呼吸道感染：发热，伴有咳嗽加重和脓痰增多。

中西疗法

1. 清肺热：

适应证：咳嗽吐脓痰，苔薄脉滑，宜清肺化痰。

单方：桑白皮25～50克，黄芩15～25克，杏仁15克，桔梗15克，冬瓜子50克，竹沥半夏15克，芦根50克，水煎服。

2. 清热毒：

适应证：咳吐黄绿脓痰，发热畏寒，苔黄脉数，宜清热解毒。

单方：蒲公英50～100克，鱼腥草50～100克，芦根100克，银花25～50克，冬瓜子100克，杏仁15克，桔梗15克，水煎服。

中药推荐	内服1：冬瓜子100克，鲜芦根200克（或金银花25克），水煎服。
	内服2：鱼腥草50～100克，或鲜大蓟根50克，水煎加冰糖，连服半月。

西药推荐	内服1：咳嗽，可用敌咳，每次10毫升，每日3次。或用半夏露，每日3次，每次2食匙。
	内服2：继发感染时，可用磺胺类及抗菌素。
	内服3：咯血，可用止血剂，紫珠草浸膏，每日3次，每次10毫升。

经穴疗法

● 特效穴位：身柱穴 肩中俞穴

身柱穴：正坐或俯卧，把左手伸到肩后，用中指的指尖揉按穴位，有刺痛的感觉。每次揉按3～5分钟。小儿或者手臂僵硬酸痛的人，可以请他人搓热双手，用单手的掌根之处揉按穴位，效果更好。

肩中俞穴：用双手的手掌心朝向颜面，沿着脖颈处，伸向背部，小指挨着颈项，用中指指腹按压所在部位有酸胀感，以适当的力量，用中指的指腹按压此处穴位，左右两侧穴位，每次各按揉1～3分钟。

● 追加穴位：俞府穴 中府穴

俞府穴：正坐或仰卧，举起双手，用拇指的指尖垂直揉按胸前两侧、锁骨下穴位，有酸痛的感觉。每天早晚左右穴位各揉按3～5分钟，或者两侧穴位同时揉按。

中府穴：正坐或仰卧，以右手食指、中指、无名指三指并拢，用指腹按压左胸窝上，锁骨外端下，感到有酸痛闷胀之处，向外顺时针揉按1～3分钟，再用左手以同样的方式，逆时针揉按右胸中府穴。

▶特效1：身柱穴

功能主治

身柱穴 属督脉穴位

- 本穴属肺，主气，对气喘、感冒、咳嗽、肺结核，或咳嗽而有肩背疼痛之症，有特效。
- 是主治虚劳喘咳、支气管炎、肺炎、百日咳及治疗疮毒的特效穴。
- 对脊背强痛、小儿抽搐、癫病、热病、中风不语等病症，长期按压此穴，可有很好的调理保健效能。

标准取穴

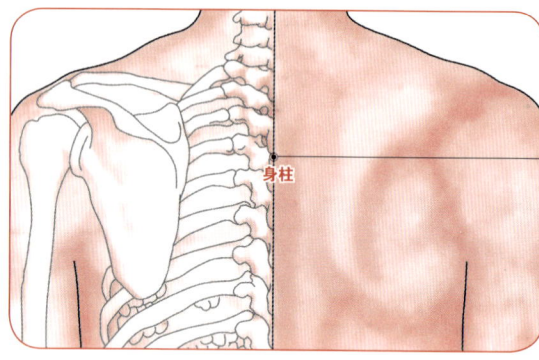

人体身柱穴位于背部，当后正中线上，第三胸椎棘突下陷中

◇ 配伍治病

癫病：
身柱配水沟、内关、丰隆和心俞

肺热、咳嗽：
身柱配风池、合谷和大椎

功用： 补气壮阳

取穴技巧及按摩手法

正坐或俯卧，伸左手由肩上尽力向后，中指指尖所在的位置即是

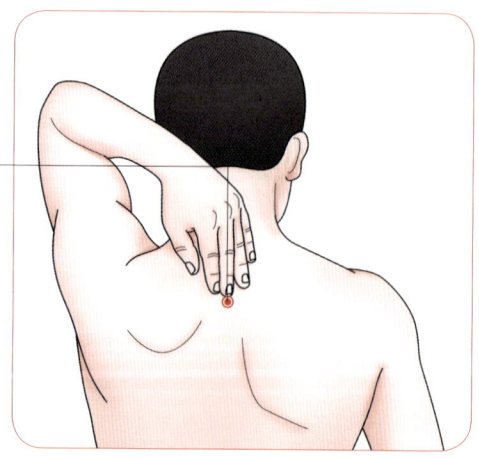

程度	指法	时间/分钟
重		3～5

▶特效 2：肩中俞穴

功能主治

肩中俞穴
属手太阳小肠经穴位

- 长期按压此处，可解表宣肺。
- 按压此处，能够治疗许多呼吸系统疾病，如支气管炎、哮喘、咳嗽、支气管扩张、咯血等。
- 按摩此穴，对视力减退、肩背疼痛也具有较好疗效。
- 配合肩外俞、大椎，还能治疗肩背疼痛；配伍肩髎、外关，还具有舒筋止痛的作用。

标准取穴

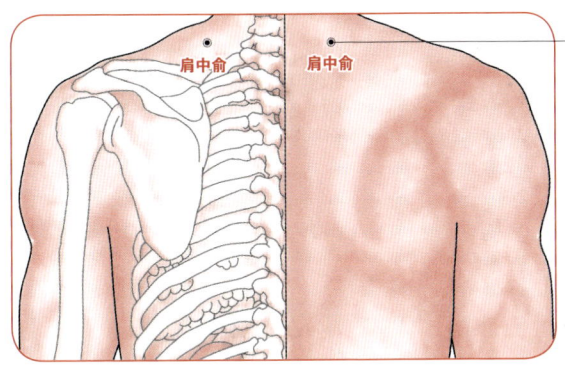

背部，第七颈椎棘突下，旁开2寸处即是

◇ 配伍治病

肩背疼痛：
肩中俞配肩外俞、大椎
功用：解表宣肺

取穴技巧及按摩手法

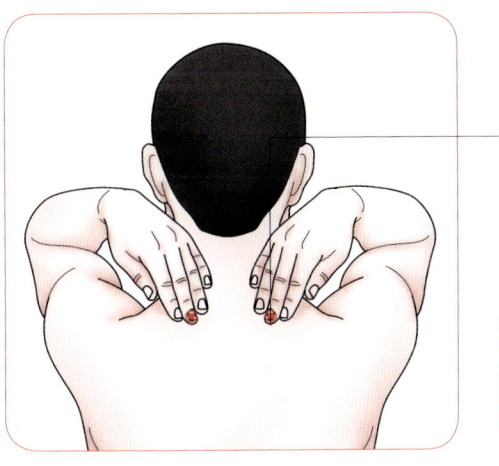

双手手心向颜面，沿脖颈处，伸向背部，小指挨着颈项，则中指指腹所在的位置即是该穴

程度	指法	时间/分钟
适度		1～3

第三章 呼吸内科疾病

追加1：俞府穴

此穴属足少阴肾经穴位，主治咳逆上喘、呕吐、胸满不得饮食。对肺充血、支气管炎，肋间神经痛、胸膜炎、胸中痛、久喘、呼吸困难等病症也有保健疗效。

标准取穴

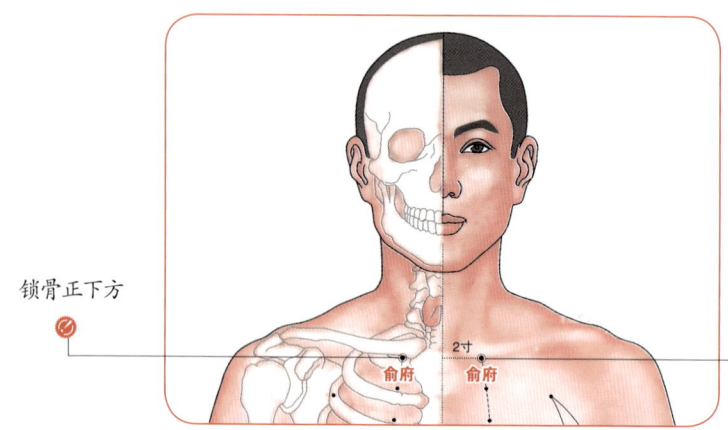

锁骨正下方

人体正面中线左右三指宽

取穴技巧及按摩手法

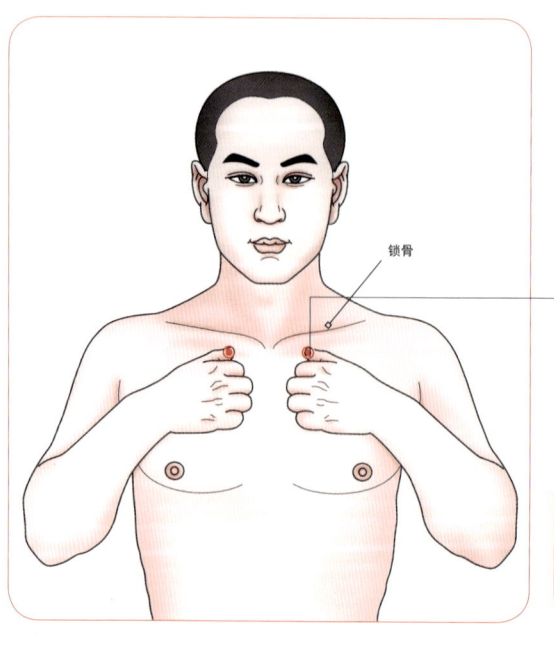

◇ 这些症状也有效
- 呕吐
- 胸痛
- 肋间神经痛

正坐或仰卧，举双手，用拇指指尖垂直揉按胸前两侧、锁骨下穴位即是

程度	指法	时间/分钟
重		3~5

▶追加 2：中府穴

此穴属手太阴肺经穴位，按摩本穴可使淤积之气疏利升降而通畅，所以对于通畅内脏抑郁淤积之气最为有效。此外，对肺部疾病，如支气管炎、肺炎、咳嗽、气喘、胸肺胀满、胸痛、肩背痛等病症，也具有很好的调理保健功效。

标准取穴

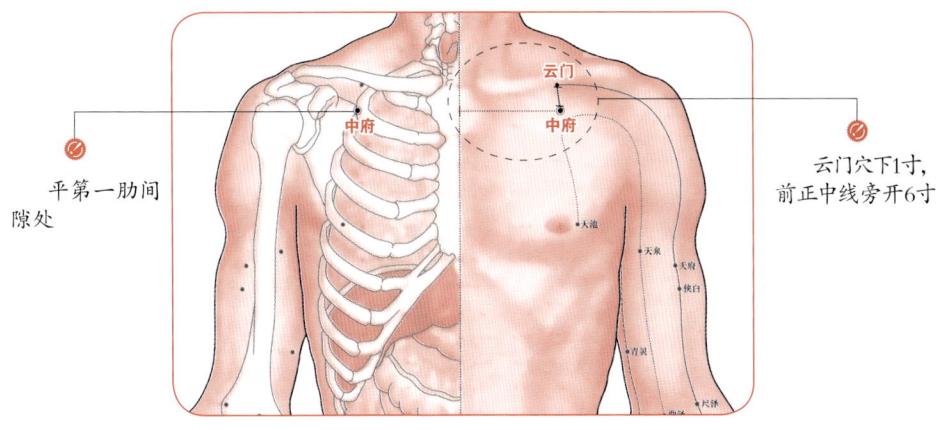

平第一肋间隙处

云门穴下1寸，前正中线旁开6寸

第三章 呼吸内科疾病

取穴技巧及按摩手法

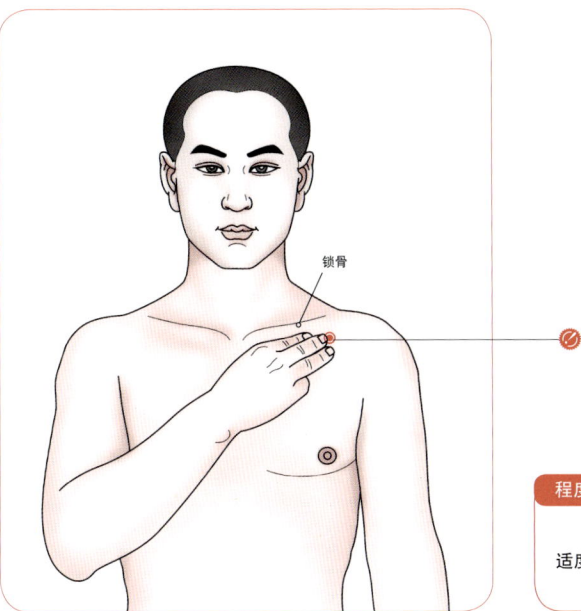

◇ 这些症状也有效
◎ 胸腹胀满　　◎ 浮肿
◎ 胸肌疼痛

正坐或仰卧，将右手三指（食指、中指、无名指）并拢，放在胸窝上，中指指腹所在的锁骨外端下即是

程度	指法	时间/分钟
适度		1～3

04 大叶性肺炎
按摩大包、尺泽，保证肺部健康

大叶性肺炎，是由于肺大叶被肺炎双球菌等感染而引起的急性疾病。病情较轻时，会出现寒战、高热、咳嗽等；病情严重时，会出现血压下降，甚至神志昏迷。

专家诊断

大叶性肺炎的病理过程分为充血、实变、消散三期。发病后12～24小时内为充血期，肺部毛细血管扩张，肺泡内有少量浆液渗出，肺泡内仍含大量气体。X线检查可无明显或仅有局部肺纹理增粗。发病后24小时左右，肺泡内充满炎性渗出物，病变逐步发展为实变期。X线表现为密度均匀增加的致密影，先沿肺叶周边开始，逐渐向肺门侧扩展。如累及肺叶全部，则呈大片均匀致密影，以叶间裂为界，边界清楚，形状与肺叶的轮廓一致。不同肺叶的大叶性实变，形状不同，X线表现亦异。

症状分析

突然起病，寒战，高热，咳嗽，胸痛，咳铁锈色痰，出现口唇疱疹。

体征：病变部位叩诊浊音，呼吸音降低，听到湿啰音，语颤及支气管语音增强。

化验：血液白细胞总数及中性增高。

中毒型肺炎：除上述临床表现外，出现周围循环衰竭，如呼吸浅表，脉搏细速，出冷汗，四肢冰冷，血压下降，甚至神志昏迷。

中西疗法

1. 中医辨证施治：

（1）适应证：咳嗽气急，高热出汗，口渴，苔黄脉数，宜清热宣肺。

单方：麻黄10克，杏仁15克，生石膏100克（研粉），生甘草7.5克，银花25克，桔梗15克，黄芩15克，鱼腥草50克（后下），水煎服。一剂分2次服。病情较重者每天可服2剂。

（2）适应证：咳嗽，咳痰黄色，发热形寒，苔薄脉数，宜清肺热。

单方：金银花25～50克，连翘25～50克，鲜芦根100克，冬瓜子100克，苡仁25克，鱼腥草50克，桔梗10克，水煎服。若患者胸痛，可加桃仁7.5克。

2. 对症治疗：

（1）咳嗽：止咳化痰药。

（2）胸痛：优散痛1片，每日3次。或可待因0.03克，每日2~3次。

（3）高热给扑热息痛1克口服，每日4~6次。或柴胡注射液2~4毫升，肌肉注射。

（4）根据情况，可考虑补液和给予多种维生素。

中药推荐	内服1：鲜乌蔹莓100克，水煎服，每日1剂。
	内服2：鱼腥草50~150克，菝葜50~100克，水煎服。
	内服3：了哥王根25~40克，加水适量，小火煎2小时，取汁分2次服。
西药推荐	注射1：青霉素每次80万~160万单位，每6~8小时1次，肌肉注射，或阿莫西林每次0.4~0.6克，每日3~4次。
	注射2：庆大霉素每次8万单位，每日2~3次，肌肉注射。年老体弱和病情较重者，与青霉素联合应用。

经穴疗法

● 特效穴位：大包穴 尺泽穴

大包穴：正坐或者仰卧，双手互相抱于胸前，把双手的中指放置在对侧腋窝中线下6寸处，大约一个手掌长度的地方，分别用中指的指尖揉按，会有胀、刺痛的感觉。每天早晚各揉按1次，每次揉按1~3分钟。如果想得到丰胸的效果，就用这种方法揉按：首先，双手按住大包穴后，从胸外侧向内推压胸部36次；其次，手掌按住大包穴，再旋转推压36次；最后，用手指搓揉大包穴36次。

尺泽穴：伸臂向前，仰掌，掌心朝上，微微弯曲约35°，用另一只手，手掌由下而上轻托肘部。弯曲拇指，以指腹按压，有酸痛的感觉。每次左右两手各按压1~3分钟。

▶ 特效 1：大包穴

功能主治

大包穴 属足太阴脾经穴位

此穴主治全身疲乏，四肢无力、颇有功效。

对于肺炎、气喘、胸膜炎、胸肋痛、膀胱麻痹、消化不良等，都有很好的保健调理作用。

标准取穴

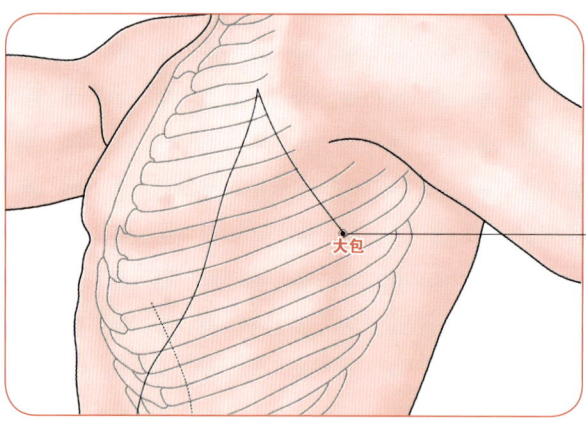

胸侧部，腋中线上，当第六肋间隙处即是

◇ 配伍治病

四肢无力：
大包配足三里
功用：通络健脾，理气安神

取穴技巧及按摩手法

正坐或仰卧，右手五指并拢，指尖朝上，将中指指尖放于左腋窝下中下线处，则手腕横线外缘所对的位置即是该穴

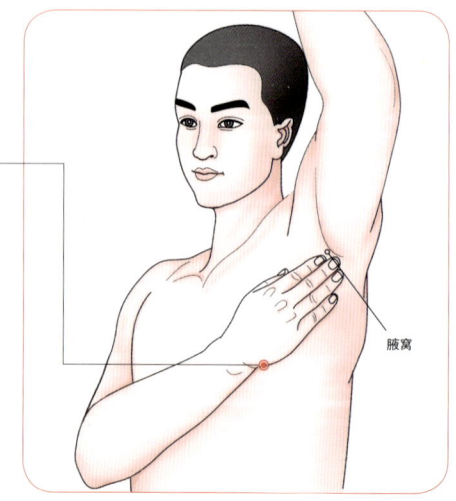

腋窝

程度	指法	时间/分钟
适度		1～3

▶特效2：尺泽穴

功能主治

尺泽穴
属手太阴肺经穴位

- 此穴对治疗无名腹痛有特效。
- 还可治疗咳嗽、气喘、肺炎、支气管炎、咽喉肿痛。
- 尺泽穴是最好的补肾穴之一，通过降肺气而补肾，最适合上实下虚的人，高血压患者多是这种体质。
- 对肘臂肿痛、皮肤痒、过敏等病症，长期按压此穴，会有很好的调理保健功效。

标准取穴

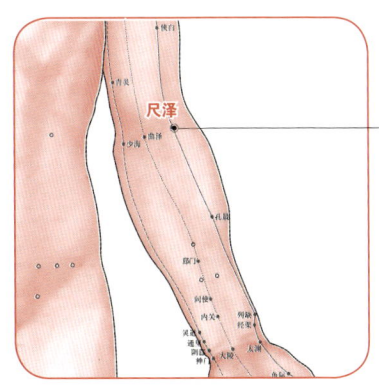

肘横纹中，肱二头肌腱桡侧凹陷处

取穴技巧及按摩手法

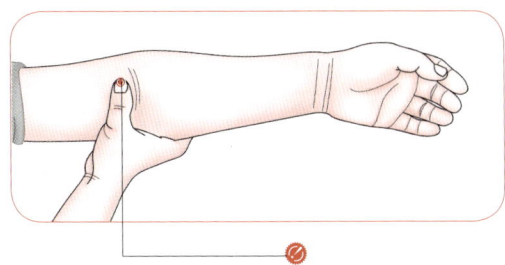

伸臂向前，仰掌，掌心朝上。微微弯曲约呈35°。以另一只手手掌由下而上轻托肘部。弯曲拇指，指腹所在的肘窝中一大凹陷处即是

◇ 配伍治病

咳嗽、气喘：
尺泽配列缺、中府
急性吐泻：
尺泽配委中
功用： 肃降肺气，清泄肺热，滋阴润肺，通经强筋

程度	指法	时间/分钟
适度		1~3

第三章 呼吸内科疾病

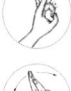

第四章 心血管疾病

心脏病、高血压等心血管疾病可以通过经络穴位进行治疗和调理，按摩一些穴位对突发的心血管疾病有很好的急救功效，堪称"救命穴"。了解这些穴位疗法，对于有心血管疾病患者的家庭意义重大。

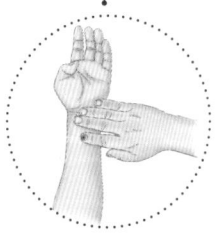

DI-SI ZHANG

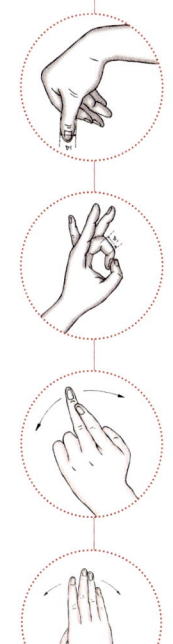

- 高血压
- 风湿性心脏病
- 心律失常
- 冠心病

本章看点

01 高血压

按摩百会、涌泉，胜过口服降压药

高血压，其发病原因尚不明晰，但通常认为和长期精神紧张与遗传有关。它可分为原发性高血压与继发性高血压两种。我们在下文中主要介绍的是原发性高血压。

专家诊断

● 症状简介

症状分析

症状复杂，常见的有：头痛、头晕、头涨、耳鸣、心悸、四肢发麻、颈项僵硬、烦躁、失眠等。

血压在 18.6 / 12.0 千帕（140 / 90 毫米汞柱）以上。

具有高血压的节律。

中西疗法

1. 中医辨证施治：

（1）肝阳上亢：

适应证：面赤、目红、头晕、头痛、大便不通、舌红苔黄腻，脉弦或弦滑有力，宜平肝清火。

药方：川芎 7.5～15 克，夏枯草 20～30 克，龙胆草 15 克，黄芩 10～15 克，钩藤 15～25 克（后入），牡蛎 25～50 克（先煎），磁石 25～50 克（先煎），水煎服。

（2）肾阴不足：

适应证：耳鸣、心跳、头晕、头痛、目糊、失眠、舌质红或光红无苔、脉细弦，宜滋肾平肝。

药方：玄参 15～20 克，杞子 10～15 克，生地 15～20 克，天冬 7.5～15 克，珍珠母 50～100 克（先煎），牡蛎 50～100 克（先煎），石斛 10～20 克（打碎，先煎），水煎服。

2. 西药治疗：

应将降压、镇静与减少血管脆性的药物配合使用。

中药推荐	内服1：豨莶草100克，水煎服。
	内服2：青木香50克，红糖为引，水煎服。
	内服3：花生叶50~100克，水煎服。
	内服4：野菊花、夏枯草各15克，水煎服。
西药推荐	降压药1：β受体阻断剂，噻吗心安5~10毫克，每日2~3次；或美托洛尔25~50毫克，每日2次。
	降压药2：钙离子拮抗剂，硝苯地平10毫克，每日3次。
	降压药3：血管紧张素转化酶抑制剂，卡托普利12.5~25.0毫克，每日3次。
	降压药4：其他有血管紧张素Ⅱ受体拮抗剂（ARB）和α受体阻制滞剂等。
	镇静剂1：利眠宁10毫克，每日3次。
	镇静剂2：苯巴比妥0.015~0.030克，每日3次。
	其他内服：减少血管脆性药物，复方路通片1~2片，每日3次。

经穴疗法

● 特效穴位：百会穴 涌泉穴

百会穴：正坐，举起双手，张开虎口，拇指的指尖碰触耳尖，手掌心向头，四指朝上，双手的中指在头顶正中相碰触；先将左手的中指按压在穴位上，再将右手的中指按在左手中指的指甲上，双手的中指交叠，同时向下用力揉按穴位，有酸胀、刺痛的感觉。每次揉按1~3分钟。

涌泉穴：正坐，把一只脚放在另一腿的膝盖上，脚掌朝上，用另一侧的手轻握住脚，四指放在脚背，拇指弯曲并放在穴位处，用拇指的指腹从下往上推按穴位，有痛感。左右脚心每日早晚各推按1~3分钟。

● 追加穴位：阴陵泉穴

阴陵泉穴：正坐，将一只脚抬起，放在另外一腿的膝盖上，一只手轻轻握住膝下，拇指弯曲，用拇指的指尖从下往上用力揉按，会有刺痛和微酸的感觉。每天早晚各揉按1次，每次揉按1~3分钟。

▶特效1：百会穴

功能主治

百会穴 属督脉穴位

- 有开窍宁神的功效，主治失眠、神经衰弱。
- 有平肝息风的功效，主治头痛、眩晕、休克、高血压、脑卒中失语、脑贫血、鼻孔闭塞。
- 有升阳固脱之效能，主治脱肛、子宫脱垂等，长期按压此穴，会有很好的调理保健效能。

标准取穴

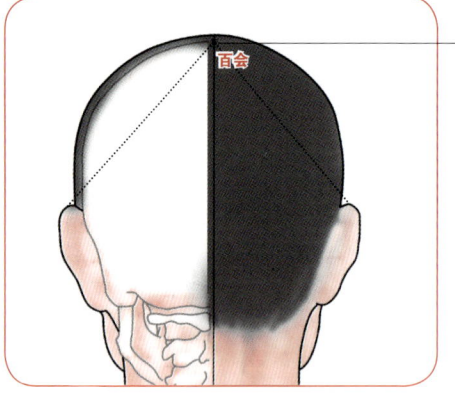

人体百会穴位于头部，当前发际正中直上5寸，或两耳尖连线中点处

◇ **配伍治病**

脑卒中失音不能言语：
百会配天窗

小儿脱肛：
百会配长强和大肠俞

功用：升阳举陷，益气固脱

取穴技巧及按摩手法

正坐，举双手，虎口张开，拇指指尖碰触耳尖，掌心向头，四指朝上。双手中指在头顶正中相碰触所在穴位即是

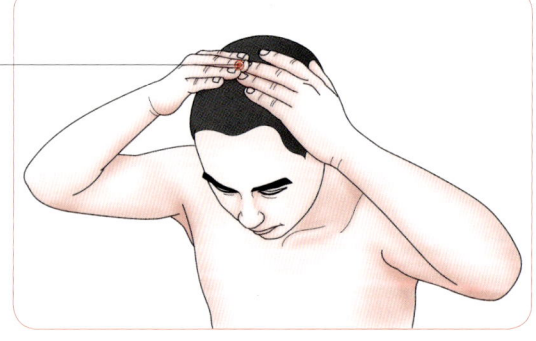

程度	指法	时间/分钟
轻		1~3

▶特效 2：涌泉穴

功能主治

涌泉穴
属足少阴肾经穴位

此穴有益肾、清热、开郁之特效，因而被列入回阳九针之一。

对腰痛、大便难有特效。

咽喉肿痛、头痛、目眩、失音、失眠、小便不利、休克、中暑、脑卒中、高血压、癫痫、女子不孕、月经不调、阴痒、阴挺等，常掐按此穴，都有很好的保健调理功效。

标准取穴

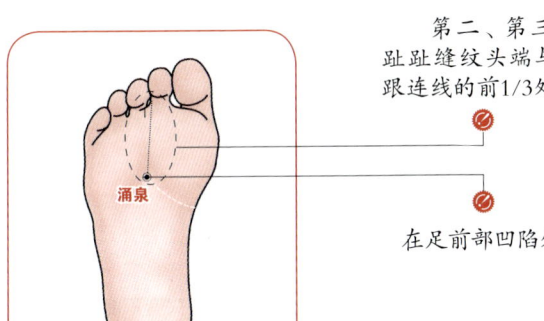

第二、第三脚趾趾缝纹头端与足跟连线的前1/3处

在足前部凹陷处

◇ **配伍治病**

喉痹：
涌泉配然谷
热病挟脐急痛：
涌泉配阴陵泉
功用：散热生气

取穴技巧及按摩手法

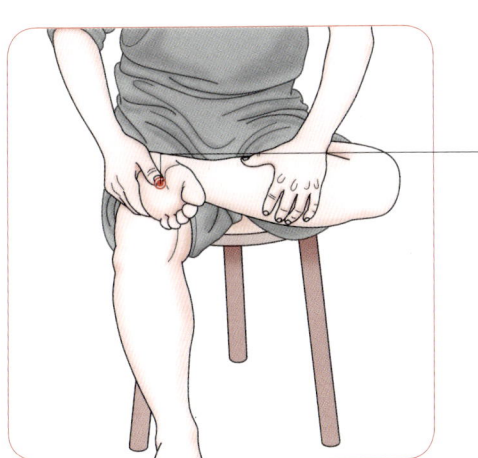

正坐，抬一足放于另一膝上，足掌朝上，用另一手轻握，四指置于足背，弯曲拇指按压处即是

程度	指法	时间/分钟
重		1~3

第四章 心血管疾病

▶追加：阴陵泉穴

此穴属足少阴脾经穴位，为脾经经气聚集之穴，五行属水，与水经的肾和膀胱关系密切，能清脾理热，宣泄水液，化湿通阳，因此对通利小便有特效，并有利于降低血压。

标准取穴

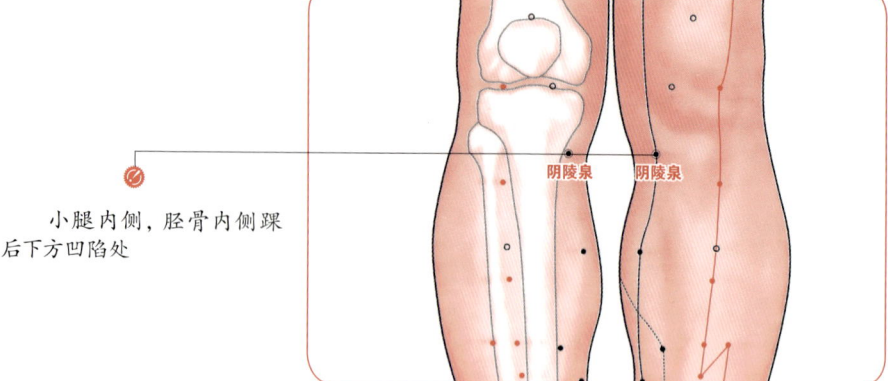

小腿内侧，胫骨内侧髁后下方凹陷处

取穴技巧及按摩手法

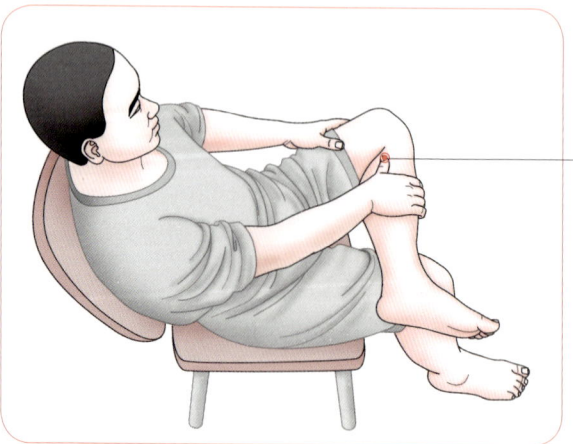

◇ 这些症状也有效
- 尿潴留
- 水肿
- 腹胀腹痛

正坐，将一只脚抬起，置放于另一腿膝上。另一侧手轻握膝下处，拇指指尖所在的膝下内侧凹陷处即是

程度	指法	时间/分钟
重		1~3

02 风湿性心脏病

按摩少府，宁神志，调心气

风湿性心脏病是甲组乙型溶血性链球菌感染引起的变态反应的部分表现，属自身免疫性疾病。

专家诊断

● 症状简介

风湿性心脏病简称风心病，临床表现以心脏炎、关节炎为主；并常伴有发热、环形红斑、皮下小结、舞蹈病等症状。风湿病是一种全身性疾病，如不积极治疗或反复发作，则可发展为风湿性心脏瓣膜病。

关节炎与类风湿性关节炎相鉴别：后者多发生于小关节，常对称发作，且多次发作后，常引起关节棱状畸形。

一般风湿病得到暂时控制后，身体其他部分损害都可痊愈。但心脏瓣膜、瓣环常因炎症形成永久性瘢痕，使心脏发生不同程度的机能障碍，这时即称为慢性风湿性心脏瓣膜病。

症状分析

发病前 1～3 周，可有扁桃体炎、咽喉炎等上呼吸道链球菌感染史。

发热：大多数患者都有。急性者多为高热；亚急性者可为中等度或低热。有些患者还可伴有出汗、脉搏快、鼻出血等症状。亦有无明显发热症状的患者。

关节炎：多数患者膝、踝、肘、腕等大关节处有红、肿、热、痛，活动困难，呈游走性发作。当急性期过去后，关节完全恢复正常。

心脏炎：为心肌、心内膜、心包膜发生炎症性损害。临床表现为气急、心音轻、心率快、心脏扩大、收缩期吹风样杂音、心跳不规则，严重者可发生心力衰竭。

皮肤症状 1：环形红斑，多出现在躯干或四肢皮肤上，红斑迅速扩大，中心则消退，呈环状，1～2 天可消退。对临床诊断风湿病具有价值。

皮肤症状 2：皮下小结，也是风湿病的特征，多见于关节四周或枕骨后。一般为黄豆大小圆形小结，质硬，可移动，压之不痛。

舞蹈病：常见于女性儿童，是风湿病重要表现之一。特点为四肢或面部无目的的迅速的肌肉运动。可单独发生，亦可与其他风湿病症状同时发生。

检查化验 1：红细胞沉降率增速，是风湿活动的重要表现。一般在 1 小时内沉降 20～100 毫米或更高，为风湿病非特异性特征。

检查化验 2：血清抗溶血性链球菌素"O"测定阳性，一般在 500 单位以上。

中西疗法

1. 风寒湿：

适应证：关节游走性酸痛，无红、肿、热，舌苔薄腻，脉濡滑，宜祛风散寒除湿。

药方：当归 15 克，赤苓 15 克，秦艽 15 克，防风 15 克，葛根 10 克，羌活 15 克，桂枝 15 克，汉防己 25 克，炙乳香、没药各 7.5 克，水煎服。

2. 风湿热：

适应证：关节红、肿、热、痛，苔黄，脉浮数，发热，怕风，宜疏风清热。

药方：生地 50 克，忍冬藤 100 克，防风、防己各 15 克，煎服。若有扁桃体炎的，可加银花、连翘各 15~25 克，同煎；若有高热的，可加知母 15 克，石膏 50 克；若舌苔白腻，可加苍术 15 克，生苡仁 50 克；若怕风严重的，加羌活、独活各 20 克。

中药推荐	成药	外用 1：关节镇痛膏，治关节痛，外贴痛处。
		内服 1：小活络丹，日服 1~2 丸，分 2 次服。
		内服 2：汉防己甲素片，日服 3 次，每次 3 片。
		内服 3：豨桐丸（豨莶草，臭梧桐）日服 15~20 克，分 3 次服。
	中药单方	风湿热：①筋骨草 50 克，每天煎服 1 剂。②柳枝 50~100 克，每天煎服。③柽柳 50~100 克，每天煎服。
		风湿性关节炎：①虎杖根 50 克，水煎服。②萆薢鲜根 200 克，煎汤，熏洗局部。③豨莶草、筋骨草各 50 克，煎汤服。④北五加皮 15 克，忍冬藤 50 克，煎汤服。⑤鸡血藤 50 克，水煎服；或用其浸膏片，每次 4~6 片，每日 3 次。
		风湿性心瓣膜病：老茶叶树的新鲜粗壮根 15 克，糯米酒 500 克，共煎，每晚睡前服 1 酒盅。
西药推荐		内服 1：阿司匹林，每次 1 克，每日 4~6 次，口服。或水杨酸钠，每次 1~2 克，每日 4 次，口服。待症状消退热度降至正常时，减去 1/3 量，再服 2~3 周。服上述二药如有恶心、呕吐等胃部刺激症状，可加用等量胃舒平或氢氧化铝。（请在医师指导下使用）
		内服 2：强的松，每次 5~10 毫克，每日 4 次，口服。适用于风湿性心脏炎和风湿性关节炎用水杨酸制剂效果不佳者或有反应者。症状消退后逐渐减量，最后每日 1 次，每次 5~10 毫克，总疗程 1~2 个月。

经穴疗法

● 特效穴位：少府穴

少府穴：正坐伸手、仰掌、屈肘向上约呈 45°，以小指、无名指屈向掌中，当小指与无名指尖之中间与感情线交会处即是穴位。用一只手的四指轻握另一只手的手背，拇指弯曲，用指尖按压穴位，有酸胀的感觉（用小指甲尖轻轻掐按有刺痛感）。每日早晚左右穴位各揉按 1 次，每次揉按 3~5 分钟。

▶特效：少府穴

功能主治

少府穴
属手少阴心经穴位

有宁神志，调心气之效能，主治一切心脏疾患。如风湿性心脏病、心悸、心律不整，心绞痛等。

本穴通及心肾、能舒两经抑郁之气，故治妇人生殖器疾病、遗尿、尿闭。

对前臂神经麻痛、掌中热等病症，长期按压此穴，会有很好的调理保健效能。

标准取穴

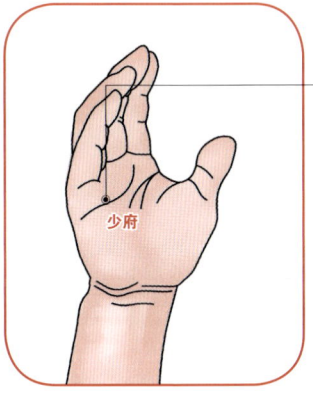

人体的手掌面，第五掌指关节近端，第四、第五掌骨之间即是

◇ 配伍治病

心悸：
少府配内关
功用：宁神志，调心气，散心火

取穴技巧及按摩手法

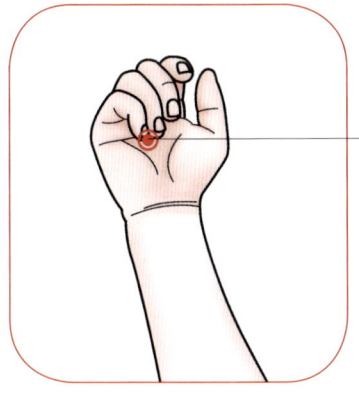

正坐伸手、仰掌、屈肘向上约呈45°，拇指以外，其余四指屈向掌中，当小指与无名指指尖中间与感情线交会处即是

程度	指法	时间/分钟
适度		3~5

第四章 心血管疾病

03 心律失常

按摩内关、太渊，让心脏找准节奏

心律失常，即心脏出现心动过速、心律不齐等异常症状。

专家诊断

● 症状简介

常见的心律失常病症有：窦性心动过速、窦性心律不齐、期前收缩、心房颤动、阵发性心动过速等。

症状分析

窦性心动过速：心率逐渐增快，其后又逐渐地恢复正常，心率可随体位、活动而变化。成人心跳每分钟超过100次；儿童心跳每分钟超过120次；婴儿心跳每分钟超过150次，但不超过180次。

窦性心动过缓：心率减慢，成人心跳每分钟少于60次，儿童心跳每分钟少于80次。

窦性心律不齐：吸气时心律增快，呼气时心律变慢。活动后或屏气时，心律不齐现象消失。

期前收缩：患者在期前收缩时，自己能感觉到有一下或数下较重的心跳，其后有暂停的感觉。患者可能有胸闷、心悸、不安等病状。

心房颤动：心律完全不规则，心音强弱不等，脉搏强弱不一。

中西疗法

1. 中医辨证施治：

（1）心气不足：

症状：乏力，头晕，心跳，脉律不齐，宜安神补心。

药方：潞党参10～15克，炙甘草15～25克，墨旱莲15～25克，五味子7.5～15克，水煎服，每日1剂。

（2）血瘀气滞：

症状：胸闷，头痛，脉律不齐，舌质有紫斑，苔薄，宜活血理气。

药方：赤芍15克，广郁金7.5～15克，广木香7.5～15克，紫丹参20～30克，制香附7.5～15克，水煎服，每日1剂。

2.西药对症治疗：

（1）对窦性心动过速、窦性心动过缓及窦性心律不齐，在一般情况下，不需要特殊治疗。若出现自觉症状，窦性心动过速和窦性心律不齐可给镇静剂，如三溴合剂，每次 10 毫升，每日 3 次；或用利眠宁，每次 5～10 毫克，每日 3 次。窦性心动过缓可给阿托品，每次 0.3 毫克，每日 3 次。

（2）心房颤动：如心率正常时，则不需要治疗，心率快者可应用洋地黄制剂。

（3）期前收缩：发作较少或无不舒服感觉时，不需要治疗。应解除焦虑和去除诱因，停用任何可能引起早搏的药物，若患有其他器质性心脏病时，应针对原发病治疗。

（4）室上性阵发性心动过速：

a. 刺激迷走神经法。

b. 若刺激迷走神经法无效，可选用以下任一种药物治疗。①新斯的明，皮下注射 0.5～1.0 毫克。②西地兰，0.4 毫克加于 25% 葡萄糖液 20 毫升中，静脉注射。无效时 1 小时后可再用 0.4 毫克，24 小时总量不得超过 1.2～1.6 毫克。用西地兰后发作未停者，可再用迷走神经刺激法，常可使发作停止。

（5）室性阵发性心动过速：

a. 若并非因服用洋地黄引起者，可用洋地黄制剂治疗。

b. 普鲁卡因酰胺 0.4 克加于 5% 葡萄糖液 500 毫升中，静脉缓慢滴注。

c. 用奎尼丁、普鲁卡因酰胺，口服。

经穴疗法

● **特效穴位：内关穴　太渊穴**

内关穴：正坐、手平伸、掌心向上，轻轻握拳，手腕后隐约可见两条筋，用另外一只手轻轻握住手腕后，拇指弯曲，用指尖或指甲尖垂直掐按穴位，有酸、胀和微痛感。先左后右，每天早晚两侧穴位各掐按 1～3 分钟。

太渊穴：正坐，手臂前伸，掌心朝上。用左手的手掌轻轻握住右手腕部，拇指弯曲，用拇指的指腹和指甲尖垂直方向轻轻掐按右手拇指根部，会有酸胀的感觉。分别掐按左右两手，每次掐按各 1～3 分钟。

▶特效1：内关穴

功能主治

内关穴
属手厥阴心包经穴位

此穴可以治疗心、胸、胃部不适，也是治疗黄疸的特效穴位之一。

强心定喘，有治疗心律不齐、心脏衰弱、心痛、心悸、胸闷等病症的功能。

偏头痛、胃痛、膈肌痉挛、呕吐、癫痫、黄疸、热病、晕厥等病症，长期按压此穴道，能收到很好的调理保健效果。

标准取穴

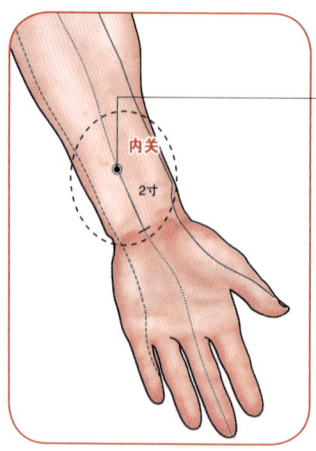

位于前臂正中，腕横纹上2寸，在桡侧屈腕肌腱同掌长肌腱之间

◇ 配伍治病

痛经：
内关配三阴交和素髎
落枕：
内关配外关
功用：疏导水湿

取穴技巧及按摩手法

将右手食指、中指、无名指并拢，无名指放在左手腕横纹上，这时右手食指和左手手腕交叉点的中点，就是内关穴

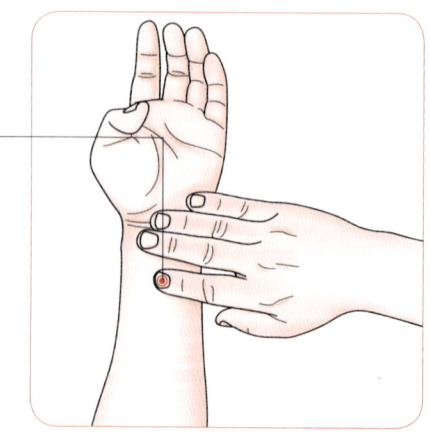

程度	指法	时间/分钟
重		1~3

▶特效 2：太渊穴

功能主治

太渊穴
属手太阴肺经穴位

- 此穴主治气不足、无脉症，配合内关穴治疗心律失常。
- 对流行性感冒、咳嗽、支气管炎、气喘、胸痛、咽喉肿痛等有很好的疗效。
- 失眠、腕关节及周围软组织疾病、肋间神经痛等病症，长期按压，能有很好的调理保健效能。

标准取穴

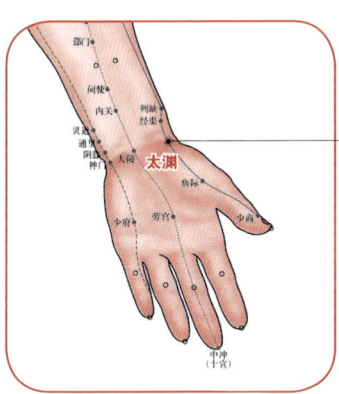

腕掌侧横纹桡侧，桡动脉搏动处

取穴技巧及按摩手法

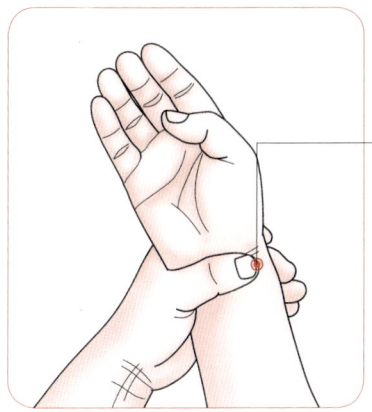

以一手手掌轻握另一只手手腕，弯曲拇指，拇指指腹及甲尖垂直下按就是

◇ 配伍治病

咳嗽，咯血，胸痛：
太渊配尺泽、鱼际、肺俞
无脉症：
太渊配人迎
功用：止咳化痰，通调血脉

程度	指法	时间/分钟
重		3～5

第四章 心血管疾病

04 冠心病

按摩少冲、极泉，强健心脏，更可救急

冠状动脉粥样硬化性心脏病，简称冠心病，多发生于中老年人群。

专家诊断

冠心病起因于冠状动脉壁的一种非炎性病变。当病变发生时，会引起冠状动脉壁的增厚、变硬，从而使管腔狭窄或堵塞，影响心肌血液供应，最终表现为两种症状：心绞痛或心肌梗死。

当冠状动脉粥样硬化令管腔狭窄时，加上暂时性痉挛，产生短暂性的心肌缺血缺氧，即引起心绞痛（其他病）；如果冠状动脉粥样硬化令管腔高度狭窄甚至发生堵塞，使部分心肌持久性缺血而发生坏死，则表现为心肌梗死。

症状分析

心绞痛：突然发作，常发生于急速行走、饱食、寒冷和情绪激动之后，经休息可迅速消失。舌下含硝酸甘油片，疼痛即可迅速缓解。发作时间多为1～5分钟，一般不超过15分钟。

心肌梗死：出现休克（血压下降，出汗，面色苍白或青紫，脉搏细速，心音弱），或心力衰竭症状；常并发心律不齐。心前区（或左胸、上腹部）突发性剧烈疼痛，疼痛较心绞痛更严重，疼得出冷汗。休息和舌下含硝酸甘油片，疼痛多无减轻。

少数患者无明显疼痛，起病开始即呈休克或心力衰竭症状。因此，如果中年以上的人，突然发生不明原因的休克或心力衰竭时，应想到本病。发作时间较心绞痛为长，可持续几小时至几天。

中西疗法

对症治疗：

1. 心绞痛治疗：

（1）安静休息。

（2）立即舌下含硝酸甘油片0.6毫克；或立即吸入亚硝酸异戊酯，将装有此药之玻璃管（1毫升），包于手帕内压碎，迅速吸入其气体；或用长效硝酸甘油片，每次1片，每日3次。

2. 心肌梗死治疗：

如就近有医院，则应将患者尽快送至医院进行抢救。

（1）严格卧床休息。

（2）疼痛剧烈时，用杜冷丁 25～50 毫克，肌肉注射。

（3）有休克、心力衰竭和心律不齐者，按相应章节介绍的方法处理。

中药推荐	如有胸闷不适等症状时，宜理气，以免进一步发展。药方：香附 20 克，郁金 20 克，木香 15 克，生枳壳 15 克，赤芍 25 克，青皮 10 克，水煎服。
西药推荐	内服 1：镇静药用鲁米那，每次 0.015 克，每日 3 次；或利眠宁，每次 5～10 毫克，每日 3 次。
	内服 2：一般扩张冠状动脉药用氨茶碱，每次 0.1 克，每日 3 次。
	内服 3：降低血胆固醇药用维生素 B_6，每次 10～20 毫克，每日 3 次；维生素 C，每次 0.1～0.2 克，每日 3 次；卵磷脂，每次 0.5 克，每日 3 次。

经穴疗法

● **特效穴位：少冲穴 极泉穴**

少冲穴：正坐，手平伸，掌心向下，屈肘向内收，用右手轻握左手的小指，拇指弯曲，用指甲尖垂直掐按小指末结桡侧缘，有刺痛的感觉。先左后右，每日早晚掐按左右穴位各 1 次，每次掐按 3～5 分钟。

极泉穴：正坐，手平伸，举掌向上，屈肘，掌心向着自己的头部，用一只手的中指指尖按压另一侧腋窝正中的陷凹处，有特别酸痛的感觉。用同样的方法按压另一侧的穴位。先左后右，每次早晚各揉按 1 次，每次揉按 1～3 分钟。

▶ 特效1：少冲穴

功能主治

少冲穴
属手少阴心经穴位

- 此穴是脑卒中猝倒、心脏病发作的急救穴。
- 主治一切心脏疾患、热病昏迷、心悸、心痛等病症。
- 对肋间神经痛、喉头炎、结膜炎、黄疸、上肢肌肉痉挛等病症，长期按压此穴会有很好的调理与保健效能。

标准取穴

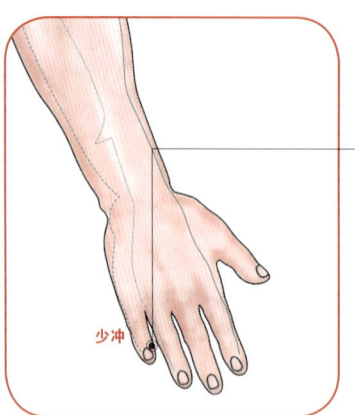

小指末节桡侧，距指甲角0.1寸处即是

◇ 配伍治病

热病、昏迷：
少冲配太冲、中冲、大椎
功用：生发心气，清热熄风，醒神开窍

取穴技巧及按摩手法

手平伸，掌心向下，用另一只手轻握小指，弯曲拇指，指尖到达的小指指甲下缘，靠无名指侧的边缘处即是该穴

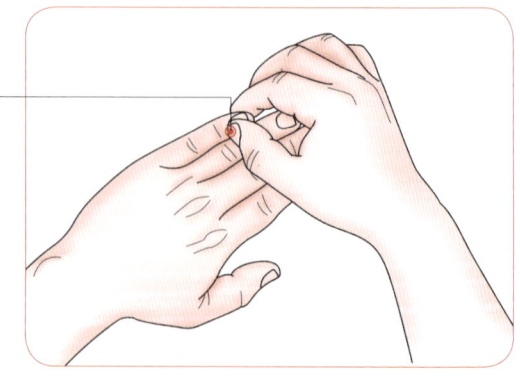

程度	指法	时间/分钟
适度		3～5

▶ 特效 2：极泉穴

功能主治

极泉穴 属手少阴心经穴位

按压此穴可治疗各种心脏病，以及胸胁满痛。

长期按压此穴，对臂肘冷寒、肩关节炎、肋间神经痛、心肌炎、心绞痛、心痛渴而欲饮、腋臭、息病等病症，会有很好的调理保健效用。

标准取穴

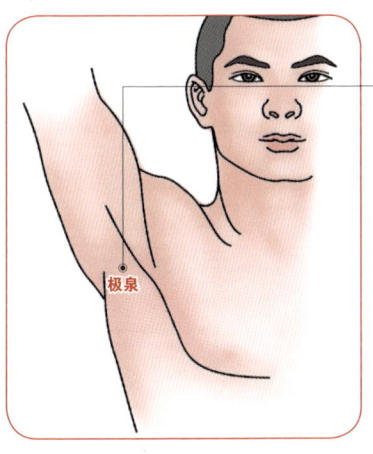

腋窝正中，腋动脉搏动处即是

◇ 配伍治病

心痛、心悸：
极泉配神门、内关
肘臂冷痛：
极泉配侠白
功用：通络强心，清泻心火

取穴技巧及按摩手法

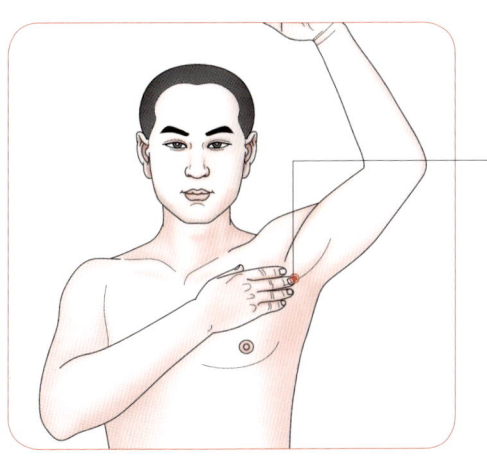

正坐，手平伸，举掌向上，屈肘，掌心向着自己头部，以另一只手中指按腋窝正中凹陷处即是

程度	指法	时间/分钟
适度		1~3

第四章 心血管疾病

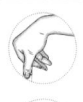

第五章 泌尿生殖科疾病

经期疾病对女性困扰相当大，其实女性朋友们只要了解一些经络穴位知识，平时做做按摩保健，即可保证自己平稳度过经期。血海、滑肉门、三阴交等穴位都是著名的女性保健穴，女性朋友们应该牢记。另外，结石疼痛也可以通过穴位按摩得到缓解，有这方面病痛的患者不妨一试。

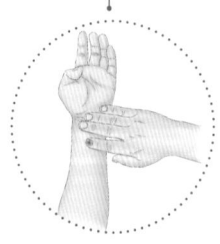

DI-WU ZHANG

- 泌尿系统结石
- 月经不调、痛经

本章看点

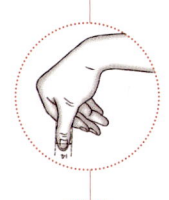

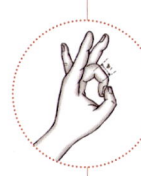

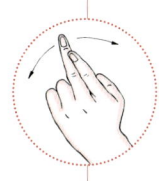

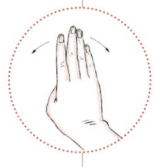

01 泌尿系统结石

按摩关元、中封，通畅排泄一身轻

泌尿系统结石，即泌尿系统器官的结石病。依据病发的位置，可分为肾结石、输尿管结石和膀胱结石。临床常发生肾绞痛、血尿、尿路梗阻症状和继发性炎症。

专家诊断

● 症状简介

症状分析

肾绞痛：从后腰肾区向膀胱及生殖器放射的阵发性剧痛，痛时面色苍白，伴有冷汗、恶心、呕吐等症状。膀胱结石还可能出现尿频、尿急等膀胱刺激症状。

肾区有叩击痛。

痛时常伴肉眼可见的血尿，尿解不出。或显微镜检查尿中具有大量红细胞。

尿内可能会有结石排出。

X线腹部平片检查，可找到结石阴影。有些结石，平片不显影，称阴性结石，须泌尿系造影才能发现。

中西疗法

1. 中医辨证施治：

（1）湿热下注：

适应证：小便黄赤，尿频尿急，剧烈腰痛，舌苔薄黄，宜清利湿热。

药方：金钱草50～100克，生甘草7.5～10克，萹蓄草25～50克，瞿麦25～50克，海金沙（包）25～50克，延胡索7.5～15克，水煎服。

若患者有血尿,可加大蓟、小蓟各25～50克,生地15～25克。若患者继发感染,可加银花15～25克，连翘15～25克。

（2）血瘀气滞：

适应证：小便刺痛，腰痛，肾区明显叩击痛，宜活血理气。

药方：金钱草100～150克,生蒲黄15克(包),炒柴胡15～25克,制香附7.5～15克，水煎服。

2. 火罐疗法：

主穴：肾俞、腰俞。

备穴：命门、关元俞。

治法：在应用火罐疗法前可先用新针疗法，火罐疗法治疗后可做局部热敷，对疼痛有较好的效果。

3. 超声波碎石和内窥镜治疗：

通常情况下，直径小于 1.5 厘米或更小的肾盂或输尿管上段的结石，可用超声波碎裂（体外震波碎石术），继之结石碎片随尿排出。

输尿管下段的小结石可用内窥镜插入尿道，经膀胱去除。

4. 手术治疗：

大型结石引起大量血尿或肾盂积水，可考虑手术治疗。

中药推荐	内服 1：金钱草 (连钱草)100 ~ 250 克，水煎服，每日 1 剂。
	内服 2：大叶金钱草（又名过路黄、对坐草）100 ~ 250 克，水煎服，每日 1 剂。
西药推荐	注射：剧痛时用阿托品 0.5 毫克或杜冷丁 50 毫克，肌肉注射。

经穴疗法

● **特效穴位：关元穴　中封穴**

关元穴：正坐或仰卧，双手放在小腹上，手掌心朝下，用左手中指的指腹按压穴位，右手中指的指腹按压左手中指的指甲上，用两手中指同时用力揉按穴位，有酸胀的感觉。每天早晚左右手轮流按揉穴位，先左后右，每次按揉 1 ~ 3 分钟。

中封穴：正坐，把右脚放在左腿上，左手掌从腿后跟处握住，四指放在腿后跟，拇指位于脚内踝外侧，拇指所在的位置就是这个穴位，用拇指的指腹按揉这个穴位，有酸、胀、痛的感觉。两侧穴位，先左后右，每次按揉 3 ~ 5 分钟。

▶特效1：关元穴

功能主治

关元穴 属任脉穴位

- 此穴具有培肾固本、调气回阳之效能。
- 主治阳痿、早泄、月经不调、崩漏、带下、不孕、子宫脱垂、经闭、遗精、全身衰弱等症。
- 长期按压此穴，对腹泻、腹痛、痢疾、小便不利、尿闭、尿路感染、尿路结石、肾炎等病症，有较好的调理保健效能。

标准取穴

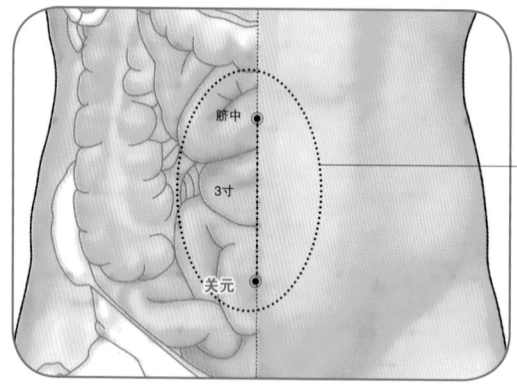

人体关元穴位于下腹部，前正中线上，当脐中下3寸

◇ 配伍治病

中风脱证：
关元配气海、肾俞和神阙
虚劳、里急、腹痛：
关元配足三里、脾俞和公孙
功用： 募集小肠经气血，传导任脉水湿

取穴技巧及按摩手法

双手置于小腹，掌心朝内，拇指在肚脐旁，中指指腹所在位置的穴位即是

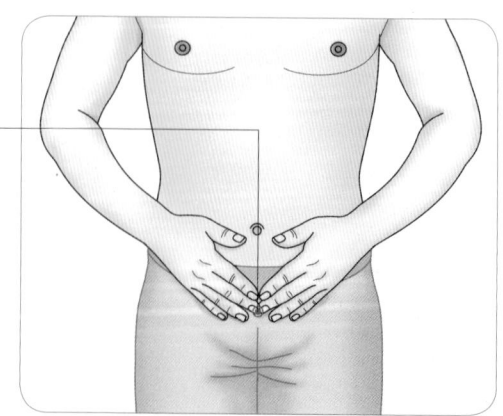

程度	指法	时间/分钟
重		1～3

▶特效 2：中封穴

功能主治

中封穴
属足厥阴肝经穴位

长期按摩此穴，对治疗疝气、阴茎疼痛、遗精、小便不利、尿路结石、黄疸、胸腹胀满、腰痛、足冷、内踝肿痛等有很好的帮助。

配胆俞、阳陵泉、太冲、内庭穴，可泄热疏肝，治疗黄疸、疟疾。

配足三里、阴廉穴，治疗阴缩入腹、阴茎痛、遗精、淋症、小便不利。

配解溪、昆仑穴，可活血消肿，治疗内踝肿痛。

标准取穴

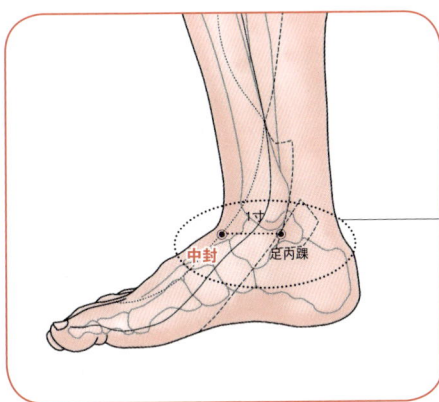

该穴位于人体的足背侧，足内踝前1寸处。

◇ **配伍治病**

黄疸、疟疾：
中封配胆俞、阳陵泉和太冲
阴茎痛、遗精：
中封配足三里和阴廉
功用：息风化气

取穴技巧及按摩手法

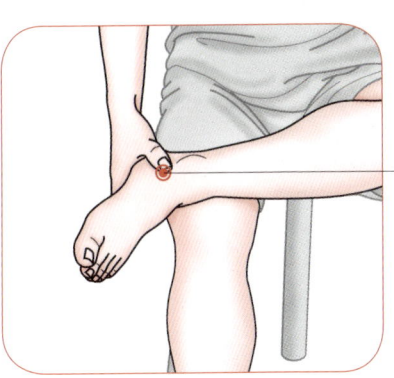

正坐，将右脚置于左腿上，左手掌从脚后跟处握住右脚，四指在脚后跟，拇指位于足内踝内侧，拇指指腹的位置即是。

程度	指法	时间/分钟
重		3～5

第五章 泌尿生殖科疾病

02 月经不调、痛经

按摩太溪、滑肉门，调理月经好帮手

> 月经不调是指由于卵巢功能不正常所引起的月经周期超前或延迟，行经日期的紊乱、或者经量过多或过少。如果出现月经不调，应当及时治疗，不能忽视。

专家诊断

● 症状简介

月经是女性正常的生理现象，但是由于受到环境、女性健康状况和其他疾病的影响，会出现月经不调的现象。因此，在治疗时应了解病因，进行妇科检查，针对病因进行针对性的治疗。

1. 血热：月经提前，经量较多，颜色鲜红，口干，便秘，舌质红，脉弦数，宜清热凉血。生地25克，当归15克，黄芩15克，白芍15克，荆芥15克，川芎5克，煎汤服。

加减法：经量过多者，可以增加旱莲草25克，藕节25克，生蒲黄15克（包），生地榆15克。经期延长、淋漓不止者，可以加乌贼骨25克，乌梅炭15克，牡蛎50克（先煎）。

2. 虚热：月经提前，经量较少，颜色淡，头晕，耳鸣，腰酸，舌红或光，脉细数，宜养阴清热。生地、熟地各25克，地骨皮20克，白芍15克，元参15克，当归15克，川芎5克，煎汤服。

3. 虚寒：经期延后，经量少，颜色暗淡，怕冷，舌苔发白，脉沉迟，宜养血温经。益母草25克，熟地25克，白芍15克，香附15克，当归15克，川芎7.5克，艾叶5克，肉桂5克（后下）。

加减法：经量过少者加仙灵脾15克，巴戟肉或仙茅15克，红花7.5克。

中药推荐		
	血热：固经丸，每日15克，分2次服。	
	虚热：知柏八味丸，每日15克，分2次服。	
	虚寒：艾附暖宫丸，每日15克，分2次服；或当归片，每次5片，每日3次。	
	月经不调	珍珠菜根50克，加酒、糖适量，水煎服。
		野菊花根100克，加红糖适量，水煎服。
		益母草50克，超前者加旱莲草、黄花蒿各20克，落后者加艾叶5克、茜草20克，水煎服。

中药推荐	月经过多	旱莲草 25～50 克，水煎服。
		鸡冠花 25 克，土牛膝 50 克，万年青根 50 克，水煎服。
		陈棕炭 30 克，地锦草 15 克，紫珠草 15 克，水煎服。
	子宫收缩剂：益母流浸膏，每日 3 次，每次 3 毫升。	
西药推荐	内分泌周期治疗：在月经的第 5 天开始，每晚服已烯雌酚 1 毫克，连服 20 天，最后 5 天，每天加黄体酮 10 毫克，肌肉注射。在治疗完毕后 3～5 天月经来潮。可连续进行三个周期。必要时可用复方炔诺酮治疗或复方甲地孕酮，服法是在月经的第 5 天起，每晚服 1 片，共服 20 天。	
	月经量多，可以在行经时，注射丙酸睾丸酮 25 毫克，每日 1 次，连续 2～3 天。经量减少后可减为 3 天注射 1 针，1 个月内总量不得超过 250 毫克。	

经穴疗法

● 特效穴位：太溪穴　滑肉门穴

太溪穴：正坐垂足，抬起一只脚放在另一腿的膝盖上，用另一侧的手轻握，四指放在脚背上，拇指弯曲，从上往下刮按，有胀痛感（注意，不要用力过度，尤其孕妇更要特别小心用力）。左右脚上的穴位，每天早晚各刮按 1～3 分钟。

滑肉门穴：仰卧或正坐，举起双手，掌心向下，放置在肚脐上 1 寸，旁开 2 寸的部位，用食指、中指、无名指的指腹垂直下按，因为此处肉厚，所以要稍微用些力，再向外拉，用力揉按，有酸、胀、痛的感觉。早晚各按揉 1 次，每次按揉 1～3 分钟。

● 追加穴位：血海穴　三阴交穴

血海穴：正坐，抬起左足，放在右腿上，用右手掌按住左膝，食指、中指等四指放在膝上，拇指放在膝盖内侧上方，拇指弯曲，用拇指的指尖按揉穴位，有胀、酸、微痛的感觉。每天早晚各按揉 1 次，每次按揉 3～5 分钟。

三阴交穴：正坐，抬起一只脚，放置在另一条腿上，一只手的拇指除外，其余四指轻轻握住内踝尖，拇指弯曲，用指尖垂直按压胫骨后缘，会有强烈的酸痛感。每天早晚各按 1 次，每次揉按 1～3 分钟。注意：孕妇禁按此穴位。

▶ 特效1：太溪穴

功能主治

太溪穴 属足少阴肾经穴位

有益肾、清热、健腰膝、调节内脏之效能，主治肾炎、膀胱炎、月经不调、遗尿、遗精、神经衰弱、腰痛、足底痛等病症。

用刮按法治疗男性前列腺疾病及妇女子宫疾病有特效。

咽喉肿痛、耳鸣、失眠、脱发等，常按揉此穴，都有很好的保健调理作用。

标准取穴

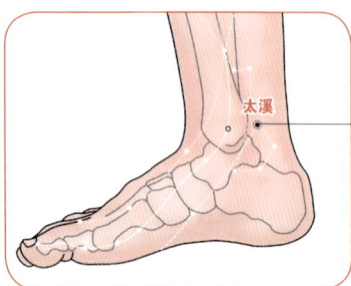

太溪穴位于足内侧，内踝后方与脚跟骨筋腱之间的凹陷处

◇ **配伍治病**

热病烦心，足寒清：
太溪配然谷
肾胀：
太溪配肾俞
心痛如锥刺：
太溪配支沟、然谷
功用：清热益气

取穴技巧及按摩手法

抬一足置于另一腿膝盖上。用另一手轻握，弯曲拇指按压即是

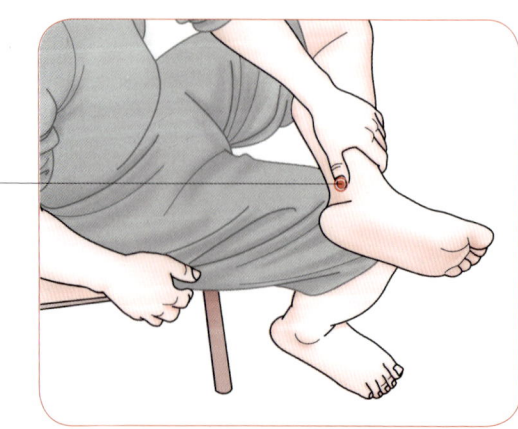

程度	指法	时间/分钟
轻		1~3

▶特效2：滑肉门穴

功能主治

滑肉门穴 属足阳明胃经穴位

- 此穴主治吐舌、舌强、重舌等疾病。
- 对调理脂肉、健美减肥具有很好的效果。
- 对慢性胃肠病、呕吐、胃出血、月经不调、不孕症、肠套叠、脱肛等病症，坚持长期按压，会有很好的调理保健效能。
- 配伍足三里穴，对胃病有不错的疗效。

标准取穴

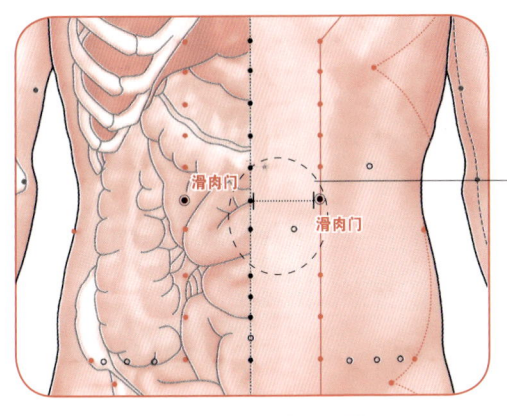

人体的上腹部，当脐中上1寸，距前正中线2寸处即是

◇ **配伍治病**

胃痛：
滑肉门配足三里
功用：健美减肥，润滑脾胃

取穴技巧及按摩手法

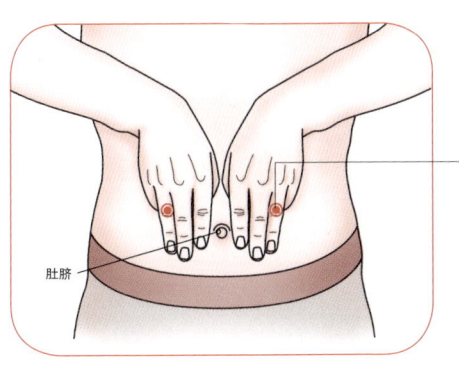

仰卧或正坐，拇指与小指弯曲，中间三指伸直并拢，手指朝下，以食指第一关节贴于肚脐之上，则无名指第二关节所在位置即是该穴

程度	指法	时间/分钟
重		1~3

第五章 泌尿生殖科疾病

▶追加1：血海穴

此穴属足太阴脾经穴位，是人体脾血的归聚之处，具有祛瘀血和生新血的功能，能清血利湿，治疗一切血病及月经不调、崩漏、闭经等症。对荨麻疹也有一定疗效。

标准取穴

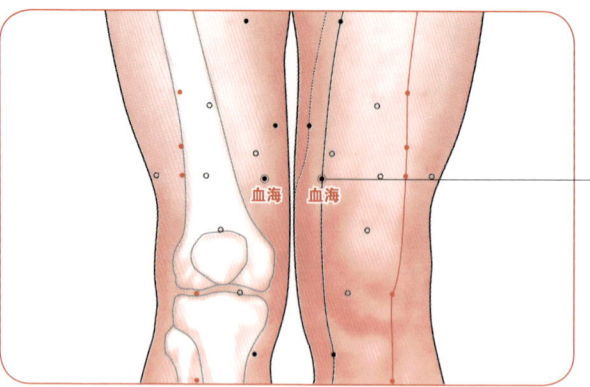

屈膝，在大腿内侧，髌底内侧端上2寸，股四头肌内侧头的隆起处

取穴技巧及按摩手法

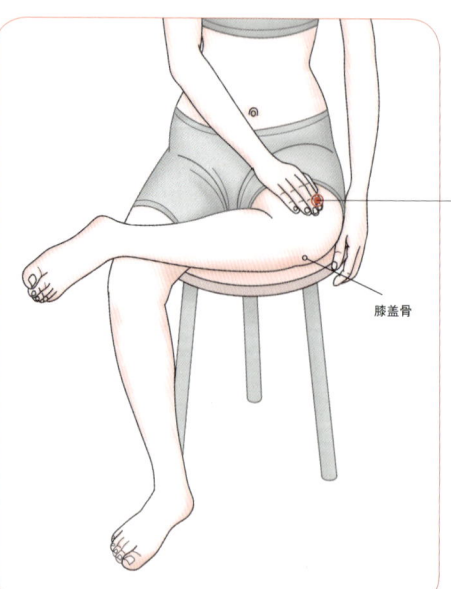

◇ 这些症状也有效
◎ 荨麻疹　◎ 丹毒
◎ 膝痛

正坐，抬左足置放在右腿膝上，将右手拇指以外的四指并拢，小指尖置于膝盖骨内侧的上角，则食指指肚所在位置即是该穴

程度	指法	时间/分钟
适度		3～5

▶追加2：三阴交穴

此穴属足太阴脾经穴位，是妇科主穴，对妇科疾病疗效卓著，主治子宫出血、月经不调、痛经带下、不孕、崩漏、闭经等症，对男性疾病也有一定疗效。

标准取穴

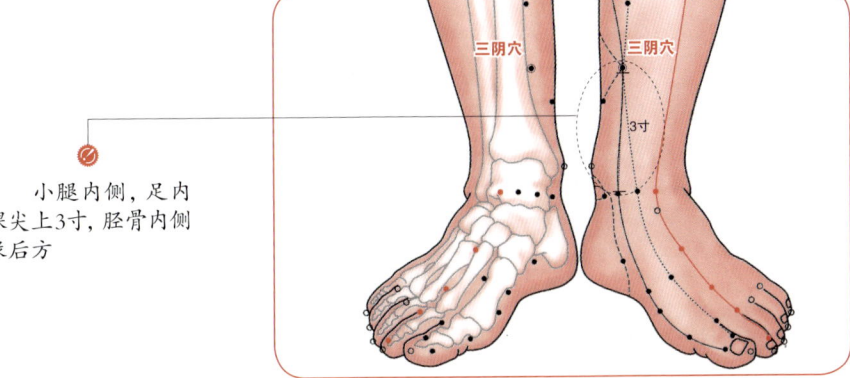

小腿内侧，足内踝尖上3寸，胫骨内侧缘后方

取穴技巧及按摩手法

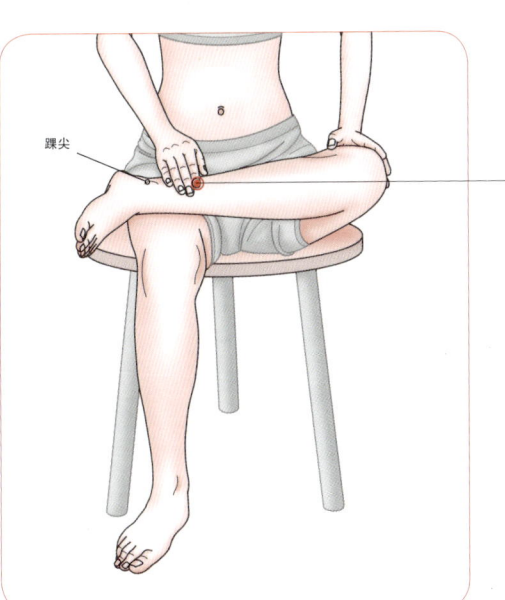

◇ 这些症状也有效

◎ 阳痿　　◎ 妇科疾病
◎ 腹泻　　◎ 神经衰弱

正坐，抬脚放在另一腿上，以另一侧手除拇指外的四指并拢伸直，并将小指置于足内踝上缘处，则食指下、踝尖正上方胫骨边缘凹陷处即是该穴。

程度	指法	时间/分钟
轻		1～3

第五章　泌尿生殖科疾病

第六章 神经内科疾病

神经与经络关系密切，经络穴位疗法可以说是治疗神经疼痛最好的方法。像头痛、眩晕、癫痫、神经痛等，都可以通过穴位按摩得到迅速缓解。

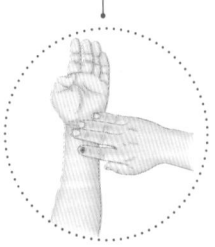

DI-LIU ZHANG

本章看点

- 头痛
- 眩晕
- 神经衰弱
- 面神经瘫痪
- 癫痫
- 坐骨神经痛

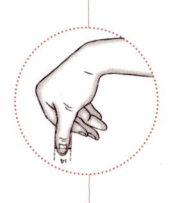
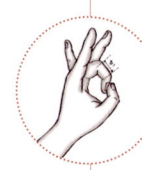
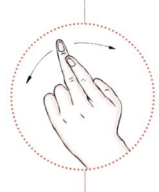
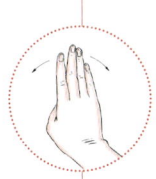

01 头痛

按摩头维、飞扬，祛除头痛，神采飞扬

头痛是临床上常见的症状之一，引起头痛的原因很多，其中有些是严重的致命疾患。在进行病因诊断时，往往十分困难。

专家诊断

● 症状简介

1. 头部疾病：

（1）脑实质疾病：如脑瘤、脑震荡、流行性乙型脑炎等。

（2）脑血管疾病：如脑溢血、蛛网膜下腔出血、脑血管硬化等。

（3）脑膜疾病：如化脓性脑膜炎、结核性脑膜炎、流行性脑脊髓膜炎等。

（4）颅内肿物及颅内压增高：如脑瘤、脑脓肿、脑囊肿、颅内血肿、脑寄生虫等。

2. 五官疾病：

（1）眼部疾病：如散光、青光眼、远视和虹膜睫状体炎。

（2）耳部疾病：如中耳炎、乳突炎。

（3）鼻部疾病：如鼻炎、鼻窦炎。

（4）咽部疾病：如咽炎、扁桃体炎。

3. 全身性疾病：

（1）传染病：如疟疾、血吸虫病。

（2）心血管疾病：如高血压、动脉硬化。

（3）精神及神经系统疾病：如神经衰弱、偏头痛、癔病、癫痫等。

4. 了解病情：

（1）头痛发生的时间。高血压导致的头痛时间往往在晨间；脑瘤和副鼻窦炎导致的头痛时间一般在上午时比较剧烈；眼部疾病所导致的头痛，常常在下午或晚上发生，或者经常发生在看书后。

（2）疼痛的部位。

a. 前额头痛：常见于眼、鼻、咽部疾病，以及贫血和发热性疾病。

b. 顶部头痛：常见于神经衰弱等。

c. 侧部头痛：常见于耳部疾病、偏头痛，以及癔病等。

d. 枕部头痛：常见于脑膜炎、高血压、尿毒症、癫痫和蛛网膜下腔出血等。

e. 全部头痛或位置不固定的头痛：多见于脑震荡、动脉硬化、脑炎、神经衰弱等。

（3）疼痛的程度：脑膜炎常常会导致剧烈的头痛；脑瘤、副鼻窦炎和眼部疾病会导致中等程度的头痛。

（4）头痛伴随的症状：

a. 失眠：神经衰弱、脑膜炎所引起的头痛都会影响到睡眠；脑瘤、副鼻窦炎所引起的头痛一般不影响睡眠。

b. 恶心呕吐：流行性脑脊髓膜炎、流行性乙型脑炎、脑瘤等可有呕吐而无恶心；偏头痛时常可伴有恶心呕吐；鼻部和眼部的疾病引起的头痛很少引起呕吐。

c. 视力减退：眼部疾病一般都引起视力减退，脑瘤也可导致视力减退。

d. 耳鼻流脓：耳、鼻部疾病的可能性最大。

5. 体格检查

（1）体温增高：常见于发热性疾病和传染病，如伤寒、疟疾、流行性脑脊髓膜炎、流行性乙型脑炎等。

（2）心脏检查：高血压可有左心扩大及心尖区柔软吹风样收缩。

（3）神经系统检查：流行性脑脊髓膜炎、流行性乙型脑炎等可出现抬头试验、抬腿试验和划足底试验阳性。

（4）血压测定：血压增高常见于高血压及肾性高血压；血压偏低常可见于贫血和重型流行性乙型脑炎。

（5）视力检查：在远视和散光时，可以发现视力不正常。

（6）鼻部检查：副鼻窦炎和乳突炎时，常有局部压痛，副鼻窦炎可发现鼻腔流脓。

（7）耳部检查：中耳炎时，可有外耳道流脓，有鼓膜穿孔现象。

（8）咽部检查：扁桃体炎时，扁桃体肿大，表面可有白色分泌物。

症状分析	流行性乙型脑炎	多发于夏、秋季节，发热，头痛，喷射式呕吐，随着病情发展，出现烦躁、昏迷、抽搐，颈有抵抗。
	脑震荡后遗症	受伤后，有数分钟意识丧失，病人清醒后出现头晕、头痛等症状，可达数月或数年，常无明显体征。发现脑肿瘤、脑脓肿、脑血肿，头痛呈持续性，逐渐加剧，可伴有喷射式呕吐，视力逐渐减退，可出现复视、面部麻木、面瘫等，眼底检查可发现视神经乳头水肿。
	流行性脑脊髓膜炎	多发于冬、春季节，起病急，高热，剧烈头痛，喷射式呕吐，很快进入昏迷，颈有抵抗，抬腿试验、划足底试验阳性，胸腹部散在出血点，严重者可全身性出现瘀斑。

症状分析

化脓性脑膜炎	一年四季均可发生,发热,头痛,呕吐,常有大叶性肺炎或中耳炎史。颈有抵抗,抬腿试验、划足底试验阳性。	
结核性脑膜炎	一年四季均可发生,发热,头痛,呕吐,常有肺结核史。病程长,发展到晚期会出现昏迷,颈有抵抗,抬腿试验、划足底试验阳性。	
蛛网膜下腔出血	一年四季均可发生,有高血压史。头痛,呕吐,一般无发热,昏迷不多见,脑脊液呈血性。	
脑动脉硬化	多见于老年,头晕,头痛,或有暂时性昏厥,神志呆滞,记忆力与智力减退。	
青光眼	眼疼,头痛,视力减退,看灯周围有色彩圈,可出现恶心呕吐,慢性者起病缓,可无临床表现,眼压增高,角膜水肿,瞳孔扩大呈椭圆形。	
虹膜睫状体炎	眼疼,怕光,流泪,视力减退,越近角膜充血越重,颜色紫红,瞳孔缩小,不能对光反射。	
慢性鼻炎	鼻塞流涕,两侧鼻塞或左右交替,多为间歇性,常于平卧时加重,可有嗅觉减退。	
急慢性中耳炎	阵发性疼痛,感染严重者可剧烈疼痛,有跳动感,可有发热,慢性者可长期间歇性流脓,外耳道有脓液流出,耳镜检查可发现鼓膜充血或穿孔,咽部干痛,鼻黏膜充血。	
慢性副鼻窦炎	鼻塞,流大量鼻涕,嗅觉不灵,头涨,头晕,头部隐痛,鼻腔脓涕,有时咽后壁亦有鼻涕黏附,副鼻窦区有压痛感。	
偏头痛	阵发性一侧头痛,剧烈时伴呕吐,吐后头痛反见减轻。不发作时与正常人一样,中年以后可能停止发作,无阳性体征,发现高血压、癔病、神经衰弱、癫痫。	
扁桃体炎	咽喉疼痛,伴发热,畏寒,关节酸痛,扁桃体肿大充血,可有白色分泌物。	

中西疗法

1. 中医辨证施治:

(1) 外感头痛:头痛发热,咽痛或扁桃体肿大,或有呕吐,苔薄脉数,宜清热祛邪。连翘25克,板蓝根50克,大青叶50克,拳参50克,川芎茶调散15克,水煎服,每日1剂。

加减法:鼻流脓涕加苍耳子15克,辛夷10克。

(2) 肾虚头痛:目糊,耳鸣,头晕,腰背酸痛,苔薄脉细弦,宜养阴补肾。熟地15克,党参15克,山药15克,杜仲15克,山茱萸10克,杞子15克,当归15克,水煎服,每日1剂。

(3) 肝阳头痛:烦躁,易怒,头痛,失眠,苔薄脉弦,宜平肝息风。龙胆草15克,黄芩 15 克,钩藤 20 克(后入),牡蛎 50 克(先煎),磁石 50 克(先煎),川芎 7.5 克,夏枯草 20 克,水煎服,每日 1 剂。

2. 推拿疗法:

(1)抹太阳至风池,左右各 30～50 次,然后拿风池、肩井穴(刺激较强)20～30 次,最后重复抹印堂至攒竹至鱼腰至太阳穴 10 次,每日治疗 1～2 次。

(2)先按印堂、攒竹、阳白、头维穴,以酸胀为度。接着用抹法,印堂至神庭、印堂至太阳各 20～30 次。

中药推荐	内服 1:川芎 15 克,白芷 15 克,煎服或研末吹鼻。
	内服 2:全蝎 5 克,蜈蚣 3 条,地龙 15 克,焙干,研末吞服,每次 5 克,每日 2 次。
西药推荐	内服 1:复方阿司匹林片或氨非咖片,每次 1 片,每日 3 次。用于一般性头痛。
	内服 2:非那根止咳糖浆,每次 25 毫克,每日 3 次,有轻微头痛时可以选用。
	注谢 1:杜冷丁,每次 100 毫克,每日 3 次,主要用于剧烈疼痛,在一般性止痛药无效时应用;或用 50～100 毫克,进行肌肉注射。
	注谢 2:酒石酸麦角胺,每次 1～2 毫克,每日 3 次,对偏头痛效果较好,可以防止偏头痛的发作。

经穴疗法

● **特效穴位:头维穴 飞扬穴**

头维穴:正坐、仰靠或仰卧,食指与中指并拢,中指指腹位于头侧部发际里发际点处,用食指指腹按压所在之处,有酸胀感。在瞬间吐尽空气的同时,用双手拇指指腹强压,每次按压 1～3 分钟。

飞扬穴:正坐、垂足,膝盖稍微向内倾斜,一只手的食指和中指并拢,其他手指弯曲,用食指和中指的指腹顺着跟腱外侧的骨头向上摸,在小腿肌肉的边缘即是穴位。用同样的方法找到另一侧的穴位。分别用食指和中指的指腹按揉左右两侧穴位,每次按揉 1～3 分钟。

● **追加穴位:天柱穴**

天柱穴:正坐,双手举起,抬肘,掌心朝前,向着后头部;指尖朝上,用拇指的指腹,从下而上按进颈后枕骨下,大筋外两侧凹陷处,有酸痛、胀、麻的感觉;由下往上轻轻用力按揉两侧穴位,每次按揉 1～3 分钟。

▶ 特效1：头维穴

功能主治

头维穴
属足阳明胃经穴位

经常按摩此穴，可以治疗寒热头痛、目痛多泪、喘逆烦满、呕吐流汗、迎风泪出、目视不明等疾病。

对偏头痛、前额神经痛、血管性头痛、精神分裂症、面神经麻痹、脑卒中后遗症、高血压、结膜炎、视力减退等，均具有一定疗效。

配大陵穴，治疗头痛、目痛；配攒竹、丝竹空穴，治疗眼睑跳动；配临泣、风池穴，治疗迎风流泪；配角孙、百会穴，治疗血管性头痛；配后溪、太冲、涌泉穴，治疗精神分裂症。

标准取穴

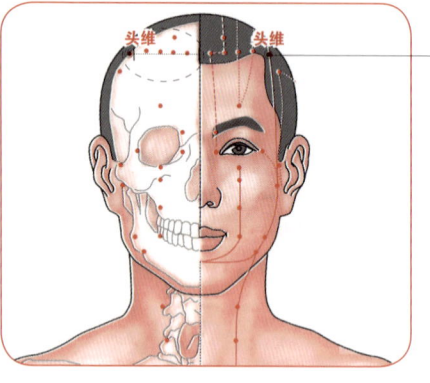

头侧部，当额角发际上0.5寸，头正中线旁4.5寸处

◇ **配伍治病**

头痛：
头维配合谷
目眩：
头维配太冲
功用：通络止痛

取穴技巧及按摩手法

正坐或仰靠、仰卧，食指与中指并拢，中指指腹位于头侧部发际里发际点处，食指指腹所在处即是

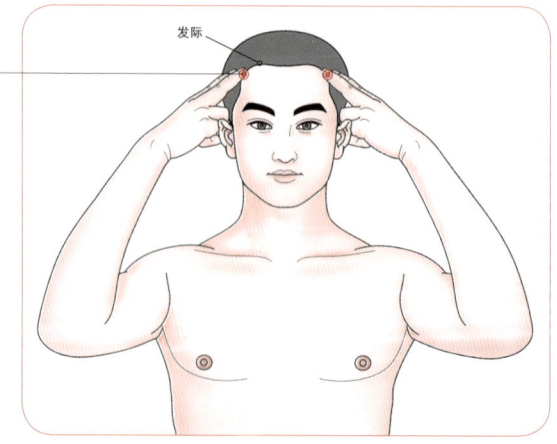

程度	指法	时间/分钟
重		1~3

▶特效 2：飞扬穴

功能主治

飞扬穴
属足太阳膀胱经穴位

- 按摩此穴，具有清热安神、舒筋活络之功效。
- 长期按摩此处，可治疗头痛目眩、腰腿疼痛、痔疮等疾病。
- 此穴对治疗风湿性关节炎、癫痫也具有重要意义。
- 用力敲打此穴，还可缓解体内上火、流鼻涕、鼻塞等症状。

标准取穴

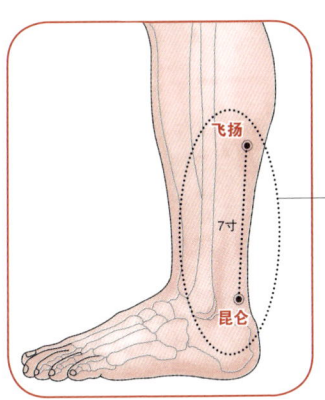

小腿后面，外踝后，昆仑穴直上7寸

◇ 配伍治病

腿痛：
飞扬配委中
功用：清热安神，舒筋活络

取穴技巧及按摩手法

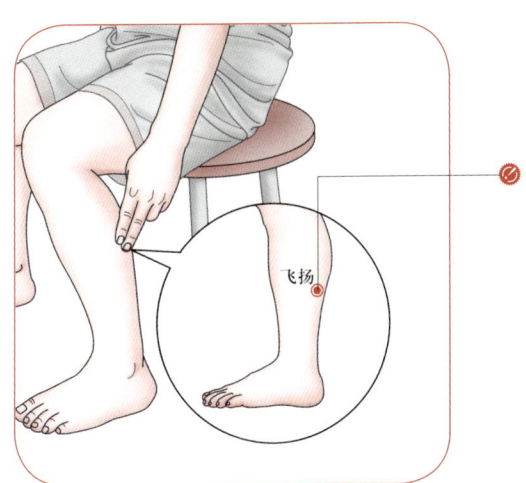

正坐垂足，稍稍将膝盖向内倾斜，一手食指和中指并拢，其他手指弯曲，以食指和中指指腹顺着跟腱外侧的骨头向上摸，小腿肌肉的边缘即是该穴

程度	指法	时间/分钟
适度		1~3

第六章 神经内科疾病

▶追加:天柱穴

本穴属足太阳膀胱经穴位。是治疗头部疾病的特效穴位。对头痛、颈项僵硬、肩背疼痛、血压亢进、脑溢血、鼻塞等症状具有较好的理疗保健功效。常按还可增强记忆力。

标准取穴

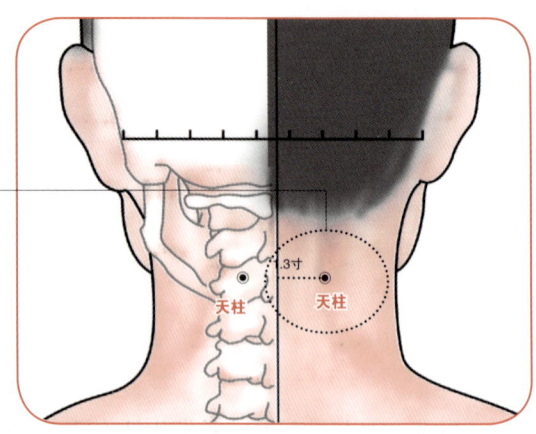

项部大筋(斜方肌)外缘之后发际凹陷中,约当后发际正中旁开1.3寸处即是

取穴技巧及按摩手法

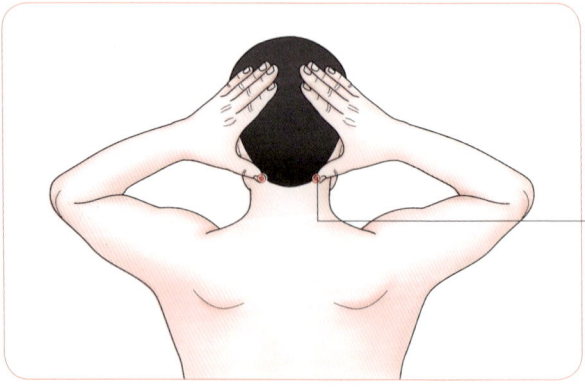

◇ 这些症状也有效

- 颈项僵硬
- 血压亢进
- 脑溢血
- 记忆力衰退
- 视神经萎缩

正坐,双手举起,抬肘,掌心朝前,向着后头部,指尖朝上,将拇指指腹置于后头骨正下方凹处,即大筋外两侧凹陷处,则拇指指腹所在的位置即是该穴

程度	指法	时间/分钟
轻		1~3

02 眩晕

按摩五处、解溪，保持头脑清醒

眩晕是目眩和头晕的总称，也就是感觉自身或外界的东西在旋转运动。眩晕通常会使人站立不稳、头昏眼花。

专家诊断

● 症状简介

1. 脑部疾病：脑瘤、脑血栓等。
2. 心血管疾病：高血压、低血压、动脉硬化等。
3. 精神及神经系统疾病：癔病、神经衰弱、癫痫等。
4. 耳部疾病：前庭神经炎、迷路炎、晕船、晕车等。
5. 详细询问以下各点：

（1）眩晕与环境的关系：长期生活在嘈杂的环境中，耳源性眩晕可能最大；在坐船或乘车时发生眩晕，运动病的可能性较大。

（2）眩晕发生的情况：感觉到自身及周围环境在旋转，常见于脑部疾病；没有感觉外物及自身在旋转，只是站立不稳，常见于心血管疾病。

（3）眩晕伴有的症状：伴有恶心呕吐，眼球震颤，应考虑是耳源性眩晕；伴有口吐白沫、抽搐等，应考虑癫痫；情绪激动时头晕加重，应考虑是高血压或动脉硬化。

6. 体格检查：详细检查病人有无高血压、贫血、眼球震颤、中耳炎或者其他疾病。

症状分析		
	迷路炎	常继发于中耳炎、乳突炎，发热，眩晕，呕吐，听力障碍，闭目难立，眼球震颤，乳突部可有压痛；运动病（晕车、晕船）于乘车和坐船时，发生恶心呕吐。
	耳源性眩晕	突然发生眩晕，感觉外界东西及自身在旋转，恶心呕吐，面色苍白，出汗，严重的会出现神志不清，眼球震颤。
	白血病	头晕，乏力，发热，鼻、牙龈、胃肠道、皮下、脑等部位均可出血，周围血液中可找到幼稚细胞，白细胞明显增生，肝脾可肿大。

第六章 神经内科疾病

· 187

症状分析

症状分析	脑肿瘤	头痛，眩晕加剧，常伴顽固性呕吐，站立不稳，眼球震颤，放射线有助于诊断高血压。头晕，头痛，头胀，心悸。在情绪激动后头晕加重，血压增高，心脏可向左扩大，心尖区可有收缩期杂音。
	动脉硬化	头晕，头痛，记忆力减退，脉弦紧，眼底血管硬化变细。
	缺铁性贫血	面色苍白，头晕目花，耳朵嗡嗡作响，两眼皮内及指甲血色变淡，红细胞及血红蛋白减少。
	再生障碍性贫血	头晕，面色苍白，皮下出血点，尿血，红细胞、白细胞、血小板均减少。
	神经衰弱	头晕，头痛，耳鸣，目花，记忆力差，思想不能集中，失眠。无明显阳性体征，发现癫痫发作时大叫一声，意识丧失，全身抽搐，口吐白沫，大小便失禁，发作后头晕头痛，精神疲倦，发作时瞳孔散大。

中西疗法

中医辨证施治：

1.肝阳眩晕：急躁，容易发脾气，头晕头痛，苔薄黄，脉弦数，宜平肝潜阳。天麻7.5克，嫩钩藤20克（后下），珍珠母50克（先煎），磁石50克（先煎），夜交藤25克，龙胆草5克，水煎服，每日1剂。

2.痰湿眩晕：头晕头重，胸闷恶心，舌苔白腻，脉象濡滑，宜祛痰化湿。焦白术15克，姜半夏15克，茯苓15克，陈皮10克，白芷7.5克，水煎服，每日1剂。

加减法：心烦、口苦加竹茹10克，枳实15克；目赤、小便红，加黄柏15克。

3.血虚眩晕：面色苍白，耳鸣目花，苔薄舌质淡，宜补血安神。当归15克，丹参20克，五味子7.5克，柏子仁15克，夜交藤50克，水煎服，每日1剂。

西药推荐	镇静剂1：利眠宁，每次10毫克，每日3次。
	镇静剂2：三溴片，每次0.6～0.9克，每日3次。
	镇静剂3：苯巴比妥，每次0.015～0.030克，每日3次。
	内服1：晕海宁，每次50毫克，每日3次。
	内服2：氟桂嗪，每次5～10毫克，每日2次。
	内服3：非那根或冬眠灵，每次12.5～25.0毫克，每日3次。
	注射：山莨菪碱（654-2），每次10～20毫克，每日1次，静脉滴注。

经穴疗法

● **特效穴位：五处穴 解溪穴**

五处穴：伸出一只手，中间三指并拢，其他两指弯曲，手掌心朝向面部，无名指第一关节全入发际，放于发际之上正中处，那么食指的指尖所在之处就是这处穴位，用同样的方法找出另外一个穴位。以适当的力度，用食指的指腹按压穴位，左右两穴位每次按压1～3分钟。

解溪穴：正坐，腿屈膝，脚放平，用同侧的手掌抚膝盖处，拇指在上，四指的指腹循胫骨直下至足腕处，在系鞋带处，两筋之间有一凹陷，用中指的指腹向内用力按压。每天早晚各按压一次，每次1～3分钟。

● **追加穴位：申脉穴 阳辅穴**

申脉穴：正坐，把要按摩的脚稍微向斜后方移动到身体的旁侧，脚跟抬起，用同侧的手，四指在下，掌心朝上，扶住脚跟底部，拇指弯曲，指腹放在外脚踝直下方的凹陷中，垂直按压有酸痛感。用拇指的指腹按揉穴位，左右两穴，每次各按揉1～3分钟。

阳辅穴：正坐，垂足，身子稍向前俯，左手掌心向前，四指在内，拇指在外，从脚跟上向前，抓住小腿的跟部，用拇指的指腹揉按穴位，有酸、胀、痛的感觉。先左后右，两侧穴位每次各揉按1～3分钟。

▶特效1：五处穴

功能主治

五处穴
属足太阳膀胱经穴位

- 按摩此穴，具有宁神止痛、活血通络之功效。
- 长期按摩此处，可有效治疗头痛、眩晕、癫痫等疾病。
- 按摩此穴，还可迅速缓解小儿惊风的症状，帮助孩子及时得到救治。
- 配合谷、太冲穴，治疗头痛目眩；配率谷、行间穴，可平肝明目，也能治疗头痛目眩。

标准取穴

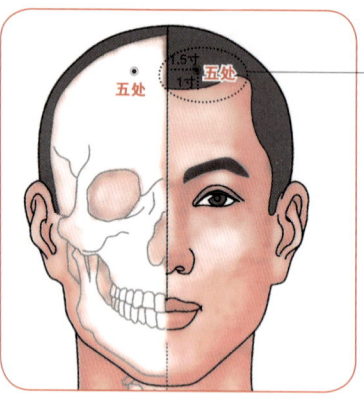

人体的头部，当前发际正中直上1寸，旁开1.5寸处即是

◇ 配伍治病

头痛、目眩：
五处配合谷、太冲
功用：宁神止痛，活血通络

取穴技巧及按摩手法

一手中间三指并拢，其他两指弯曲，掌心向颜面，无名指第一关节全入发际，放于发际上正中处，则食指指尖所在的位置即是穴位

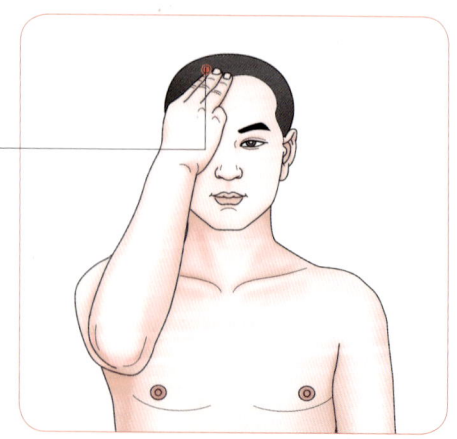

程度	指法	时间/分钟
适度		1～3

▶特效 2：解溪穴

功能主治

解溪穴
属足阳明胃经穴位

主治牙疼、烦心、目赤，以其能引上焦（胸即乳房以上）郁热下行而解之。

针对头痛、眩晕、腹胀、便秘、脚腕痛、下肢痿痹、肾炎、肠炎、口痛及眼疾等病症，有很好的调理保健效能。

现代中医临床经常用解溪穴来治疗足下垂、神经性头痛、胃肠炎、踝关节及周围的软组织疾患。

标准取穴

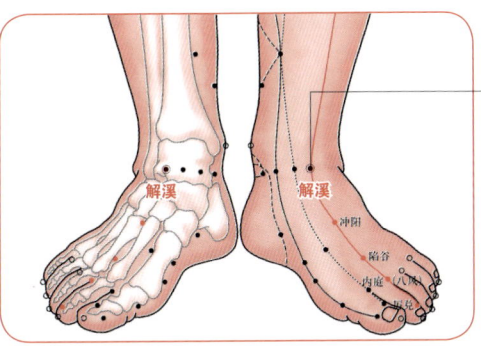

足背与小腿交界处的横纹中央凹陷处，当拇长伸肌腱与趾长伸肌腱之间

取穴技巧及按摩手法

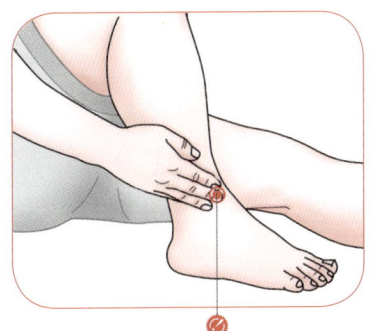

正坐，一腿屈膝，脚放平，用同侧的手掌抚膝盖处，拇指在上，四指分腹循胫骨直下至足腕处，在系鞋带处、两筋之间的凹陷处即是该穴

◇ 配伍治病

踝部痛：
解溪配昆仑、太溪
腹胀：
解溪配商丘、血海
功用： 通络祛火，消炎止痛

程度	指法	时间/分钟
重		1～3

第六章 神经内科疾病

▶追加1：申脉穴

此穴属足太阳膀胱经穴位。按摩此穴，具有活血通络、宁神止痛的功效，是治疗头痛、眩晕、癫痫、腰腿酸痛、目赤肿痛、失眠等症状的特效穴位。

标准取穴

人体的足外侧部位，脚外踝中央下端0.5寸凹处即是

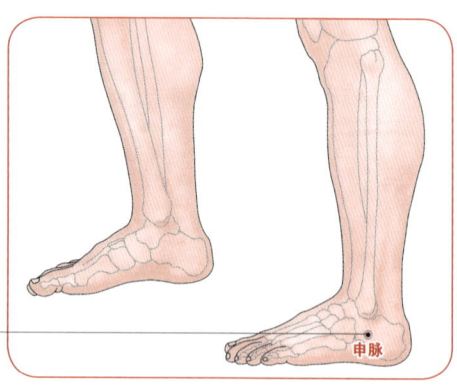

取穴技巧及按摩手法

◇ 这些症状也有效

◎ 头痛　◎ 失眠　◎ 癫痫
◎ 目赤肿痛　◎ 腰腿酸痛

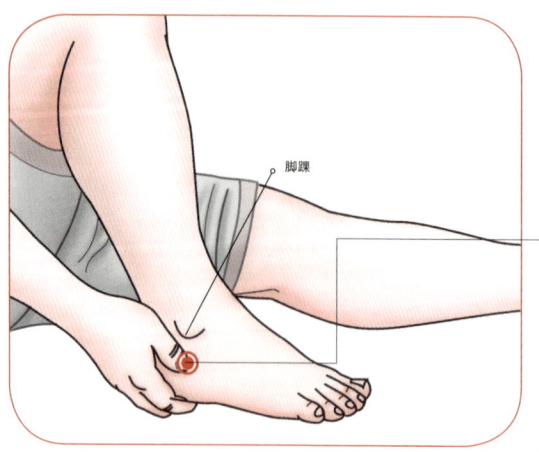

正坐，将要按摩的脚稍向斜后方移至身体侧边，脚跟抬起。用同侧手，四指在下，掌心朝上扶住脚跟底部。拇指弯曲，指腹置于外脚踝直下方凹陷中，则拇指所在的位置即是

程度	指法	时间/分钟
适度		1~3

▶追加2：阳辅穴

此穴属足少阳胆经穴位。本穴是治疗腰痛的特效穴位，对腰肾功能不佳、诸节疼痛、下肢浮肿、痉挛、脚气等有良好疗效。此外，对治疗头痛目眩、高血压、神经痛等疾病也有良好的效果。

标准取穴

该穴位于人体的小腿外侧，当外踝尖上4寸，腓骨前缘稍前方。

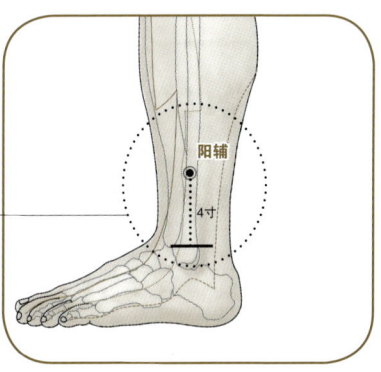

取穴技巧及按摩手法

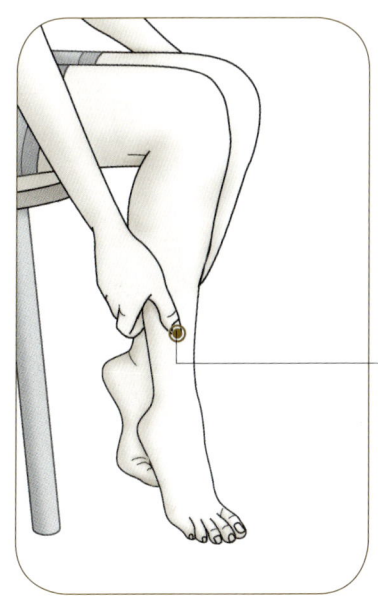

◇ 这些症状也有效
- 腰肾功能不佳
- 高血压
- 下肢浮肿
- 脚气

正坐，垂足，稍向前俯身，左手掌心向前，四指在内，拇指在外，由脚跟上向前，抓住小腿跟部，拇指指腹所在位置的穴位即是。

程度	指法	时间/分钟
重		1~3

第六章 神经内科疾病

03 神经衰弱

按摩消泺、百会，让精神振奋起来

> 神经衰弱，多见于青年人和中年人，其表现主要为：头痛，头晕，睡眠不好，记忆力减退，疲惫无力等等。神经衰弱的病因不明，但是通常认为，这是由于高级神经过度紧张后，神经活动处于相对疲乏的一种状态。

专家诊断

● 症状简介

1. 症状：本病出现的症状多种多样，大多数为主观而比较含糊的自述，可包括任何系统内的症状。其中以头痛、头晕、睡眠不好、记忆力减退和神疲无力为最多见。

2. 在体格检查方面找不出任何与症状相应的阳性器质性体征，就可以诊断为本病。但是必须排除有关的各种器质性疾病所引起的神经衰弱综合征。

3. 应与颅内肿瘤、鼻窦炎、脑膜炎、偏头痛和屈光不正等器质性疾病鉴别，其特点是部位固定不变的头痛。而神经衰弱的头痛性质是胀痛，以两侧太阳穴较多，在疲劳时容易加重。

症状分析

神经系统：如头痛，头晕，脑胀，耳鸣，眼花，记忆力减退，思想分散不能集中，容易激动发脾气，工作或学习时提不起精神来，睡眠不好或整夜睡不着，白天就疲劳，腰酸背痛，脚软无力和全身各部分含糊不清的似有似无的感觉等。

循环系统：如心跳、气急、胸痛和出汗等。以这些症状为主的称心血管神经官能症。

消化系统：如胃口不好、胃部胀痛、嗳气、呕吐、胸闷、腹泻和便秘等。以这些症状为主的称胃肠神经官能症。

生殖系统：如阳痿、早泄和遗精等。以这些症状为主的称性神经官能症。

中西疗法

1. 失眠头晕：

药方：甘草 5～7.5 克，知母 7.5～15 克，酸枣仁 20～30 克，川芎 5～7.5 克，每日 1 剂，水煎，分 2 次服。

第二次在临睡前服，效果较好。

2. 失眠、心悸、多梦、记忆力差：

成药：养血安神片，每日 3 次，每次 4～6 片。

中药推荐	内服 1：酸枣仁 15～25 五粒，炒至半生，捣碎，睡前 1 次顿服。超过一倍量，可发生中毒，故须慎用。
	内服 2：五味子 7.5～15 克，水煎，每日分 2 次服。
	内服 3：朱砂安神丸，每日 2 次，每次 5～15 克，在临睡前吞服。
	内服 4：远志 10 克，丹参 15～25 克，五味子 7.5～15 克，柏子仁 15～25 克，水煎服。
西药推荐	入睡困难：用 10% 水合氯醛 10 毫升或安定 5 毫克。
	梦多易醒：用异戊巴比妥 0.1 克或冬眠灵 5～50 毫克。
	有肝脏病者：可用安眠酮 0.1～0.2 克，或导眠能 0.25 克，或非那根 25 毫克，三药任选一种。但不宜长期服用，以免引起不良副作用。

经穴疗法

● **特效穴位：消泺穴 百会穴**

消泺穴：正立，双手下垂，先把左手的手掌放在右手臂中间位置，再将右手掌放在左手臂中间位置，左右手四指向手臂施加压力，中指所在的部位就是这个穴位，双手交叉，一只手的掌心放在另一只手的手臂上，四指并拢，向穴位施加压力，一压一松。每天早晚分别按压两臂穴位，每次按压 3～5 分钟。

百会穴：正坐，举起双手，张开虎口，拇指的指尖碰触耳尖，手掌心向头，四指朝上，双手的中指在头顶正中相碰触，先将左手的中指按压在穴位上，再将右手的中指按在左手中指的指甲上，双手的中指交叠，同时向下用力揉按穴位，有酸胀、刺痛的感觉。每次揉按 1～3 分钟。

第六章 神经内科疾病

▶特效1：消泺穴

功能主治

消泺穴
属手少阳三焦经穴位

- 此穴具有降湿除浊、清热安神、活络止痛的作用。
- 经常按摩，可有效治疗头痛、神经衰弱、颈项强痛、臂痛、齿痛、癫痫等疾患。
- 按摩此穴还具有较好的美容减肥效果。

标准取穴

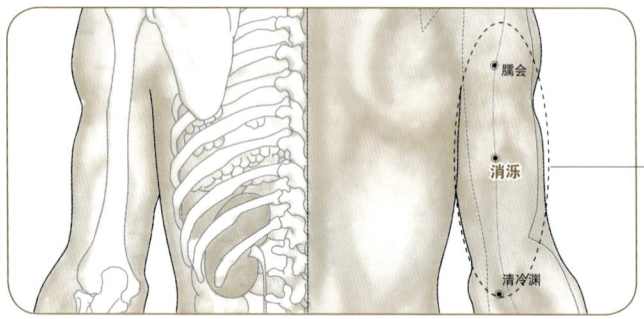

在臂外侧，当清冷渊穴与臑会穴连线中点处

取穴技巧及按摩手法

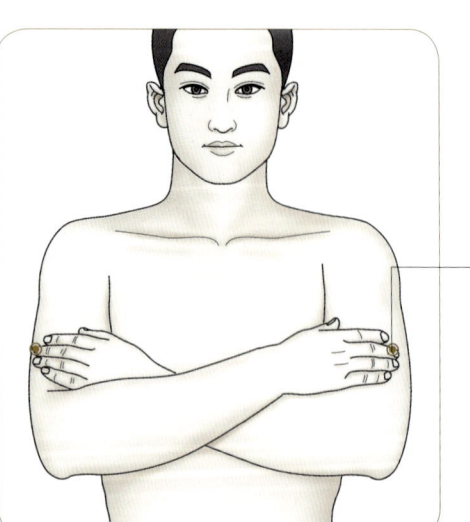

◇ **配伍治病**

肩臂痛、上肢不遂和肩周炎：
消泺配肩髎、肩髃、臑俞和清冷渊
功用：除湿降浊

正立，双手下垂，先用左手手掌置于右手手臂中间位置，再将右手手掌置于左手手臂中间位置，左右手四指向手臂施加压力，中指所在的位置即是

程度	指法	时间/分钟
重		3~5

▶特效2：百会穴

功能主治

百会穴 属督脉穴位

- 此穴有开窍宁神的功效，主治失眠、神经衰弱。
- 此穴有平肝息风的功效，主治头痛、眩晕、休克、高血压、脑卒中失语、脑贫血、鼻孔闭塞。
- 有升阳固脱之效能，长期按压此穴，可治疗脱肛、子宫脱垂等症。

标准取穴

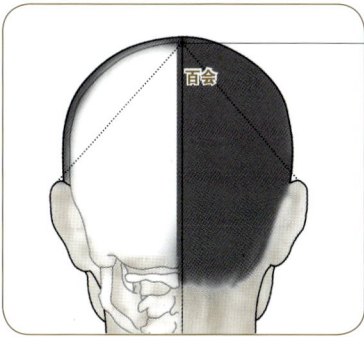

人体百会穴位于头部，当前发际正中直上5寸，或两耳尖连线中点处

取穴技巧及按摩手法

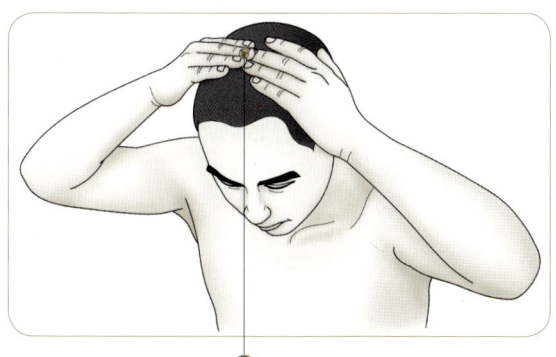

正坐，举双手，虎口张开，拇指指尖碰触耳尖，掌心向头，四指朝上。双手中指在头顶正中相碰触所在穴位即是

◇ 配伍治病

脑卒中失音不能言语：
百会配天窗
小儿脱肛：
百会配长强和大肠俞
功用： 升阳举陷，益气固脱

程度	指法	时间/分钟
轻		1~3

第六章 神经内科疾病

04 面神经瘫痪
按摩悬颅、丝竹空，让面部表情更丰富

面神经瘫痪，即面神经受损，表现为面部肌肉运动出现障碍，患者很难或无法控制面部表情和动作。

专家诊断

● 症状简介

此病主要是其他疾病引起面神经受损引起的，较为常见的是因风湿或慢性中耳炎所引起，有时，肿瘤、脑溢血等也可引起本病。

症状分析

- 发病较为突然，患者清晨醒来，即发现一侧眼睑不能闭合，无法皱眉，眼角流泪。
- 面部肌肉出现松弛，鼻唇沟变浅或出现歪斜，口角向健康一侧歪斜，不能吹口哨，说话漏风，流口水，饮食不便。
- 疾病刚发作时，在耳下、耳后部等处有疼痛感。
- 因慢性中耳炎引起的面瘫，还有耳部症状，如外耳道流脓等。
- 由脑部疾病引起的面神经瘫痪，仅限于面部肌肉瘫痪，眼睑能闭合，能皱眉。应和面神经瘫痪区别。

中西疗法

1. 病因治疗：

因风湿性引起的，按风湿性治疗；如因慢性中耳炎引起的，按中耳炎治疗。先治疗病因，再用针灸治疗。

2. 中药治疗：

制僵蚕 15 克，广地龙 15 克，制白附子 15 克，全蝎粉 5 克（分两次吞），水煎服，每日 1 剂。

疗法推荐	推拿1：在患侧面部施揉法8~10分钟。
	推拿2：重按下关、地仓、颊车、人中诸穴，以酸胀为度。麻木严重的患者，面部可加擦法。
中药推荐	内服：一枝黄花50克，加水煎，分2次服。
	外敷1：鲜蓖麻子仁7个，捣烂，做成饼状，贴到与患侧相对的健康侧，注意药饼勿入眼内。
	外敷2：活癞蛤蟆，剥皮去肉，用皮贴患侧。
西药推荐	内服：维生素B_1 10毫克口服，每日3次。或维生素B_1 100毫克肌肉注射，每日1次。

经穴疗法

● **特效穴位：悬颅穴　丝竹空穴**

悬颅穴：正坐，食指和中指并拢，掌心朝内，食指的指尖放在额角发际，中指所在的部位就是这个穴位，把食指和中指放在悬颅穴上轻轻按揉。左右穴位，每天早晚各按揉1次，每次按揉1~3分钟。

丝竹空穴：正坐，举起双手，四指的指尖朝上，手掌心向内，拇指的指腹向内，揉按两边眉毛外端凹陷处的穴位，有酸、胀、痛的感觉。左右两侧穴位，每天早晚各按揉一次，每次揉按1~3分钟。

▶特效1：悬颅穴

功能主治

悬颅穴 属足少阳胆经穴位

按压此穴，即可集中注意力。

经常按摩，可以治疗偏头痛、面肿、面神经瘫痪、目外眦痛、牙痛等疾病。

配颔厌穴，治疗偏头痛；配曲池、合谷穴，治疗热病头痛；配丝竹空、太阳、风池穴，即可明目疏风；配人中穴，可通经消肿。

标准取穴

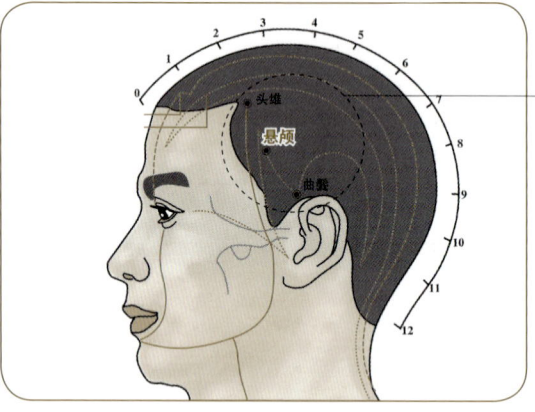

该穴位于人体的头部鬓发上，当头维穴与曲鬓穴弧形连线的中点处

◇ **配伍治病**

偏头痛：
悬颅配颔厌

热病头痛：
悬颅配曲池、合谷

功用：降浊除湿

取穴技巧及按摩手法

正坐，将食指和中指并拢，掌心向内，食指指尖置于额角发际，中指所在位置的穴位即是

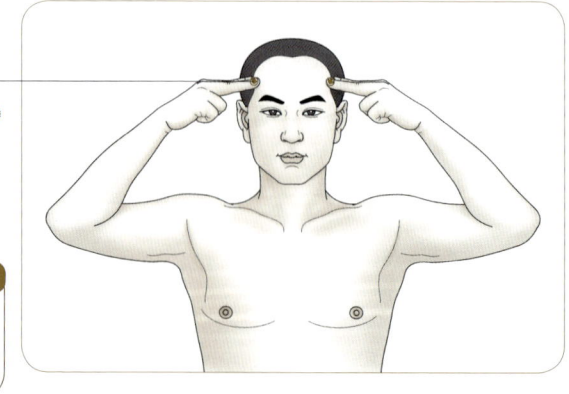

程度	指法	时间/分钟
轻		1~3

▶特效 2：丝竹空穴

功能主治

丝竹空穴
属手少阳三焦经穴位

- 按摩此穴，可治疗各种头痛、头晕、目眩。
- 此穴对眼球充血、睫毛倒生、视物不明也有明显疗效。
- 长期坚持按摩，可治疗颜面神经麻痹、牙齿疼痛、癫痫等病症。

标准取穴

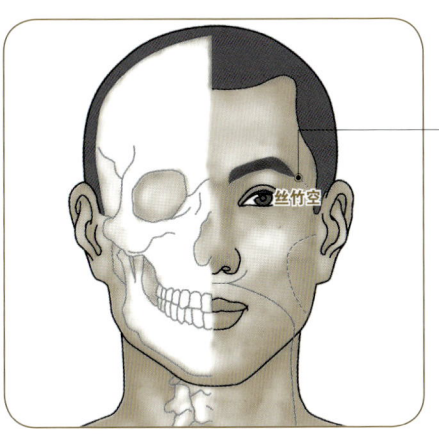

该穴位于人体的面部，眉梢凹陷处

◇ 配伍治病

牙痛：
丝竹空配耳门
功用：降浊除湿

取穴技巧及按摩手法

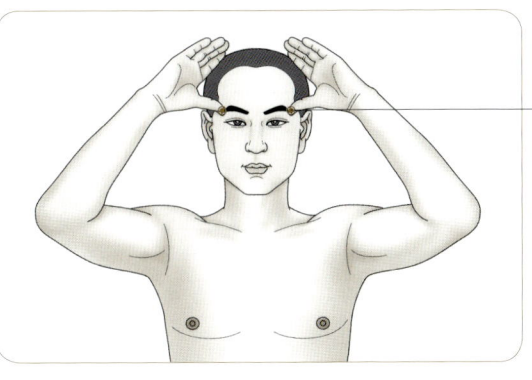

正坐，举双手，四指指尖朝上，掌心向内，拇指指腹，向内按两边眉毛外端凹陷之穴位即是

程度	指法	时间/分钟
轻		1~3

第六章 神经内科疾病

05 癫痫

按摩筑宾、长强，止住羊癫疯

> 癫痫，俗称羊癫风。当此病发作时，患者的主要表现为：突然性的意识丧失，全身出现抽搐症状。

专家诊断

● 症状简介

癫痫分为原发性和继发性两种。原发性癫痫的病因，目前尚无法阐明；而继发性癫痫，则常是由脑膜炎、脑炎、脑血管痉挛、颅内疾病、低血糖、脑外伤和中毒等原因所引起。

症状分析		
	小发作	症状：患者突然瞪目直视、呆立或呆坐，如果手中有拿东西会掉落，面色苍白。无跌扑和抽搐。
		发作时间：数秒钟即恢复正常。
	大发作	症状：突然发作，有时会大叫一声，随即意识丧失，全身抽搐，咬牙，皮肤紫绀，口吐白沫或因舌、唇破而出现血沫，眼红，瞳孔扩大，大小便失禁。
		发作时间：这样持续数分钟后进入昏睡，经过半小时以上，神志才慢慢清醒。醒后感到头痛，精神疲倦，浑身疼痛不适，对发病时的记忆不清。

中西疗法

1. 急救处理：

癫痫发作时，迅速让病人仰卧，不要垫枕头，把缠有纱布的舌压板（或牙刷把）垫在上下牙齿间，以防病人自己咬伤舌头，随即松开衣领，将病人的头偏向一侧，使口腔分泌物自行流出，防止口水误入气管，引起吸入性肺炎，同时，还要把病人的下颌托起，防止因窝脖使舌头堵塞气管。切记不要向病人口内放进任何东西，及时给病人安排医疗急救。

2. 中医辨证施治：

（1）肝气郁结：

适应证：目瞪直视、胸闷、头晕等症，宜疏肝理气。

药方：广陈皮 7.5 ~ 15 克，姜半夏 10 ~ 15 克，醋炒柴胡 7.5 ~ 15 克，生牡蛎 25 ~ 50 克（先煎），钩藤 15 ~ 25 克（后下），水煎，每日分 2 次服。此方可在癫痫未发作时服。

（2）实热痰多：

适应证：口吐白沫、抽搐、舌苔黄腻，宜降火祛痰。

药方：黄芩 15 ~ 20 克，青礞石 10 ~ 20 克（先煎），生大黄 7.5 ~ 10 克（后下），沉香 0.5 ~ 1.5 克（研粉冲服），水煎，每日分 2 次服。

成药：用礞石滚痰丸，每次吞服 15 克，每日 1 次，连服 1 周。

中药推荐	内服 1：砂、煅磁石各 50 克，明矾 250 克，研为细末。成人第一个月每日 3 次，第二个月每日 2 次，第三个月每日 1 次，每次服量均为 3 克。
西药推荐	内服 1：苯妥英钠，成人每次 0.1 克，每日服 3 次，总量每天不超过 0.6 克。小儿每日每千克体重 5 ~ 10 毫克，分 1 ~ 3 次服。
	内服 2：苯巴比妥，成人每次 0.03 克，每日服 3 次。小儿每次每千克体重 0.5 ~ 2.0 毫克，日服 2 ~ 3 次。
	内服 3：利眠宁，成人每次 10 毫克，每日服 3 ~ 4 次。小儿每日每千克体重 3 ~ 5 毫克，分 4 次服。

经穴疗法

● **特效穴位：筑宾穴 长强穴**

筑宾穴：正坐垂足，把一只脚抬起，放在另外一腿的膝盖上，用另一侧的手轻握小腿，四指放在踝骨上，用拇指的指腹从下往上推揉穴位，有酸痛感。左右穴位，每天早晚各推揉 1 ~ 3 分钟。

长强穴：正坐，上身前俯，左手伸到臀后，用中指用力揉按穴位。便秘、腹泻或者有痔疮的人，会感到酸胀的，同时会感觉酸胀感向体内和四周扩散。每天分别用左右两手各揉按 1 ~ 3 分钟，先左后右。

● **追加穴位：强间穴**

强间穴：正坐或者俯卧，双手伸过颈项，放在后脑处，手掌掌心向着头部，扶住后脑勺，四指的指尖并拢并向着头顶，此时，中指之间所在的部位就是这个穴位。用中指和食指的指腹按揉这个穴位，有酸痛、胀麻的感觉。每次按揉 1 ~ 3 分钟。

▶特效1：筑宾穴

功能主治

筑宾穴
属足少阴肾经穴位

- 此穴具有散热降温的作用。
- 筑宾为针灸经络之穴道中最有效的排毒穴，是药物中毒、吗啡中毒、梅毒，及其他诸毒的特效穴。
- 按摩此穴还可治疗比目鱼肌痉挛，足喘内痛。
- 长期按压此穴，可治疗癫痫、精神分裂症、肾炎、膀胱炎、睾丸炎、盆腔炎、舌肥大、阴萎等疾病。

标准取穴

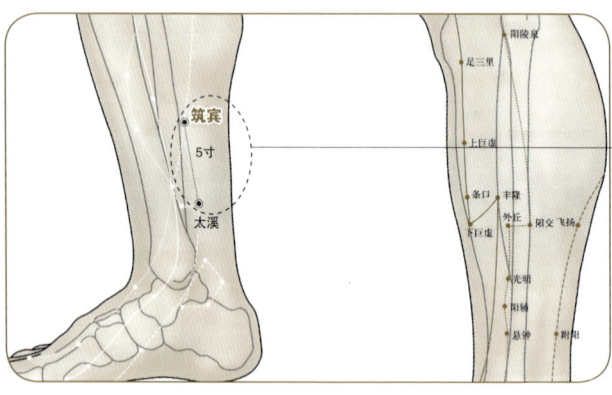

当太溪穴与阴谷穴的连线上，太溪穴上5寸，腓肠肌肌腹的内下方

◇ 配伍治病

水肿：
筑宾配肾俞和关元
疝气：
筑宾配大敦和归来
功用：散热降温

取穴技巧及按摩手法

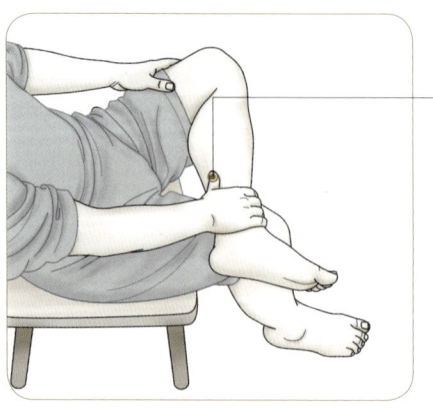

正坐，垂足，将一足抬起，放另一腿膝盖上。再以另一只手轻握小腿，四指放踝骨上方，拇指指腹所压之处即是

程度	指法	时间/分钟
重		1~3

▶特效 2：长强穴

功能主治

长强穴
属督脉穴位

- 本穴有促进直肠收缩作用，通大便，疗便秘，止腹泻特效。
- 本穴有通任督、调肠腑之效能，主治肠炎、腹泻、痔疮、便血、脱肛。
- 长期按压此穴，对阴囊湿疹、引产、阳痿、精神分裂、癫痫、腰神经痛等病症，也有很好的调理保健效能。

标准取穴

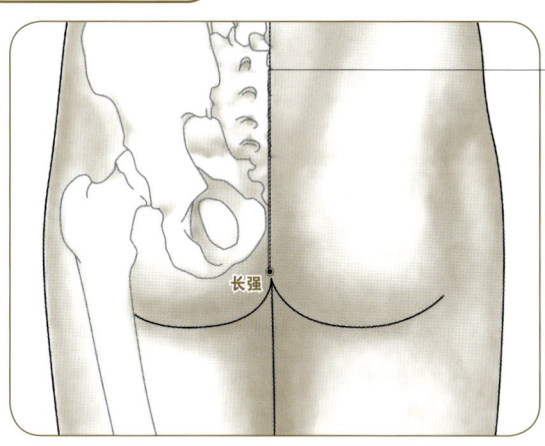

长强穴位于人体的尾骨端下，当尾骨端与肛门连线的中点处

◇ **配伍治病**

痔疮：
长强配二白、阴陵泉、上巨虚和三阴交

脱肛、痔疮：
长强配精官、二白和百会
功用： 向体表输送阳热之气

取穴技巧及按摩手法

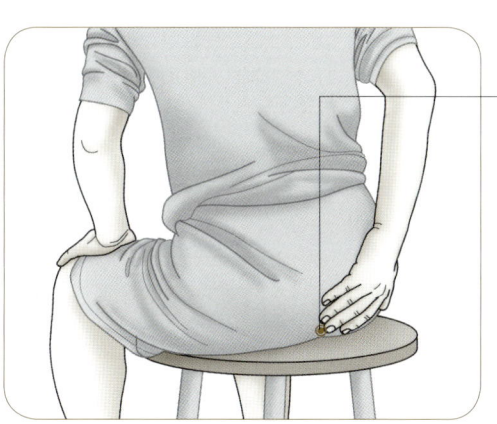

正坐，上身前俯，伸左手至臀后，中指所在的位置的穴位即是

程度	指法	时间/分钟
重		1~3

第六章 神经内科疾病

▶追加：强间穴

此穴属督脉穴位，位于头部，可治疗头痛、目眩、颈项疼痛、癫痫、心烦、失眠等症。并对脑膜炎、神经性头痛、血管性头痛、癔症等也有明显疗效。

标准取穴

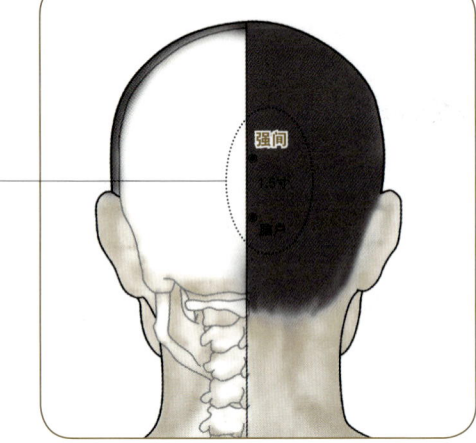

强间穴位于人体的头部，当后发际正中直上4寸（脑户穴上1.5寸）

取穴技巧及按摩手法

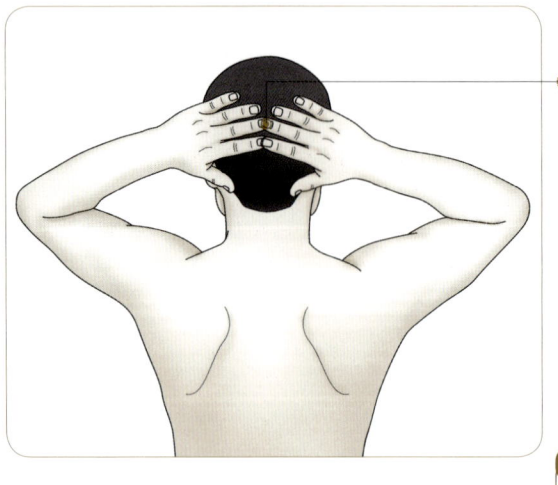

正坐或俯卧，伸双手过颈，置于后脑处，掌心向头，扶住后脑勺，四指指尖并拢向头顶，中指指尖所在位置的穴位即是

程度	指法	时间/分钟
重		1~3

06 坐骨神经痛

按摩承扶、风市，让你坐立自如

坐骨神经痛是指坐骨神经径路及其分布区域内的疼痛。此病痛主要是由其他疾病所引发，如：坐骨神经炎、腰椎间盘突出、椎管内肿瘤、子宫附件炎、糖尿病等。

专家诊断

● 症状简介

症状分析

体态：站立时，身体略向健康一侧倾斜，患病侧的下肢在髋、膝关节处微屈而足跟不着地。睡时，向健侧侧卧，病侧下肢髋、膝关节处呈微屈姿势。仰卧坐起时，病侧膝关节即弯曲。

肌肉情况：患病一侧常有轻度的肌张力减弱，严重患者可有肌肉消瘦、肌肉弛软，并有压痛现象，以腓肠肌最为明显。

疼痛：一般多由臀部或髋部开始，向下沿大腿后侧、腘窝、小腿外侧、向足背外侧扩散。表现为持续性钝痛或有发作性加剧；剧痛时呈刀刺样性质，往往在夜间更甚；疼痛常在咳嗽、用力、弯腰、震动时加剧。

压痛点：腰部脊椎旁点（第四、第五腰椎棘突平面离中线外1.5～2.0厘米）、坐骨孔点（在坐骨孔上缘，相当于秩边穴）、转子点（约相当于环跳穴）、窝点（相当于委中穴）。小腿外侧和外踝之后亦有压痛。

神经牵引痛检查：①直腿抬高试验：让患者平卧，于足跟处向上抬起伸直的下肢，通常抬高到45°时即产生疼痛，为阳性。②伸腿试验：让患者采取坐位，双腿伸直，患病一侧的膝关节不能伸直，下压该膝时，引起疼痛，即为阳性。③拾物试验：让患者俯身拾取地面上的物品，若患者先弯曲患肢，然后再弯腰拾取物品，同时喊疼，即为阳性。

中西疗法

1. 治疗原发病：
如果是因其他疾病引起，应先治疗原发病。
2. 中医辨证施治：
（1）寒湿：
适应证：疼痛处有寒冷感，遇热则痛感舒缓，苔薄白腻，宜温经化湿散寒。
药方：当归15克，牛膝15克，苍术15克，钻地风100克，杨柳枝100克，炒

第六章 神经内科疾病

米仁20克，木防己20克，制川、草乌各7.5克（先煎），川桂枝15克（后入），水煎服，每日1剂。

（2）风热：

适应证：疼痛处有灼热感，遇冷则痛感舒缓，苔薄黄质红，脉数，宜祛风清热。

药方：牛膝15克，黄芩15克，当归20克，赤芍15克，丹参15克，忍冬藤25克，大生地20克，延胡索15克，片姜黄15克，水煎服，每日1剂。

疗法推荐	火罐疗法：在新针疗法的穴位上拔火罐，或选用压痛点拔火罐。火罐疗法治疗后，也可作热敷。
	推拿疗法：推拿臀部及患肢后外侧5~10分钟。配合抬腿运动。接着做直腿高举运动。最后，擦臀部，加热敷。
西药推荐	应用解热止痛和镇静剂药物，如阿司匹林、水杨酸钠、鲁米那、利眠宁等。

经穴疗法

● 特效穴位：承扶穴 风市穴

承扶穴：正坐，把两只手的手掌心朝上，五指并拢，放在臀部与大腿的交接处，中指所在的地方即是穴位，用食指、中指、无名指的指腹向上按摩左右两个穴位。每次各按揉1~3分钟，也可以两侧同时按摩。

风市穴：直立，手自然下垂，手掌轻贴大腿中线如同立正一样，用中指的指腹位置即是该穴。垂直下压穴位，有酸、胀、麻等感觉。先左后右，每次两侧穴位各按压1~3分钟，也可以两侧穴位同时按揉。

● 追加穴位：承山穴 昆仑穴 环跳穴

承山穴：正坐，将要按摩的脚抬起，放置在另外一腿的膝盖上方，用对侧的手掌握住脚踝，拇指的指腹沿着脚后跟正中（阿里肌腱）直上，在小腿肚下，"人"字形的中点就是该处穴位。用四指轻轻握住小腿，用拇指的指腹按揉穴位，每次左右穴位各按揉1~3分钟，也可以两侧穴位同时按揉。

昆仑穴：正坐，将要按摩的脚稍向斜后方移至身体旁侧，脚跟抬起，用同侧的手，四指在下、掌心朝上扶住脚跟底部，拇指弯曲，用指节从上往下轻轻刮按，会有非常疼痛的感觉。开始的时候不要用大力，每次左右两侧穴位各刮按1~3分钟，也可以两侧穴位同时刮按。孕妇忌用力刮按。

环跳穴：自然站立，把同侧的手插腿臀上，四指在前，拇指指腹位置即是该穴。用拇指的指腹稍用力按摩穴位，有酸痛感，用力按压时下肢还有酸麻感。先左后右，两侧穴位每次各按压3~5分钟。

▶ 特效1：承扶穴

功能主治

承扶穴
属足太阳膀胱经穴位

- 按压此穴，具有通便消痔、舒筋活络的作用。
- 经常按摩此穴，可以收紧臀部，促进臀部减肥。
- 对于腰腿痛、坐骨神经痛、下肢瘫痪、痔疮、尿闭、便秘、生殖器官的疼痛等病症，都有很好的保健调理作用。

标准取穴

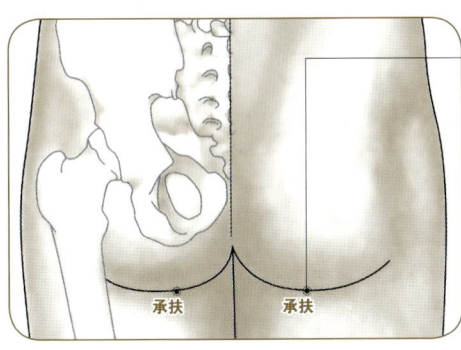

大腿后面，臀下横纹的中点处即是

◇ **配伍治病**

腰骶疼痛：
承扶配委中
功用：通便消痔，舒筋活络

取穴技巧及按摩手法

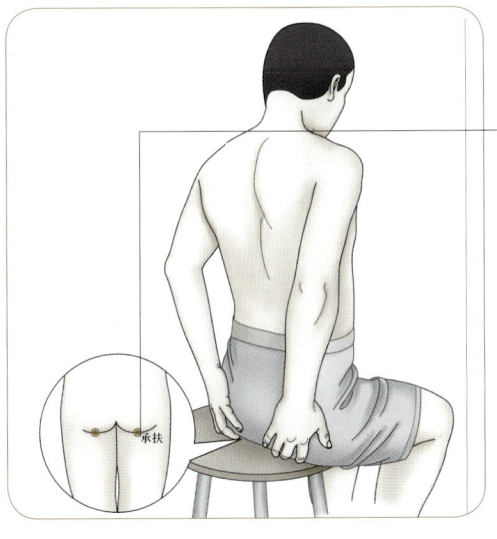

正坐，将两手掌心朝上，五指并拢，置放在臀部与大腿交接处，则中指所在的位置即是该穴

程度	指法	时间/分钟
适度		1～3

第六章 神经内科疾病

▶ 特效 2：风市穴

功能主治

风市穴
属足少阳胆经穴位

按摩此穴，具有祛风湿、利腿足的作用。

对治脚痛、腿膝酸痛、腰重起坐难等病症有特效。

对下肢神经麻痹、脚气、股外神经炎、遍身搔痒、半身不遂等病症，长期按压此穴，也能收到很好的调理保健效果。

标准取穴

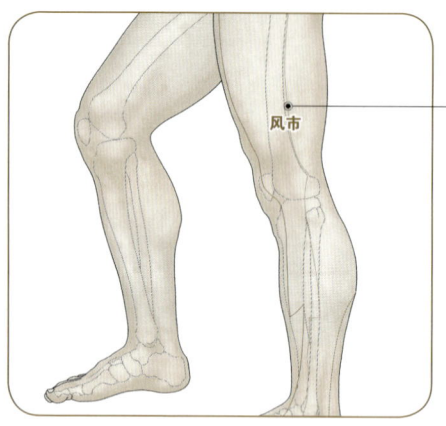

风市穴位于人体的大腿外侧部的中线上，腘横纹上7寸

◇ 配伍治病

中心型类风湿：
风市配风池、大杼和大椎
功用： 运化水湿

取穴技巧及按摩手法

直立，手自然下垂，手掌轻贴大腿中线如立正状，中指指腹所在位置的穴位即是

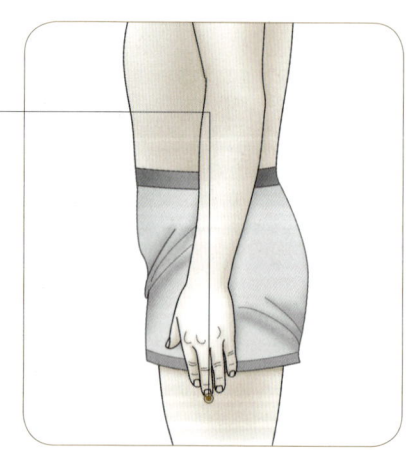

程度	指法	时间/分钟
重		1～3

追加1：承山穴

本穴属足太阳膀胱经穴位，对脚无力及小腿抽筋有特效，此外，对腰腿痛、坐骨神经痛、腓肠肌痉挛、足跟急痛、四肢麻痹、脚气、痔疮、便秘等病症，都有很好的保健调理作用。

标准取穴

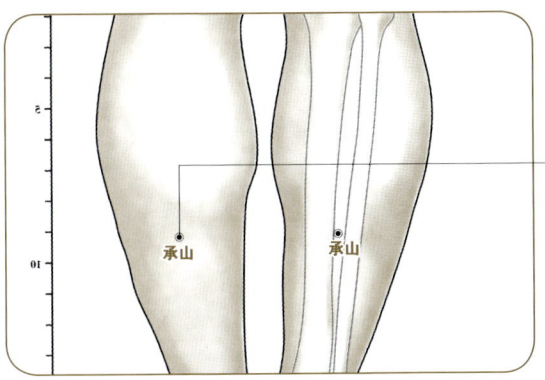

小腿后面正中，委中穴与昆仑穴之间，当伸直小腿和足跟上提时腓肠肌肌腹下出现凹陷处即是

◇ 这些症状也有效

◎ 脚无力　　◎ 小腿抽筋
◎ 痔疮　　　◎ 便秘

取穴技巧及按摩手法

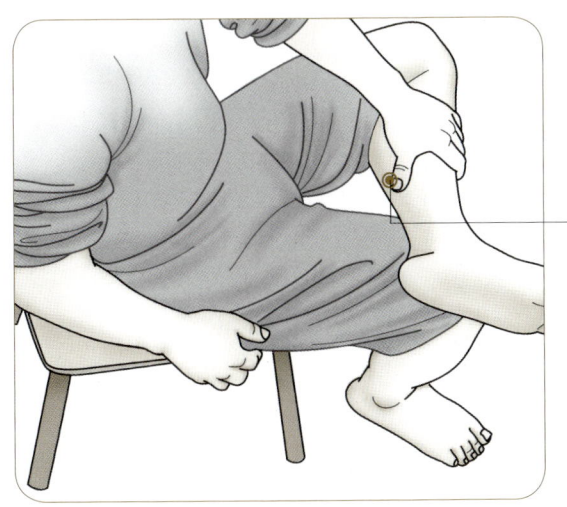

正坐，将欲按摩的脚抬起，置放在另外一条腿的膝盖上方。用同侧的手掌握住脚踝，拇指指腹循着脚后跟正中（阿里肌腱）直上，在小腿肚下，"人"字形的中点处即是该穴

程度	指法	时间/分钟
适度		1~3

第六章　神经内科疾病

追加2：昆仑穴

本穴属足太阳膀胱经穴位，针对妇女卵巢、男性睾丸功能及鸡鸣下痢（多系肠结核）等病症有特效。同时也用于治疗头痛、项强、目眩、肩背痛、坐骨神经痛、关节炎、踝关节及周围软组织疾病、难产胞衣（胎盘）不下、脚气、小儿搐搦等病症。

标准取穴

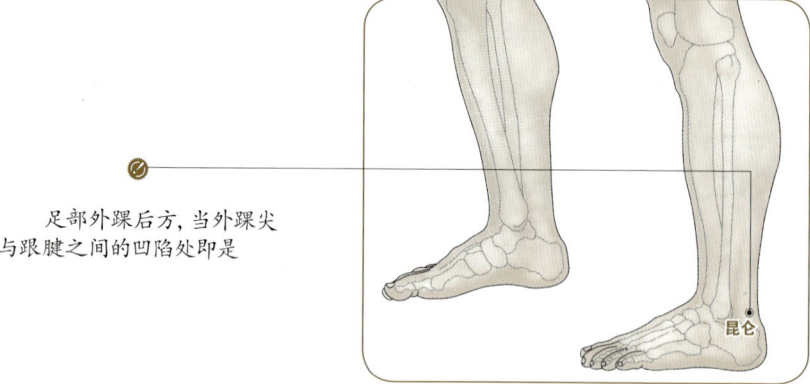

足部外踝后方，当外踝尖与跟腱之间的凹陷处即是

取穴技巧及按摩手法

◇ 这些症状也有效
- 头痛
- 性功能疾病
- 肩背痛
- 脚气

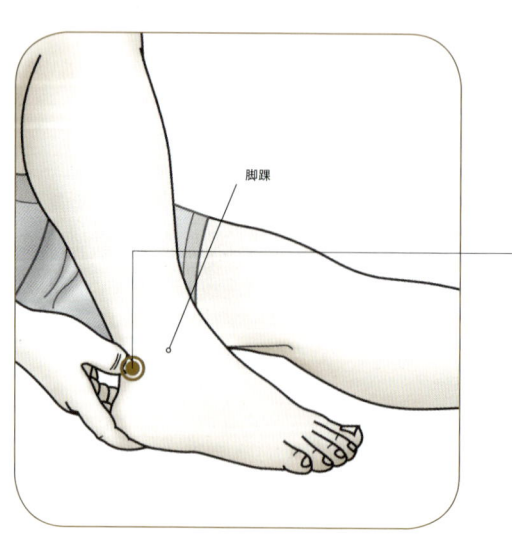

正坐，将要按摩的脚稍向斜后方移至身体侧边，脚跟抬起。用同侧手，四指在下，掌心朝上扶住脚跟底部。拇指弯曲，指腹置于外脚踝后的凹陷处，则拇指所在位置即是

程度	指法	时间/分钟
轻		1～3

▶ 追加 3：环跳穴

本穴属足少阳胆经穴位，对腰背腿痛、坐骨神经痛等病症特效。此外，对下肢麻痹、风疹、脚气，以及腰部、大腿、膝部等部位的肌炎等病症，长期按压，会有很好的调理保健效能。

标准取穴

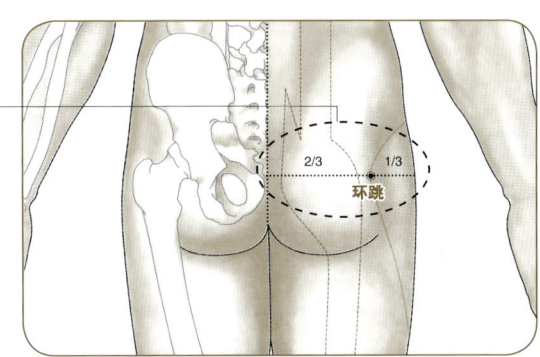

股骨大转子最凸点与骶管裂孔连线的外1/3与中1/3交点处

取穴技巧及按摩手法

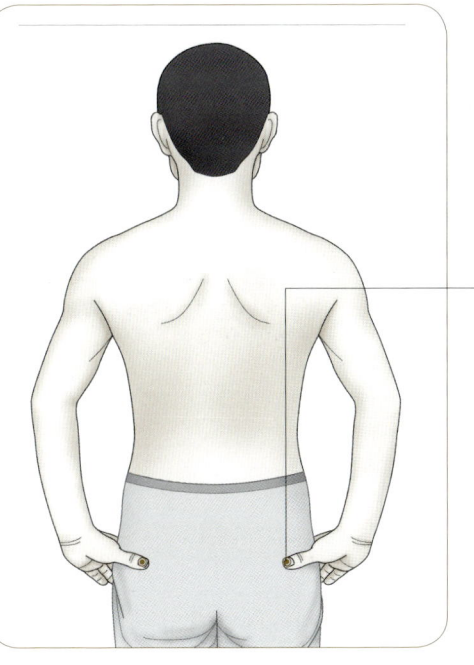

◇ 这些症状也有效
◎ 腰背疼痛　　◎ 风疹
◎ 下肢麻痹　　◎ 脚气

自然站立，同侧手插腿臀上，四指在前，拇指指腹所在位置的穴位即是

程度	指法	时间/分钟
重		3～5

第六章　神经内科疾病

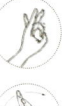

第七章　其他常见病

其他常见病，如高热、胸痛、中暑、休克、关节炎等，都可以通过经穴按摩进行治疗，其中治疗中暑和休克的穴位对急救意义重大，我们应该牢记。另外，荨麻疹、糖尿病、乳腺炎等疑难杂症，也可以通过穴位按摩进行预防或辅助治疗。

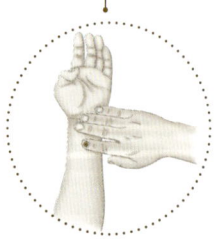

DI-QI ZHANG

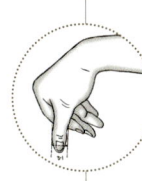
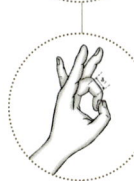
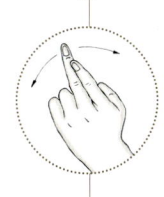
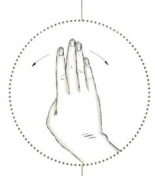

- 乳腺炎
- 胸痛
- 黄疸
- 高热
- 中暑
- 休克
- 类风湿性关节炎
- 荨麻疹
- 糖尿病

本章看点

01 乳腺炎

按摩肩井、天池，防治乳腺炎有特效

乳腺炎，又称为"乳痈"，俗称"奶疖"，是由于化脓性细菌从擦破的乳头侵入，在乳腺中引发的炎症感染。

专家诊断

● 症状简介

乳腺炎常发生于产后妇女，尤其是在初产妇中比较多见。因为此时产妇的乳汁经常阻塞不通，这就为细菌的成长发育提供了一个良好场所，因此细菌繁殖迅速，来势凶猛。

症状分析

乳房症状：乳房肿胀，疼痛发热，皮肤发红，大多有肿块，甚至有搏动性跳痛。脓肿形成时，有时会有波动感。

全身症状：出现发热、寒战、食欲减退、疲乏等。

体征：侧腋窝淋巴结肿大。

中西疗法

1. 发病初期，可用温热的湿毛巾敷于患处，每天3～5次，每次15分钟左右，可以帮助局部肿块的消散，或用新鲜草药捣烂外敷，或用金黄膏、玉露膏外敷。

2. 脓肿形成后，可采取放射法切开排脓，切口应选择在脓肿的最低位置。近乳晕部的脓肿，切口应尽量避开乳晕，以免术后创口流乳，影响收口。

3. 脓肿自溃或切开后，可用药线蘸八二丹，插入创口引流，外盖金黄膏或红油膏，待脓少后用九一丹药线引流。脓尽后创口有黏稠清液外渗时，可改用生肌散、白玉膏收口。

4. 若创口皮肤发疹作痒，改用青黛膏。切开排脓后，也可用呋喃西林纱布条填塞创口，每天换药1次，直到收口为止。

中药推荐	内服1：牛蒡15克，黄芩15克，当归20克，赤芍15克，生甘草5克，留行子25克，路路通25克，蒲公英50克，全瓜蒌20～40克，鹿角霜15克入煎。
	内服2：蒲公英、紫花地丁等，一至数种煎服。
	内服3：初起轻症，可用鹿角粉5～10克，温酒吞服（重症无效）。
	内服4：露蜂房50克，生甘草5克，水煎服。每天1剂，服2剂见效。
西药推荐	可选用青霉素或克林霉素等抗生素治疗。

★ 特殊患者加减法：

即将化脓的患者，加皂角针15～25克，穿山甲15克。

热毒太盛的患者，可以去掉鹿角粉、当归，另加入板蓝根50克，鲜生地50克，银花20克。

新产妇患者，去掉黄芩，蒲公英改为20克，加川芎7.5克，益母草15～25克。

经穴疗法

● 特效穴位：肩井穴 天池穴

肩井穴：正坐，双手交叉抱肩，把中间三指放在肩颈交会处，用中指的指腹向下按揉，有酸麻、胀痛的感觉。左右两穴，每天早晚各按揉1次，每次按揉1～3分钟，也可以两侧穴位同时按揉。

天池穴：正坐或仰卧，举起双手，掌心朝向自己的胸前，四指相对，用拇指的指腹向下垂直按压乳头外一寸的穴位处，有酸痛感。每天早晚在左右两穴位各按压1次，每次1～3分钟，或者两侧穴位同时按压。

▶特效 1：肩井穴

功能主治

肩井穴
属足少阳胆经穴位

按摩此穴，可治疗五劳七伤、头颈强痛、颈项不得回顾、肩背疼痛等。

对乳腺炎、难产、功能性子宫出血、产后子宫出血、神经衰弱、半身不遂、脑贫血、脚气、狐臭等病症，长期按压会有很好的调理保健效能。

标准取穴

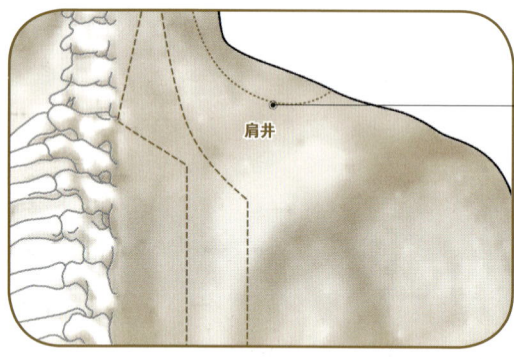

肩井穴位于人体的肩上，前直乳中，大椎与肩峰端连线的中点，即乳头正上方与肩线交接处

◇ 配伍治病

脚气：
肩井配足三里和阳陵泉
功用：疏导水液

取穴技巧及按摩手法

正坐，双手交叉抱肩，以中间三指放在肩颈交会处，中指指腹所在位置的穴位即是

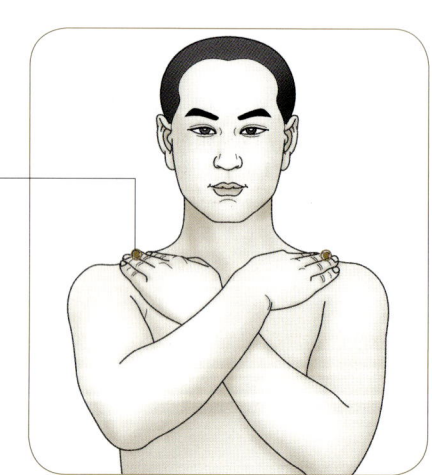

程度	指法	时间/分钟
重		1～3

▶特效 2：天池穴

功能主治

天池穴
属手厥阴心包经穴位

主治胸膈烦满、头痛、四肢不举、腋下肿、上气、胸中有声等症。
对心脏外膜炎、脑溢血、腋腺炎、乳房炎、肋间神经痛、目视疏腕不明（视力不佳、眼昏花）、咳逆、热病汗不出等病症，也有很好的调理保健效果。

标准取穴

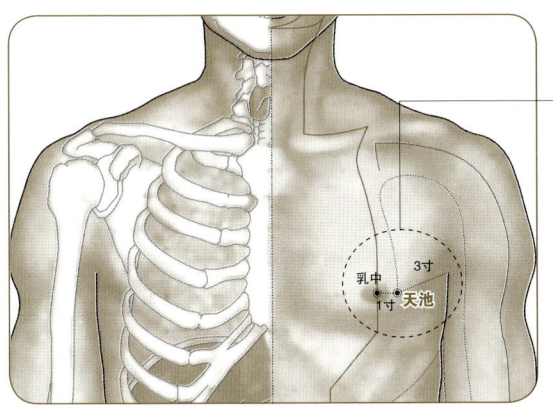

在第四肋间，乳中穴向外横开1寸处

◇ 配伍治病

咳嗽：
天池配列缺和丰隆
胁肋痛：
天池配支沟
功用：散热降浊，息风化气

取穴技巧及按摩手法

正坐，举双手，掌心朝向自己胸前，四指相对，拇指置于乳头旁1寸，用拇指指腹向下垂直按压穴位即是

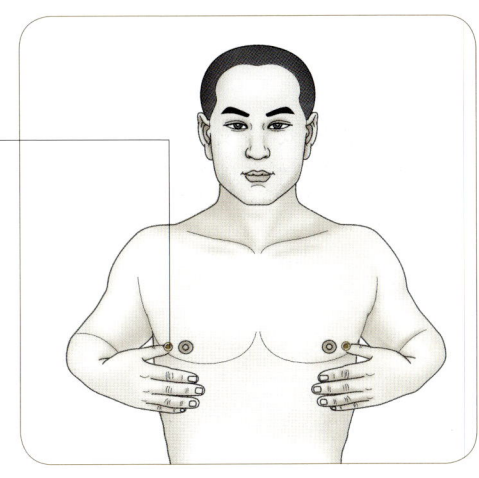

程度	指法	时间/分钟
重		1~3

第七章 其他常见病

02 胸痛

按摩足五里、膻中，祛除疼痛无烦恼

胸痛是常见的症状，一般是由胸部疾病引起的。胸痛的严重程度与引起胸痛的原因不一定有确切的关系，如胸部带状疱疹可产生剧烈胸痛，而急性心肌梗死的胸痛有时却并不很严重。

专家诊断

● 症状简介

1. 问清病史：

（1）疼痛时间：呼吸或咳嗽常使肋间神经痛或胸膜炎的疼痛加剧；食道炎的疼痛常发生于吞咽食物时；心绞痛或心肌梗死常在劳累后的晚上发生疼痛。

（2）疼痛部位：胸膜炎的疼痛常位于胸侧部；肋间神经痛的部位则沿肋间分布；外伤的疼痛常见于外伤的部位；心绞痛常位于胸骨下或心前区，并常放射到左肩和左臂内侧。

（3）疼痛性质：神经痛常为针刺样或刀割样；骨痛呈酸痛或锥痛；肌肉痛呈酸痛样；急性食道炎的疼痛呈灼热痛；心绞痛常感觉到压迫感和窒息感。

（4）疼痛伴发的症状：呼吸系统炎症常有气急、发热、咳嗽、咯痰等症状；气胸常伴有呼吸困难和发绀；心肌梗死常伴有休克现象。

2. 体格检查：

（1）呼吸系统炎症常常导致胸痛，如大叶性肺炎的患病一侧叩诊浊音，听诊湿啰音及支气管呼吸音；胸膜炎患病一侧叩诊实音，听诊呼吸音降低，语颤减弱。

（2）当肋骨骨折时，胸痛有挤压痛感，出现血肿，或可听到骨摩擦音。

（3）在呼吸运动时因疼痛加重，使呼吸运动受到限制，常见于气胸、胸膜炎、肋间神经痛。

（4）注意口唇及胸壁有无疱疹，口唇有疱疹常见于大叶性肺炎；胸部有疱疹常见于带状疱疹。

症状分析		
	带状疱疹	疱疹是沿着胸部肋间神经分布，从背后向前蔓延，疼痛剧烈。疱疹呈带状。
	肋间神经痛	沿着胸部肋间神经分布的部位有刺痛，往往在咳嗽和深呼吸时加重、无明显阳性体征，发现有外伤史，局部疼痛，骨折处有压痛、血肿，可查及骨摩擦音。
	急性支气管炎	咳嗽时胸骨后疼痛，痰少，可伴发热，可听到干啰音。

症状分析		
	心血管神经官能症	胸痛、心悸、头晕、头痛、失眠等症状,无心血管系统阳性体征发现。
	急性食道炎	胸骨后疼痛,常于进食时疼痛加剧。
	食道癌	多见于老年人,消瘦,胸骨后闷痛感,逐步地不能进食,最后流质也不能咽下,钡剂放射线透视有助于明确诊断。
	纵膈肿瘤	咳嗽、胸痛,肿瘤压迫气管及食管时,出现呼吸困难及吞咽困难,放射线有助于诊断。
	气胸	胸痛,伴有呼吸困难,感觉吸气不足,发绀,患侧呼吸音降低,叩诊高清音。有胸部外伤史,胸痛,呼吸困难。
	发绀	患侧呼吸音降低,叩诊实音,心及气管移向健侧。
	胸膜炎	胸痛在咳嗽、呼吸时加重,可有发热、咳嗽、呼吸困难等症。患侧叩诊浊音,呼吸音降低,语颤减弱。
	心包炎	心前区疼痛,伴发热、出冷汗和疲乏,可出现呼吸困难及咳嗽心率加快,可听到心包摩擦音。
	心绞痛	有心脏病史,多见于中老年,胸痛时心前区有压迫感。疼痛可放射到左肩和左臂,伴出冷汗,心电图有助于诊断。
	心肌梗死	突然心前区剧烈疼痛,常于晚上发生,伴有血压下降、面色苍白、出冷汗、四肢发冷等休克症状。

中西疗法

胸痛往往由很多原因所导致,因此需要辨证施治,对于不同原因引起的胸痛,要采用不同的对治方法。

中药推荐	气滞:刺痛以胸肋为主,或有胸闷,苔薄,宜疏肝理气。金铃子15克,延胡索20克,广木香7.5克,制香附15克,广郁金15克,枳壳7.5克,水煎服,每日1剂。
	肺热:胸痛、咳嗽、咳痰黄色、发热形寒,宜清肺热。金银花50克,连翘50克,鲜芦根100克(去节),冬瓜子100克,薏苡仁25克,鱼腥草50克,桔梗7.5克,桃仁7.5克,水煎服,每日1剂。
	血瘀:胸痛,苔薄,舌质有紫块,脉律不齐,宜活血祛瘀。当归25克,丹参25克,赤芍15克,桃仁10克,每日1剂,水煎服。若兼有气滞者可加香附、郁金、青皮。
疗法推荐	推拿1:揉华盖、膻中穴,2～3分钟。
	推拿2:于膏肓俞和膈俞采用揉法或摩法1～2分钟。如果是肋骨骨折或带状疱疹者则不宜进行推拿。

西药推荐

内服 1：胸痛时，无论有无发热现象，都可选用镇痛片，每次 1 片，每日 3 次；消炎痛片，每次 25 毫克，每日 2～3 次；或用炎痛喜康 10～20 毫克，每日 1 次，口服或肌肉注射。

内服 2：若疼痛剧烈，出冷汗，或伴有血压下降，可选用延胡索乙素，每次 100 毫克，每日 3 次；或口服杜冷丁，每日 3 次，每次 50 毫克，或肌肉注射 50～100 毫克。

内服 3：局限的疼痛可以用 0.5%～1.0% 利多卡，对肋间神经痛效果较好。

经穴疗法

● **特效穴位**：足五里穴　膻中穴

足五里穴：正坐，垂足，把手平放在大腿的根部，手掌心朝着腿部，四指并拢，小指的指尖所在的部位就是该穴位。四指并拢从下往上揉按，有胀、酸、疼痛的感觉。两侧穴位，先左后右，每次按揉 3～5 分钟，也可以两侧穴位同时按揉。

膻中穴：正坐或仰卧，双手伸向胸前，手掌放松，大约成瓢状，手掌心向内，中指的指尖放在双乳连线的中点位置，这个部位就是该穴位。中指用力揉按穴位，有刺痛的感觉。每次揉按 1～3 分钟。

● **追加穴位**：青灵穴　天宗穴

青灵穴：正坐，抬起右臂与肩平，肘弯曲，小臂向上，左手五指并拢，将小指放在手臂内侧肘横纹处，拇指按压所在之处有酸痛感。除拇指以外，其余四指放于臂下，轻托手臂，用拇指的指腹轻轻揉按穴位。每天早晚在左右穴位各按揉 1 次，每次按揉 1～3 分钟。

天宗穴：用对侧手，由颈下过肩，以中指的指腹按揉穴位。如果可以正坐或者俯卧，可以请他人用双手拇指的指腹垂直按揉穴位，穴位处有胀、酸、痛感。先左后右，每次各按揉穴位 1～3 分钟，也可以双侧穴位同时按揉。

▶特效1：足五里穴

功能主治

足五里穴
属足厥阴肝经穴位

此穴具有固化脾土，除湿降浊之功能。

按此穴位、主治小腹胀痛、小便不通、阴挺、睾丸肿痛、嗜卧、四肢倦怠、颈疬等。

对阴囊湿疹、睾丸肿痛、尿潴留、遗尿、股内侧痛、小腹胀满疼痛、倦怠、胸闷气短等症状也有很好的理疗作用。

标准取穴

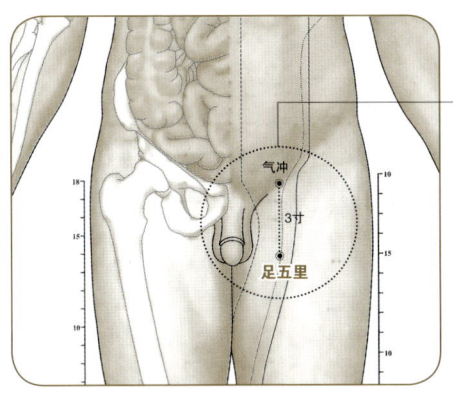

该穴位于人体的大腿内侧，气冲穴直下3寸，大腿根部，耻骨结节的下方，长收肌的外缘

取穴技巧及按摩手法

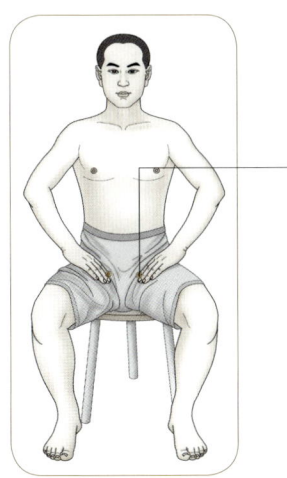

正坐，垂足，将手平放于大腿根部，掌心向着腿部，四指并拢，小指指尖所在的位置即是

◇ 配伍治病

下肢瘫痪、小儿麻痹：
足五里配急脉穴
功用：固化脾土，除湿降浊

程度	指法	时间/分钟
重		3~5

▶特效2：膻中穴

功能主治

膻中穴 属任脉穴位

此穴有调气降逆、宽胸利膈之效能，主治支气管哮喘、支气管炎、咳嗽、胸痛。

对乳腺炎、乳汁过少、肋间神经痛等病症，长期按压此穴，能有很好的调理保健效能。

标准取穴

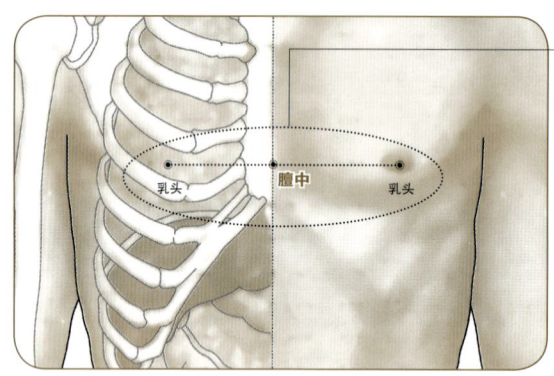

膻中穴位于胸部，当前正中线上，平第四肋间，两乳头连线的中点

◇ 配伍治病

急性乳腺炎：
膻中配曲池和合谷
急性心肌梗死：
膻中配内关、三阴交和巨阙
功用： 募集心包经气血

取穴技巧及按摩手法

正坐，伸双手向胸，手掌放松，约成瓢状，掌心向内，中指指尖置于双乳连线的中点位置即是

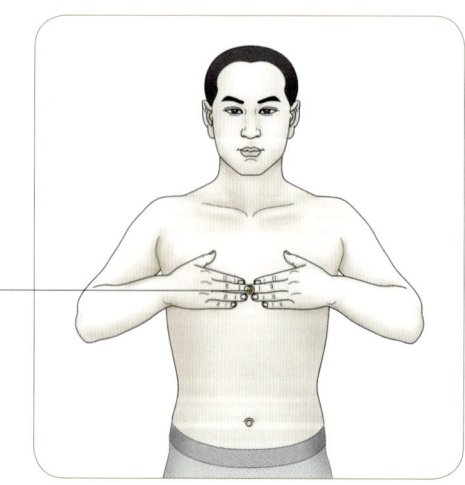

程度	指法	时间/分钟
重		1～3

▶追加1：青灵穴

此穴属手少阴心经穴位，具有理气止痛、宽胸宁心的作用，经常拍打按摩，可有效治疗头痛、目黄、胸胁痛、肩臂疼痛、前臂肌肉痉挛、心绞痛等疾病。

标准取穴

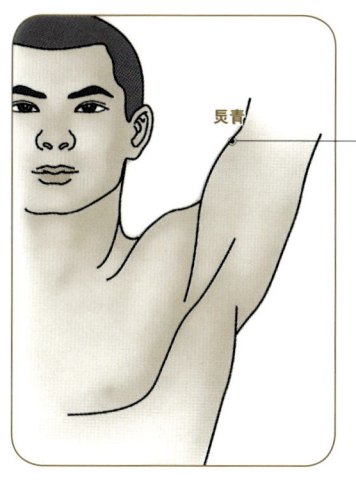

臂内侧，极泉与少海的连线上，肘横纹上3寸，肱二头肌的内侧沟中即是

◇ 这些症状也有效

○ 头痛　　○ 肩臂疼痛
○ 心绞痛　○ 神经性疼痛

取穴技巧及按摩手法

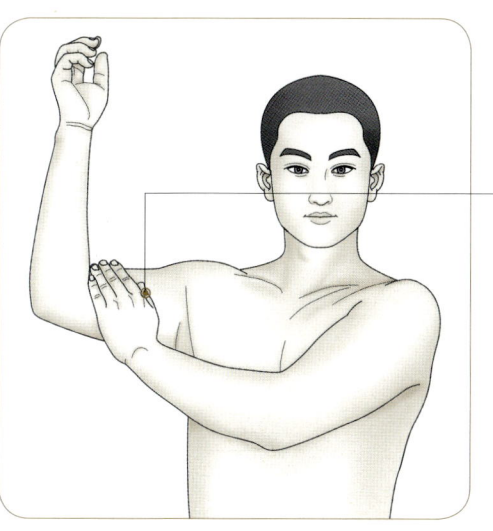

正坐，抬右臂与肩膀平，肘弯曲，小臂向上，左手五指并拢，将小指放于手臂内侧肘横纹处，则拇指所在的位置即是该穴

程度	指法	时间/分钟
适度		1~3

第七章　其他常见病

▶追加 2：天宗穴

此穴属手太阳小肠经穴位，是针灸治疗乳房痛的特效穴，对乳汁分泌不足亦有效，亦为治胸痛的要穴。此外，对于肩胛疼痛、上肢上举不能、气喘、颊颌肿等病症，也有不错的保健功效。

标准取穴

肩胛骨冈下窝中央凹陷处，约肩胛冈下缘中点与肩胛下角之间的上1/3折点处即是

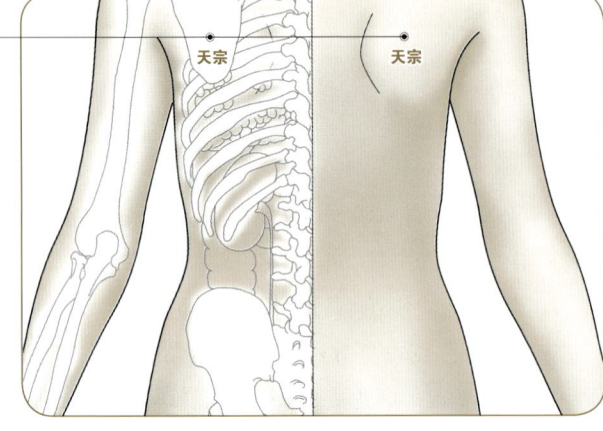

取穴技巧及按摩手法

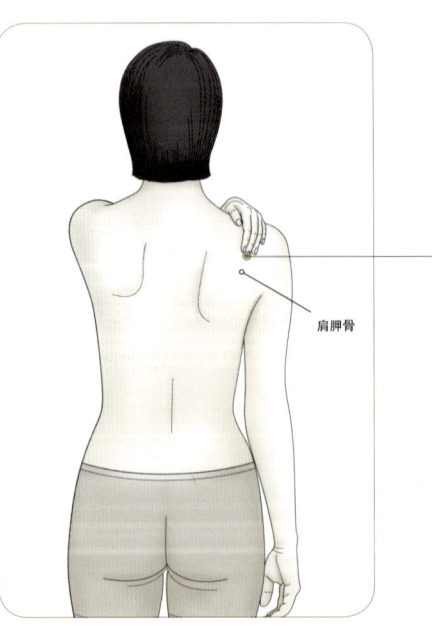

肩胛骨

◇ 这些症状也有效
- 乳房疼痛
- 气喘
- 肩胛疼痛

以对侧手，由颈下过肩，手伸向肩胛骨处，中指指腹所在的肩胛骨冈下窝的中央处即是该穴

程度	指法	时间/分钟
适度		1~3

03 黄疸

按摩太冲、阳陵泉，治疗黄疸有特效

黄疸，是以面目及全身皮肤发黄为特点，尤其以眼白发黄为主要特征。在检查是否患有黄疸时，应在充足的自然光线下进行。

专家诊断

● 症状简介

1. 溶血性黄疸：如蚕豆病、黑尿热、先天性溶血性黄疸等。
2. 肝细胞性黄疸：如传染性肝炎、肝脓疡、肝癌等。
3. 阻塞性黄疸：如胰头癌、胆石症等。
4. 发生黄疸时的表象：巩膜和软腭黏膜首先出现黄色，然后遍及全身皮肤，以胸、腹、脸部的皮肤，黄色更为明显。这可与其他原因而引起的皮肤发黄相区别。
5. 详细体格检查：

（1）肝脏的形态：肝缩小，常见于肝坏死或肝硬化；轻度或中度肿大，质软有压痛，常见于肝炎；高度肿大，质硬，表面不规则，常见于肝癌。

（2）脾脏肿大：常见于慢性肝炎、肝硬化、黑尿热等。

（3）胆囊肿大：常见于胰头癌或胆石症等。

（4）腹水：常见于肝硬化或肝癌。

（5）蜘蛛状痣：常见于慢性肝炎、肝硬化。

（6）贫血：常见于溶血性黄疸。其他原因引起的黄疸，在晚期也会出现贫血。

6. 小便泡沫试验：

将病人的小便放在白色透明的玻璃瓶子里，反复摇动而产生泡沫，在肝细胞性或阻塞性黄疸时，可见泡沫呈黄色；在溶血性黄疸时，则呈白色泡沫。

7. 观察巩膜黄疸时，应与眼结合膜下脂肪相区别。

黄疸分布均匀，遍及整个眼白；而结合膜下的脂肪，多积聚在巩膜近眼角之处，而且分布不均匀，微凸出，多见于30岁以后的中年人。

症状分析

黄疸的色调：橘黄色常见于传染性肝炎，柠檬色常见于中毒性肝炎，棕黄色常见于亚急性黄色肝萎缩，黄绿色常见于肝癌，褐黑色常见于肝硬化等。

小便的颜色：出现黄疸后，深黄色尿常见于疟疾；咖啡色尿常见于溶血性黄疸；红茶色尿常见于传染性肝炎；黑色尿常见于黑尿热或肝癌等。

大便的颜色：出现黄疸后，大便颜色加深，常见于溶血性黄疸；大便颜色变淡如陶土色，常见于阻塞性黄疸；大便颜色深浅不一，常见于肝细胞性黄疸。

发病与病程：发病快，病程短，常见于急性传染性肝炎；间歇性反复发作，伴有右上腹疼痛，常见于胆囊炎和胆石症；黄疸进行性加深，常见于亚急性黄色肝萎缩和肝癌等。

腹痛：右上腹疼痛，常见于肝炎；阵发性或突发性右上腹绞痛，或向背部放射者，常见于胆石症；持续性剧烈疼痛，常见于肝癌等。

注意年龄、性别：先天性溶血性黄疸，多见于小儿；胆石症，多见于30岁以后的肥胖妇女；肝癌多见于老年人等。

中西疗法

1. 中医辨证施治：

（1）血瘀气滞：黄疸长期不退，有右上腹剧烈疼痛，苔薄，舌质有紫块，宜理气化瘀。穿山甲25克（先煎），蒲公英50克，土茯苓25克，半边莲50克，石见穿50克，柴胡15克（醋炒），制香附15克，水煎服，每日1剂。

（2）湿热黄疸：如果出现黄色鲜明、小便浓茶色、舌苔黄腻、发热的症状，宜清化湿热。黑山栀15克，茵陈50～100克，黄柏15克，生大黄2.5～7.5克（后下），水煎服，每日1剂，分2次服。

加减法：胸闷，舌苔白腻，去黄柏，加泽泻15克，猪苓25克，川朴5克，海金沙50克。

（3）寒湿黄疸：如果出现胃口不好、脘闷或腹胀、黄色晦暗、大便稀薄的症状，宜温化寒湿。焦白术15克，茵陈50～100克，干姜5克，甘草7.5克，淡附片5～15克（先煎），每日1剂，水煎服。

2. 手术治疗：

如果是由于肿瘤而引起的黄疸，在其他治疗效果不显著的情况下，可考虑进行外科手术治疗。

中药推荐	方剂1：岩柏100克，水煎服，每日1剂。
	方剂2：蒲公英、茵陈蒿各50克，水煎服。
	方剂3：平地木50克，红枣10只，煎服，每日1次。
	方剂4：金钱草100克，水煎服，每日1剂，对阻塞性黄疸具有很好的疗效。
	内服1：舒肝丸，每日2次，每次1丸。
	内服2：黄疸茵陈冲剂，每日2次，每次1包。一般可用于传染性肝炎，也可用于胆囊炎。
	内服3：茵陈黄疸丸，每日2次，成人每次服4粒，儿童每次服1～2粒，饭前用开水送服。
西药推荐	内服1：肝泰乐，每日3次，每次0.1克，可用于肝炎、中毒性肝炎、肝硬化等。
	内服2：谷氨酸或味精（含谷氨酸钠80%），每日3～4次，每次2～5克，可防止肝昏迷。
	内服3：益肝灵，每次2片，每日3次，3个月为一疗程。主要用于慢性、迁延性肝炎。
	内服4：葡萄糖，每日4次，每次2～4汤匙。

经穴疗法

● **特效穴位：太冲穴 阳陵泉穴**

太冲穴：正坐垂足，曲左膝，把脚举起放在座椅上，臀前，举起左手，手掌朝下放在脚背上，中指弯曲，中指的指尖所在的部位就是该穴，用食指和中指的指尖从下往上垂直按揉，有胀、酸、痛感。两侧穴位，先左后右，每次各揉按3～5分钟。

阳陵泉穴：正坐，垂足，约呈90°。上身稍前俯，用右手手掌轻握左脚膝盖前下方，四指向内，拇指向外，拇指指腹位置即是该穴。弯曲拇指，指腹垂直揉按穴道，应有酸、胀、痛的感觉。每次左右各揉按1～3分钟，先左后右。

▶特效1：太冲穴

功能主治

太冲穴
属足厥阴肝经穴位

本穴为针灸学上重要的四关穴之一，主血，凡肝痛、气虚、脸色苍白、小便不利、脚肿痛患者有特效。

本穴有平肝、理血、通络之效能，主治头痛、眩晕、高血压、失眠、肝炎、黄疸。

对月经不调、子宫出血、乳腺炎、肾炎、肠炎、淋病、便秘等病症，长期按压此穴会有很好的调理保健效能。

标准取穴

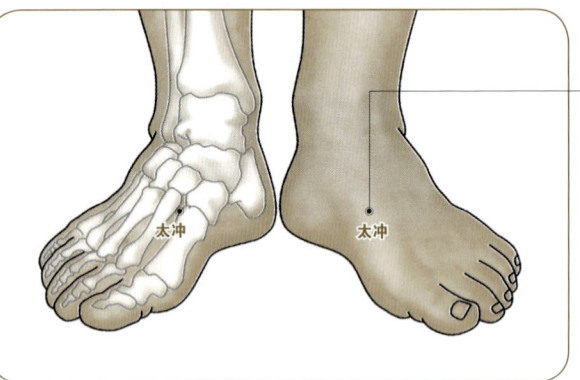

该穴位于人体脚背部第一、第二跖骨结合部之前凹陷处

◇ 配伍治病

头痛、眩晕：
太冲配合谷
功用：平肝，理血，通络

取穴技巧及按摩手法

正坐，垂足，曲左膝，把脚放在座椅上，臀前，举起左手，手掌朝下置于脚背，弯曲中指，中指指尖所在的位置即是

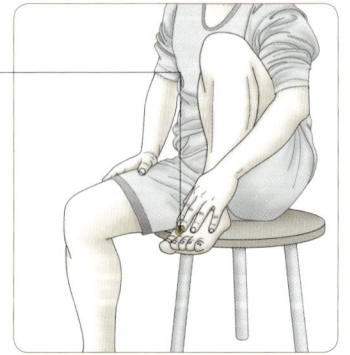

程度	指法	时间/分钟
轻		3～5

▶特效2：阳陵泉穴

功能主治

阳陵泉穴
属足少阳胆经穴位

- 按摩本穴，对抽筋、筋骨僵硬、酸痛有特效。
- 本穴是利肝胆、清湿热、强筋骨、治疗胃溃疡的特效穴位。
- 本穴是联合国世界卫生组织认定调理习惯性便秘的主要穴位之一。
- 对肝炎、黄疸、胆结石、高血压、肋间神经痛、肩关节痛、膝关节痛，下肢麻木瘫痪等病症，长期按压会有很好的调理保健效能。

标准取穴

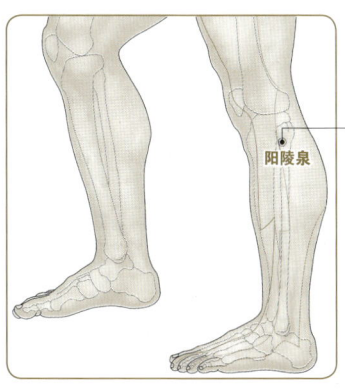

阳陵泉穴位于人体的膝盖斜下方，小腿外侧之腓骨小头稍前凹陷中

◇ 配伍治病

半身不遂：
阳陵泉配曲池
胸胁痛：
阳陵泉配足三里和上廉
功用：降浊除湿

取穴技巧及按摩手法

正坐，垂足，约呈90°，上身稍前俯，用左手手掌轻握右脚膝盖前下方，四指向内，拇指指腹所在位置的穴位即是

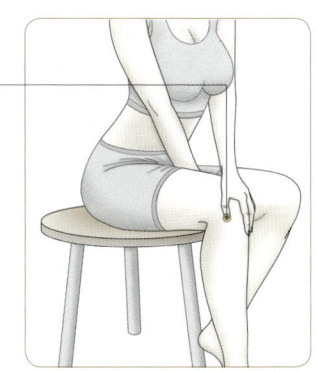

程度	指法	时间/分钟
重		1~3

第七章　其他常见病

04 高热

按摩风府、太渊，迅速退烧降热

发热是多种疾病的常见症状。高热在临床上属于危重症范畴。

专家诊断

● 症状简介

询问病史：

1. 了解起病的缓急、起病的季节，以及当地传染病的流行情况，有无接触史，还有发热的高低、热型、发热的长短和经过等。

2. 伴随的主要症状：呼吸系统疾病常有咳嗽、咳痰、胸痛等症状。消化系统疾病常有腹痛、腹泻、恶心、呕吐等症状。泌尿系统疾病常有尿频、尿急、尿痛、腰酸等症状。风湿病常有关节红、肿、热、痛等症状。

各种急性传染病都有其特殊症状，比如脑膜炎有剧烈头痛和呕吐症状。

症状分析

神志及呼吸：注意患者的神志意识、呼吸及紫绀等情况，如果病情严重，却找不到感染病灶时，应考虑是否患败血症。

皮肤和黏膜：皮肤感染，常见于丹毒和疖肿。出现皮疹，常见于出疹性的传染病，如麻疹、猩红热等。黄疸常见于肝胆疾病及败血症。皮下瘀斑应考虑流行性脑脊髓膜炎及血液病等。

头及颈部：注意口腔咽部有无充血和扁桃体红肿。鼻窦旁有触痛，如副鼻窦炎。外耳道流脓和乳突处触痛，如中耳炎。颈项强直，如流行性乙型脑炎、流行性脑脊髓膜炎等。

胸部检查：心脏瓣膜区听到杂音，应考虑心脏疾患。肺部听到干啰音、湿啰音，要考虑肺部感染。

中西疗法

1. 卧床休息，大量饮水，必要时或不能口服者可给静脉补液。吃易消化而富有营养的饮食，保持大便通畅。

2. 中药单方：鸭跖草、乌蔹莓、忍冬藤等任选一两种，每次25～50克，水煎服。或用金线吊葫芦根5克，研末吞服。

3.病因治疗：如诊断基本明确，给予特殊治疗（见有关疾病章节）；如诊断不明确，根据下面原则治疗。

（1）对症处理后，密切观察。

（2）如当时当地正流行某种急性传染病，且病人有可疑情况时可先按该病处理，以免耽误。

（3）长期发热未能确诊，可按最可能的疾病做试验治疗。

（4）在一般情况下不要滥用抗菌感染药物，若病情较重，白细胞计数增高者可给予抗生素治疗，白细胞计数偏低者可选用抗病毒药物。

4.体温过高应对症处理，以减轻痛苦。

疗法推荐	物理降温：用井水或冷水毛巾敷头部，或用50%酒精擦浴。
	针灸：针刺曲池、外关、合谷、大椎，刺少商、十宣出血。
西药推荐	药物降温：用复方阿司匹林口服，或用柴胡注射液2毫升，立刻肌肉注射。小儿还可用50%安乃近滴液滴鼻。重病人应用药物降温须慎重，一般先给小剂量，以免出大汗而致虚脱。
	镇静：高热、烦躁不安（尤其是小孩）应给镇静剂，如冬眠灵或非那根，25毫克口服或肌肉注射。

经穴疗法

● 特效穴位：风府穴

风府穴：正坐或俯卧，两只手伸到颈后，放在后脑处；手掌心向头，扶住后脑勺，左手在下，四指的指尖向头顶，拇指的指尖向下按住穴位，右手在左手上，右手拇指的指腹按在左手拇指的指甲上；双手的拇指从下往上用力揉按，有酸痛的感觉；左右两手的拇指轮流在下按揉，先左后右，每次揉按1～3分钟。

▶ 特效：风府穴

功能主治

风府穴
属督脉穴位

长期按压此穴，可治疗头痛、晕眩、脑卒中舌缓、暴瘖不语、咽喉肿痛、感冒、发热、发烧、项强等病症。

对癫狂、癔症、脑卒中不语、悲恐惊悸、半身不遂、眩晕、颈项疼痛、目痛、鼻出血等，均具有良好疗效。

配风市穴，可疏风通络，治疗伤寒感冒；配肺俞、太冲、丰隆穴，可理气解郁，治疗狂躁烦乱。

标准取穴

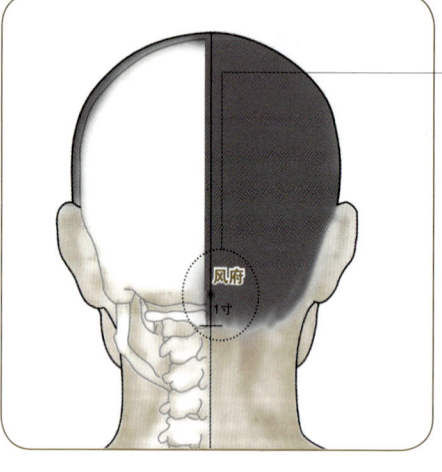

当后发际正中直上1寸，枕外隆凸直下，两侧斜方肌之间凹陷处

◇ 配伍治病

癫狂、多言：
风府配昆仑
功用：散热吸湿

取穴技巧及按摩手法

正坐或俯卧，伸左手过颈，置于后脑处，掌心向头，扶住后脑勺，四指指尖向头顶，拇指指尖所在位置的穴位即是

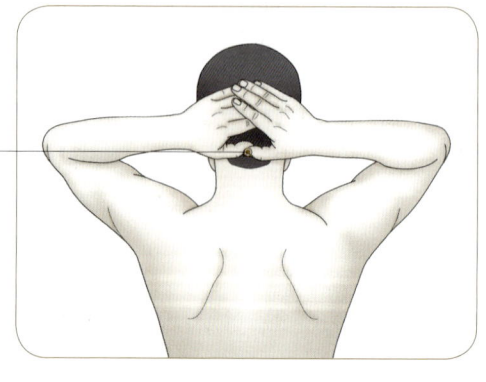

程度	指法	时间/分钟
重		1~3

05 中暑

按摩委中、大椎，胜过口服"十滴水"

中暑，俗称"发痧"，是指在日光下暴晒、高温和热辐射的长时间作用下，机体体温调节障碍，水、电解质代谢紊乱及神经系统功能损害的症状的总称。包括日射病、热痉挛、热衰竭、热射病，四者可以单独出现，亦可合并出现。颅脑疾患的病人，老弱及产妇耐热能力差者，尤易发生中暑。

专家诊断

● 症状简介

在高温的车间工作，如果再加上通风差，则极易发生中暑；农业及露天作业时，受阳光直接暴晒，再加上大地受阳光的暴晒，使大气温度再度升高，使人的脑膜充血，大脑皮层缺血而引起中暑，空气中湿度的增强易诱发中暑；在公共场所中，人群拥挤集中，产热集中，散热困难。

中暑是一种威胁生命的急症，若不给予迅速有力的治疗，可引起抽搐和死亡，永久性脑损害或肾脏衰竭。体温达41℃是预后严重的体征；体温若再略为升高一点则常可致死。

中西疗法

1. 中暑急救：首先要做的是迅速撤离引起中暑的高温环境，选择阴凉通风的地方休息；解开衣扣和裤带，把上身稍垫高，然后先用温水敷头部及擦全身，后用冰水或井水敷病人的头部，或用酒精遍擦全身。同时，给病人降温，按摩四肢及皮肤，以促进血液循环，增加散热能力。如病人神志清醒，给饮大量的冷茶或糖水、盐水、苏打水、西瓜汁等。

2. 刮痧疗法：如痧气较重，有发冷、发热、头痛、胸腹胀痛、呕吐下泻、手脚麻木、神志昏迷现象时，用瓷质或钝的片状用具，蘸冷水，背刮脊两侧、颈部、胸肋、肩臂和膝弯等处，使皮肤出现红紫色后，再用棉花蘸麻油或食油涂擦，腹部则以食盐摩擦，效果很好。

3. 中医辨证施治：

（1）热盛伤阴：发热、口干、舌质红或绛，脉细数，宜清热生津。鲜竹叶15～25克，生石膏50克（先煎），麦冬10～15克，石斛15～20克，甘草12.5克，水煎，每日分2次服。

（2）气分实热：高热，无汗，口干而渴，脉洪大，宜清解气热。生石膏50～100克（先煎），知母15～25克，甘草7.5～15克，香薷10克，水煎，每日分2次服。

中药推荐

单方1：黄荆叶捣汁滴鼻，或用卧龙丹（成药）少许吸入，使打喷嚏。如更严重的，可调用卧龙丹，冷开水内服。

单方2：黄荆叶、鱼腥草各15克，泡水服。如汗多者，用沙参20克，麦冬15克，五味子5克，水煎服。或服行军散0.5克，或用辟瘟丹1包（4片），开水化服，孕妇均忌用。

中成药1：十滴水，口服，一次2～5毫升（儿童酌减）。

中成药2：人丹，舌下含服（婴幼儿孕妇禁用）。

中成药3：藿香正气水，口服，一次5～10毫升，每日2次。

经穴疗法

● **特效穴位**：委中穴 大椎穴

委中穴：端坐垂足，双手轻握大腿两侧，拇指在上，其余四指在下，食指放在膝盖里侧，就是腿弯的中央部位，用食指按压所在之处，有酸痛感。用食指的指腹，向内用力按揉，每次左右两侧穴位各按揉1～3分钟，也可以两侧同时按揉。

大椎穴：正坐或俯卧，左手伸到肩后反握对侧颈部，虎口向下，四指扶右侧颈部，指尖向前，拇指的指尖向下，用指腹或指尖揉按穴位，有酸痛和胀麻的感觉。每次揉按1～3分钟，或者请他人屈起食指，或者用刮痧板，帮助刮擦穴位，效果更好。

治未病 早预防

夏季防中暑

1. 在炎热的夏天，注意合理安排时间，早出工，晚收工，中午多休息。在野外劳动时，穿浅色或白色的衣服，戴草帽；劳动一段时间后到树荫或凉棚下适当休息一会。

2. 多饮淡盐开水，或用六一散、积雪草、藿香、六月霜、黄荆叶等水煎当茶喝。

3. 准备人丹、十滴水及清凉油等常用防暑药品。

4. 如感到不出汗或突然停止出汗，心跳加快，头晕，应立即到阴凉处休息。

▶特效1：委中穴

功能主治

委中穴
属足太阳膀胱经穴位

此穴对腰背、腿部各种疾病，如腰腿无力、腰痛、腰连背痛、腰痛不能转侧等病症有特效。

对四肢发热、热病汗不出、小便难、中暑、急性胃肠炎、坐骨神经痛、下肢瘫痪、腓肠肌痉挛等病症，都有很好的治疗保健效果。

标准取穴

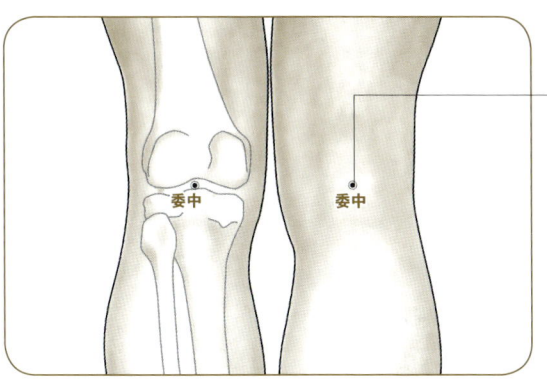

横纹中点，当股二头肌腱与半腱肌肌腱的中间即是

取穴技巧及按摩手法

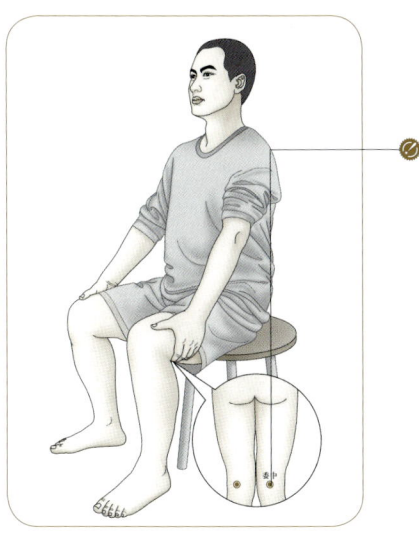

端坐垂足，双手轻握大腿两侧，拇指在上，其余四指在下，食指放于膝盖里侧，即腿弯的中央，则食指所在的位置即是该穴

◇ **配伍治病**

腰痛：
配肾俞、阳陵泉、腰阳关、志室、太溪

便血：
配长强、次髎、上巨虚、承山

功用：通络止痛，利尿祛燥

程度	指法	时间 / 分钟
适度		1 ~ 3

▶特效2：大椎穴

功能主治

大椎穴 属督脉穴位

- 此穴有解表通阳、清脑宁神之效能，对退烧有特效。
- 主治感冒、肩背痛、头痛、咳嗽、气喘、中暑、支气管炎、湿疹、血液病、荨麻疹等。
- 本穴为针灸治一切寄生虫病及扁桃体炎的特效穴。
- 本穴为针灸治疗尿毒症之奇效穴，对糖尿病患者也具有良好的保健效能。

标准取穴

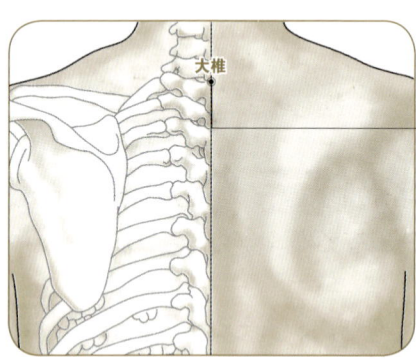

大椎穴位于人体的颈部下端，第七颈椎棘突下凹陷处

◇ 配伍治病

虚损、盗汗、劳热：
大椎配肺俞
预防流脑：
大椎配曲池
功用： 益气壮阳

取穴技巧及按摩手法

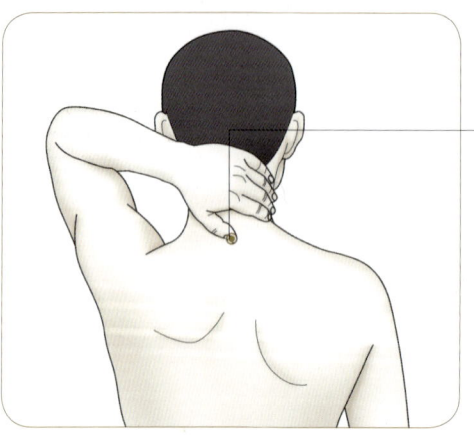

正坐或俯卧，伸左手由肩上反握对侧颈部，虎口向下，四指扶右侧颈部，指尖向前，拇指指腹所在位置的穴位即是

程度	指法	时间/分钟
轻		1～3

◎ 小穴位大疗效速查手册

06 休克

按摩劳宫、水沟，紧急救命最及时

休克是一种细胞急性缺氧综合征。通常都有低血压和少尿。病情危急，必须及时救治。

专家诊断

● 症状简介

按照发病的原因，休克可分为创伤性休克、出血性休克、中毒性休克、过敏性休克等。

1. 休克的特征：

患者四肢发冷，浑身出冷汗且面色苍白，脉搏细弱而快，血压下降至收缩压10.6千帕（80毫米汞柱）以下，甚至消失。表情淡漠或烦躁，甚至昏迷。

2. 详细询问病史：

（1）出血情况：呕吐咖啡色物及排出柏油样大便，应考虑溃疡病并发出血，肝硬化食道静脉破裂。若有严重腹部外伤史，应考虑脾破裂。若腹痛，停经，面色㿠白，应考虑宫外孕。

（2）注意流行季节及感染情况：在冬春两季常见的有中毒性肺炎、流行性脑脊髓膜炎；在夏秋两季常见的有中毒性菌痢等。

（3）用药情况：在注射青霉素及普鲁卡因时发生休克，应考虑过敏性休克。使用农药后发生，则可能是农药中毒。

（4）其他还需问清是否有外伤史、心脏病史、急性胃肠炎史等。

3. 体检：

（1）详细检查外伤情况，尤其是头部和腹部。常见的有脑外伤、骨折、内脏出血等。

（2）高热而无明显其他体征，应首先考虑中毒性菌痢，其次考虑败血症及中毒性肺炎等。

（3）皮下出血点：如流行性脑脊髓膜炎、败血症等。

（4）脱水：妊娠呕吐、急性胃肠炎等。

症状分析

大量出血：刀伤、肝硬化、脾破裂、溃疡病和子宫外孕等。

心脏疾病：心肌梗死等。

药物过敏：青霉素及普鲁卡因过敏等。

严重感染：败血症、肺炎、流行性脑脊髓膜炎、中毒性菌痢等。

严重外伤：骨折、脑外伤等。

严重中毒：农药及除害药物中毒等。

严重脱水：妊娠呕吐、急性胃肠炎、幽门梗阻等。

中西疗法

1. 让病人平卧，不用枕头。注意保暖。尽量不要搬动病人。如果必须搬动，动作要轻缓。

2. 严密观察病情，特别要注意血压、呼吸、脉搏及神志状态。

西药推荐

注射1：新福林10毫克肌肉注射，或20～60毫克加入5%葡萄糖溶液500毫升内静脉滴注。或用美速克新命10～20毫克，每半小时至2小时肌肉注射1次，或40～100毫克加入5%葡萄糖溶液500毫升中静脉滴注。可用于各种低血压及休克的防治。

注射2：去甲肾上腺素2～6毫克，加入5%葡萄糖溶液500毫升中静脉滴注。每100毫升中不得超过5毫克。必须严密注意不可漏出血管外，否则可引起组织坏死。亦可应用重酒石酸去甲肾上腺素。去甲肾上腺素1毫克相当于重酒石酸去甲肾上腺素2毫克。可用于各种休克，但心原性休克效果较差。

经穴疗法

● **特效穴位**：劳宫穴 水沟穴

劳宫穴：正坐，手平伸，微曲约呈45°，手掌心向上，轻轻握掌，中指尖所指掌心部位即是该穴，用另一手轻握，四指放在手背，拇指弯曲，用指甲尖垂直掐按穴位，有刺痛感。先左后右，每天早晚两边穴位各掐按1次，每次1～3分钟。

水沟穴：正坐，伸出左手或者右手放在面前，五指朝上，手掌心向内，食指弯曲放在鼻沟中上部，此部位就是该穴位，食指弯曲，用指尖按揉穴位，有刺痛感。两只手先左后右，每次各揉按1～3分钟，如果急救就用指甲掐按1～3分钟。

▶特效1：劳宫穴

功能主治

劳宫穴
属手厥阴心包经穴位

本穴治各种搔痒特别有效，尤其是手掌痒，如鹅掌风等。

按压此穴，对脑卒中昏迷、休克、中暑、心绞痛、呕吐、口疮、口臭、癔病、精神病、手掌多汗症、手指麻木等病症，都有很好的治疗效果。

标准取穴

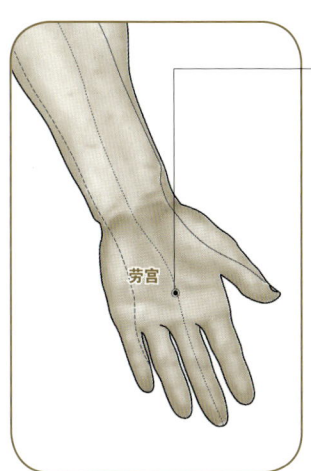

当第二、第三掌骨之间偏于第三掌骨，第三掌指关节近侧端

◇ 配伍治病

中暑昏迷：
劳宫配水沟、十宣、曲泽和委中

口疮、口臭：
劳宫配金津、玉液和内庭

功用：镇静安神，清热解毒

取穴技巧及按摩手法

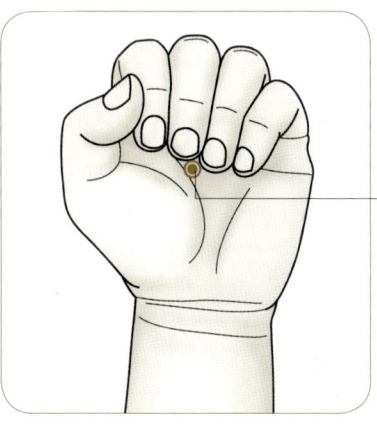

手平伸，微曲约呈45°，掌心向上，轻握掌，屈向掌心，中指所对应的掌心的位置即是劳宫穴

程度	指法	时间/分钟
重		1～3

第七章 其他常见病

▶特效 2：水沟穴

功能主治

水沟穴
属督脉穴位

本穴具有开窍清热、宁神志、利腰脊之效能。

主治休克、昏迷、中暑、颜面浮肿、晕车、晕船、失神、急性腰扭伤等病症。

长期按压此穴，对口臭、口眼部肌肉痉挛等病症，有很好的调理保健效能。

标准取穴

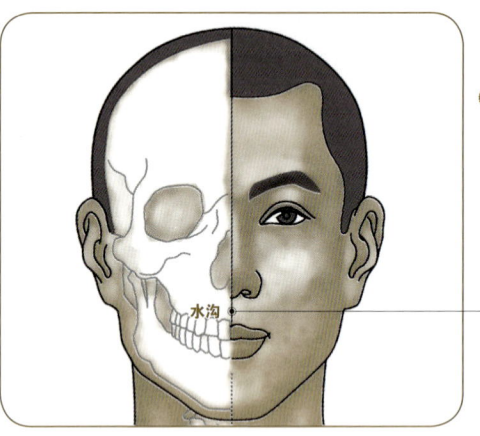

该穴位于人体的面部，当人中沟的上1/3与中1/3交点处

◇ **配伍治病**

昏迷急救：
水沟配百会、十宣和涌泉
中暑：
水沟配委中和尺泽
功用：分流督脉经水，通经活络

取穴技巧及按摩手法

正坐，伸左手（或右手），置面前，五指朝上，掌心朝内，弯曲食指置于鼻沟中上部即是

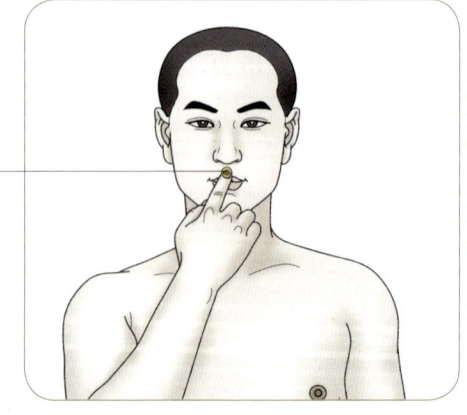

程度	指法	时间/分钟
重		1~3

07 类风湿性关节炎

按摩伏兔、犊鼻，让关节活动自如

类风湿性关节炎是一种慢性全身性疾病，常侵犯多处小关节，可成梭状畸形，强硬，严重影响身体活动。

专家诊断

● 症状简介

症状分析

多见于青壮年，一般起病缓慢。急性期可有发热。

关节病变的分布常左右对称，从小关节开始，尤其是掌指关节和近侧指关节，进一步发展到腕、肘、膝等关节。关节常肿大成梭形。晚期关节畸形、强硬，不能伸屈。

部分患者先从骶髂关节发病，逐渐侵及脊椎，晚期脊柱完全强直。

中西疗法

1. 祛风散寒：

适应证：关节疼痛，遇冷加重，局部关节发冷，苔薄白腻，宜祛风散寒。

药方：姜黄 15 克，麻黄 10 克，羌活 15 克，芍药 15 克，独活 15 克，黄芪 15 克，制川乌 10 克，细辛 5 克，甘草 10 克，水煎服。

2. 祛瘀通络：

适应证：关节肿痛久治不愈，反复发作，宜祛瘀通络。

药方：全当归 15 克，老鹳草 100 克，甘草 7.5 克，鹿衔草 15 克，伸筋草 15 克，炙蜈螂 2.5 克，炙蕲蛇 7.5 克，炙地鳖虫 7.5 克，炙蜂房 10 克，寻骨风 15 克，钻地风 15 克，炙蜈蚣粉 1.5 克（冲），炙全蝎粉 1.5 克（冲），水煎服，每日 1 剂。

中药推荐

方剂 1：豨莶草、桑枝各 50 克，水煎，每日 1 剂，分 2 次服，连服 1 周至半月。

方剂 2：蜂蜜 50 克，生甘草 15 克，制草乌 15 克，水煎 1 小时，每日 1 剂，分 2 次服连服半月。

方剂 3：桑枝、地榆、松节各 50 克，木贼、络石藤、土牛膝各 25 克，酒 50 克，水煎，每日 1 剂，分 3 次服，连服 1 周至半月。

西药推荐

口服 1：保泰松。每日 300 毫克，连服 7 天，如有效就减为每日 100 毫克的维持量。服药期间注意白细胞变化，如白细胞减少时就应该停药。有慢性胃痛和胃出血病史的患者，使用本药应特别慎重。

口服 2：水杨酸钠。0.6 克，日服 3 次，本药对胃有刺激，最好同时用胃舒平或胃得宁或氢氧化铝保护。

口服 3：去氢可的松。每日 30 毫克，分 3 次口服，发生疗效后减为每日 6～10 毫克，以维持最小药量（一般 2.5～5.0 毫克）控制它的复发。服激素期间适当口服氯化钾，并注意激素副作用的产生。去氢可的松在一两天内可以使关节肿痛迅速减轻，可惜它的疗效不能持久，停药以后容易复发。

经穴疗法

● **特效穴位：伏兔穴 犊鼻穴**

伏兔穴：正坐，用双手的食指、中指、无名指的指腹垂直下按，因为此处肌肉肥厚，紧绷坚硬，不易用力，可以轻握拳，用手背的指关节突起处揉按穴位，揉按的时候有酸痛感。每天早晚各揉按 1 次，每次揉按 1～3 分钟。

犊鼻穴：正坐，膝盖关节呈 90° 弯曲，双手掌心向下，轻置膝盖上，用中指的指腹用力伸入穴位，垂直揉按，会有酸胀感和痛感。每天早晚各揉按 1 次，每次揉按 1～3 分钟。

▶特效1：伏兔穴

功能主治

伏兔穴
属足阳明胃经穴位

- 本穴是治疗腰痛、关节病的特效穴位。
- 对下肢神经痛、麻痹瘫痪、膝关节炎、风湿性关节炎、脚气等病症疗效显著。
- 对全身血液循环不良等病症，长期按压此穴，会有很好的调理保健效能。

标准取穴

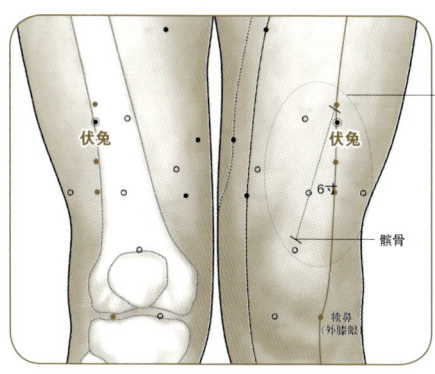

大腿前面，髂前上棘与髌骨外侧端的连线上，髌骨上6寸处

◇ **配伍治病**

下肢痿痹：
伏兔配髀关、阳陵泉
功用：通络，活血，止痛

取穴技巧及按摩手法

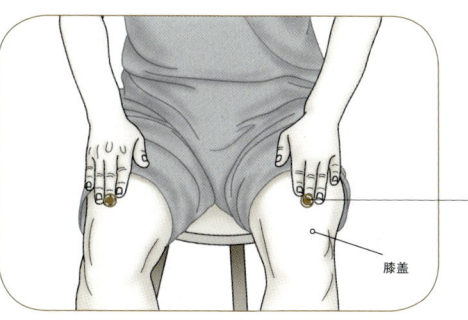

正坐，双手食指、中指、无名指三指放于大腿的前外侧，从膝盖上线再向上1/3处，其余两指跷起，则中指所在位置即是该穴

程度	指法	时间/分钟
适度		1~3

第七章 其他常见病

▶特效2：犊鼻穴

功能主治

犊鼻穴
属足阳明胃经穴位

- 此穴具有通经活络、疏风散寒、理气消肿之功效。
- 主治膝关节痛、风湿性关节炎、下肢麻痹、脚气水肿、膝脚无力、不适久站等病症。
- 长期按压此穴，对肛门括约肌功能消失或减退、常下痢或大便失禁等病症，具有很好的调理保健功效。

标准取穴

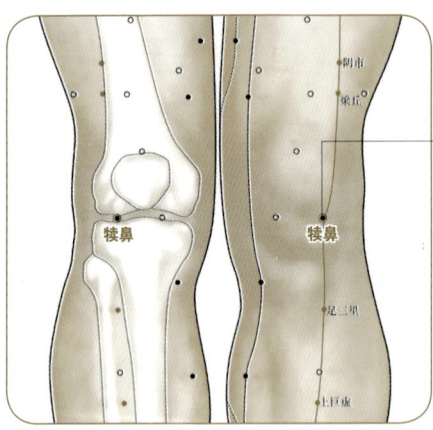

膝部，髌骨下缘，髌韧带（髌骨与胫骨之间大筋）两侧有凹陷，其外侧凹陷中

◇ **配伍治病**

膝痛：
犊鼻配阳陵泉、足三里
膝麻木：
犊鼻配髀关、阳陵泉
功用： 通经活络，疏风散寒，理气消肿止痛

取穴技巧及按摩手法

双手掌心向下，轻置于膝盖上，中指放于膝盖髌骨下外侧的凹陷处，则中指所在位置即是

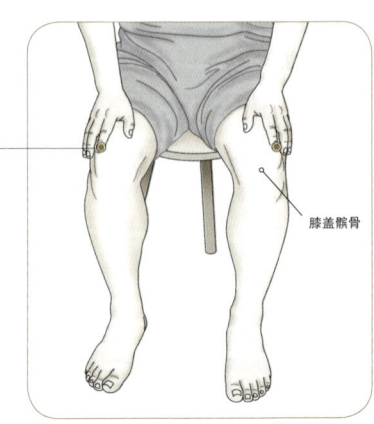

膝盖髌骨

程度	指法	时间/分钟
适度		1~3

08 荨麻疹
按摩风门、大椎，赶走烦人的瘙痒

荨麻疹俗称风疹块，也是一种常见的过敏性疾病，吃了某种食物、药品、肚子里有蛔虫或其他过敏因素等都可引起荨麻疹。

专家诊断

● 症状简介

症状分析

起病快，瘙痒明显，发作后短时间内可自行消退。一天可发作数次。

皮损只表现为大小、形态不一的风团。若发生在脸、口唇等组织松弛部位并表现出特别明显的浮肿，此为血管神经性水肿。

内脏可发生水肿，同时有胸闷、气急、腹痛、腹泻的表现，有时腹痛剧烈可误诊为急性腹痛。喉头水肿还可能会发生窒息。

如皮损广泛，颜色特别红，全身症状（发热等）明显者，则可能是药物过敏引起，应详细询问病人在发作前有无服用药物及其他特殊食物史。

本病一般发作一天或数天即愈，亦有反复发作者，经久不愈可转化为慢性荨麻疹。

中西疗法

1. 中医辨证施治：

（1）皮损色红，遇热易发，口渴、舌苔薄黄、舌尖舌边红者。荆芥穗15克，防风10克，黄芩10克，焦山栀15克，梗通草5克，桑叶15克，白鲜皮50克，苍术7.5克，制大黄15克。

（2）皮损色淡，遇冷易发，舌苔白腻者。紫苏20克，橘皮15克，姜半夏15克，生甘草5克，桂枝7.5克，麻黄7.5克，赤芍15克，羌活、独活各7.5克。

加减法：腹痛加广木香5克，炒槟榔10克；大便有寄生虫加乌梅肉10克，使君子肉15克，雷丸10克（研粉吞），苦楝根皮50克；大便秘结加生大黄15克。

2. 放血治疗：耳后划刺或耳后静脉放血，每日1次。

3. 穴位注射：可用0.5%～1.0%普鲁卡因穴位注射血海、风池、足三里、合谷，每个穴位注0.6～1.0毫升；或非那根25毫克，以注射用水10毫升稀释后，每穴注0.5～1.0毫升。

第七章 其他常见病

中药推荐	外用：乌桕树根或葎草（拉拉藤）适量，煎水暖洗。
	内服1：生麻黄5克，乌梅肉10克，生甘草15克，水煎服，每日1剂。
	内服2：苍耳茎、叶、子各等量，晒干研成粉末，每次服5克，上、下午各服1次，用开水调服，酌加蜂蜜或白糖。
西药推荐	疗法：一般采用脱敏疗法。急性发作或用脱敏疗法无效者，可用盐酸肾上腺素0.5～1.0毫升皮下注射（高血压、心脏病禁用）。口服麻黄素25毫克，每日3次（高血压、心脏病禁用）。利血平0.25毫克，每日3次；或其他安定剂如冬眠灵等。
	注意：肠胃道症状明显者，可同时合用阿托品、普鲁本辛等解痉药。喉头有水肿者，宜立即注射盐酸肾上腺素，并口服强的松或静脉滴注氢化可的松。

经穴疗法

● 特效穴位：风门穴

风门穴：正坐，头微微向前俯，举起双手，掌心向后，食指和中指并拢，其他手指弯曲，越过肩伸向背部，将中指的指腹放置在大椎下第二个凹陷的中心，即食指的指尖所在的位置就是该穴，举手抬肘，用中指的指腹按揉穴位，每次左右两侧穴位各按揉1～3分钟，或者两侧穴位同时按揉。

➤ 特效：风门穴

功能主治

风门穴
属足太阳膀胱经穴位

- 本穴是一切风寒感冒发热、恶寒、咳嗽、支气管炎等疾病的主治要穴。
- 按摩此穴可预防感冒，并对头颈痛、胸背痛、荨麻疹、呕逆上气等病症，都有很好的保健调理作用。
- 用艾草温灸本穴半小时（如不会温灸，可用热吹风机），可立止剧烈的哮喘。
- 如果背部长有粉刺或痈疮，也可以刺激此穴进行调理。

标准取穴

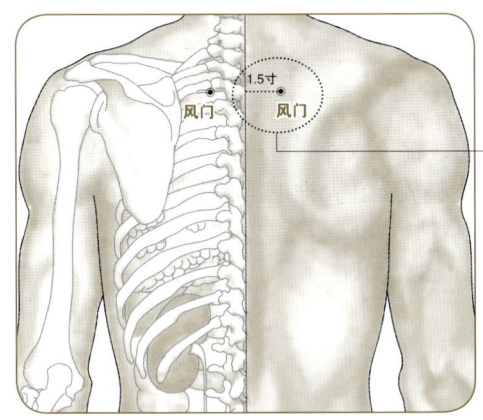

背部，当第二胸椎棘突下，旁开1.5寸处即是

◇ 配伍治病

咳嗽、气喘：
风门配肺俞、大椎
伤风咳嗽：
风门配合谷
功用：宣通肺气，调理气机

取穴技巧及按摩手法

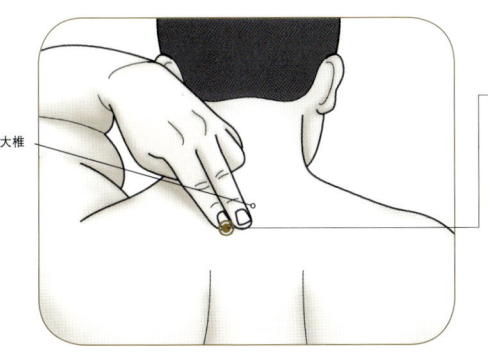

正坐，头微向前俯，双手举起，掌心向后，并拢食指和中指，其他手指弯曲，越过肩伸向背部，将中指指腹置于大椎下第二个凹注（第二胸椎与第三胸椎间）的中心，则食指指尖所在的位置即是该穴

程度	指法	时间/分钟
适度		1～3

09 糖尿病

按摩阳池、神门，糖尿病人的保健秘诀

糖尿病，即尿中含糖的一种病症。当人体中促使糖代谢的胰岛素分泌过少时，糖的代谢速度变慢，从而使患者血糖上升，尿中含糖。糖尿病在严重的时候，会出现酮中毒昏迷，有可能危及生命。

专家诊断

● 症状简介

症状分析

此病的主要特征：多饮、多食、多尿。

皮肤容易反复感染，经常会生痈、疖。

小便检查：尿糖阳性，空腹血糖大于6.1毫摩尔每升，餐后2小时血糖大于11.1毫摩尔每升。

酮中毒：如有厌食、恶心、呕吐、腹痛时，或嗅到苹果味，应考虑糖尿病酮中毒的可能。注意患者呼吸急促，严重的患者可出现昏迷，大口呼吸，血压下降，手足发冷，反射迟钝或消失。尿糖强阳性，尿醋酮强阳性。

中西疗法

1. 中医辨证施治：

（1）肺热伤津：

适应证：主要症状为多饮的患者，口干舌燥，宜生津清热。

药方：牛膝10～20克，生地15～25克，麦冬10～15克，知母10～15克，生石膏50～100克（打碎，先煎），水煎，每日分2次服。

（2）胃中燥热：

适应证：主要症状为多食的患者，大便秘结，宜清胃养阴。

药方：熟地15～30克，黄芩15～20克，生甘草5～15克，生大黄10～15克（后下），水煎，每日分2次服。

（3）肾阴不足：

适应证：主要症状为多尿的患者，腰酸，苔薄舌质偏红，宜滋养肾阴。

药方：泽泻15～20克，山药15～25克，熟地25～50克，山茱萸5～15克，

丹皮 5 ~ 7.5 克，茯苓 15 ~ 20 克，水煎，每日分 2 次服。

2. 饮食控制：

单纯轻型患者，只需饮食控制，限制米粮食物在 250 克左右，适当增加蛋白质和脂肪食物，尽可能不吃含糖食物。经 1 ~ 2 周后，若尿糖不减少，可在饮食治疗的同时加服降血糖药物。

中药推荐	口服 1：蚕茧 10 只，煎汤代茶饮；长期服用。
	口服 2：玉米须 100 克，煎汁代茶饮；长期服用。
	口服 3：玉米须、枸杞根各 100 克，桃树胶 50 克，煎服。
西药推荐	口服 1：苯乙双胍（降糖灵），每次 25 毫克，每日 3 次。1 ~ 2 周后无效，可加至每次 50 毫克，每日 3 次。
	口服 2：甲苯磺酰丁脲（D860），开始每日 3 次，每次 1 克，根据病情每次减量 0.5 克，减至每日总量 1.5 克后，长期服用。

经穴疗法

● 特效穴位：阳池穴　神门穴

阳池穴：正坐，手平伸，屈肘向内，翻掌，掌心向下，用另一只手轻握手腕处，四指在下，拇指在上，拇指弯曲，用指尖垂直揉按手腕横纹中点的穴位处，有酸、痛感。先左后右，每天早晚各按揉 1 次，每次按揉 1 ~ 3 分钟。

神门穴：正坐，伸手、仰掌，屈肘向上约呈 45°，在无名指和小指掌侧向外方向，用另一只手的四指握住手腕，拇指弯曲，用指甲尖垂直掐按尺骨端的穴位凹陷处，有酸胀和痛感。先左后右，每天早晚在两穴位各掐按 1 次，每次掐按 3 ~ 5 分钟。

▶特效1：阳池穴

功能主治

阳池穴
属手少阳三焦经穴位

- 此穴可治疗妊娠呕吐、女性汗毛过长。
- 治疗腕关节及周围软组织风湿等疾患，以及腕痛无力、肩臂痛不得举症状。
- 对耳鸣、耳聋、眼睛红肿、咽喉肿痛等五官疾病有较好疗效。
- 对糖尿病（消渴症）、子宫不正（前屈或后屈）等病症，长期按摩会有很好的调理保健效能。

标准取穴

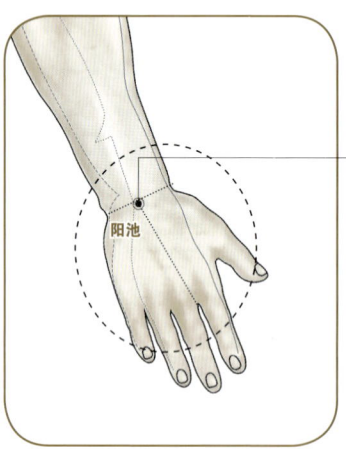

腕背横纹上，前对中指、无名指指缝。或在腕背横纹中，当指伸肌腱的尺侧缘凹陷处

◇ 配伍治病

前臂疼痛麻木：
阳池配外关和曲池

糖尿病：
阳池配胃脘下俞、脾俞和太溪

功用：生发阳气，沟通表里

取穴技巧及按摩手法

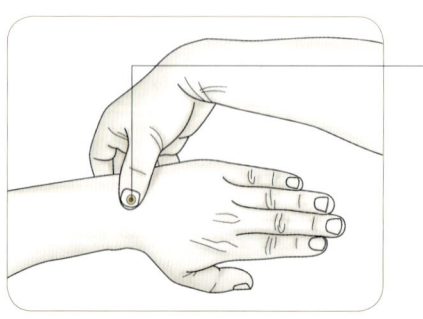

正坐，手平伸，屈肘向内，翻掌，掌心向下，用另一手轻握手腕处，四指在下，拇指在上，弯曲拇指，以指尖垂直按手腕横纹中点穴位即是

程度	指法	时间/分钟
重		1~3

▶特效 2：神门穴

功能主治

神门穴 属手少阴心经穴位

- 此穴具有安神、宁心、通络之效能。
- 主治心烦失眠、心悸、心绞痛、多梦、健忘等症，对神经衰弱等症，针灸此穴有特效。
- 神门穴是精气神的进入处，因此也是治疗心脏疾病的重要穴位。
- 对糖尿病、扁桃体炎、腕关节运动障碍等病症，长期按压此穴也有很好的调理保健效能。

标准取穴

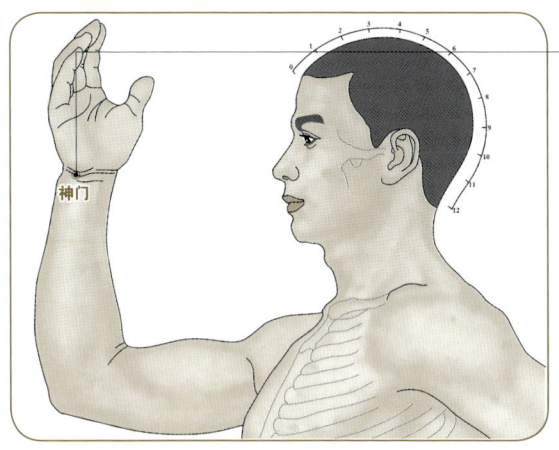

腕横纹尺侧端，尺侧腕屈肌腱的桡侧凹陷处即是

◇ 配伍治病

健忘失眠、无脉：
神门配支正
癫狂：
神门配大椎、丰隆
功用：安神，宁心，通络

取穴技巧及按摩手法

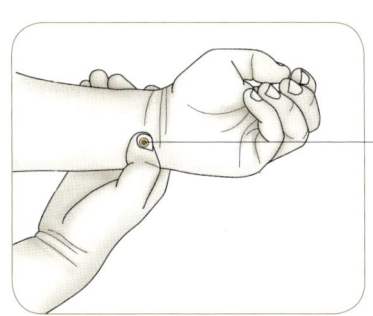

正坐，伸手、仰掌，屈肘向上约呈45°，在无名指与小指掌侧向外方向，用另一只手四指握住手腕，弯曲拇指，指甲尖所到尺骨端凹陷处即是

程度	指法	时间/分钟
适度		3~5

图书在版编目（CIP）数据

小穴位大疗效速查手册/《健康大讲堂》编委会主编. —哈尔滨：黑龙江科学技术出版社，2014.6
ISBN 978-7-5388-7909-4

Ⅰ.①小… Ⅱ.①健… Ⅲ.①穴位按压疗法－图解 Ⅳ.①R245.9-64

中国版本图书馆CIP数据核字(2014)第122073号

小穴位大疗效速查手册
XIAOXUEWEI DALIAOXIAO SUCHA SHOUCE

主　　编	《健康大讲堂》编委会
责任编辑	梁祥崇
封面设计	吴展新
出　　版	黑龙江科学技术出版社
	地址：哈尔滨市南岗区建设街41号　邮编：150001
	电话：(0451)53642106　传真：(0451)53642143
	网址：www.lkcbs.cn　　www.lkpub.cn
发　　行	全国新华书店
印　　刷	深圳市雅佳图印刷有限公司
开　　本	711mm×1016mm　1/16
印　　张	16
字　　数	200千字
版　　次	2014年9月第1版　2014年9月第1次印刷
书　　号	ISBN 978-7-5388-7909-4/R・2335
定　　价	29.80元

【版权所有，请勿翻印、转载】